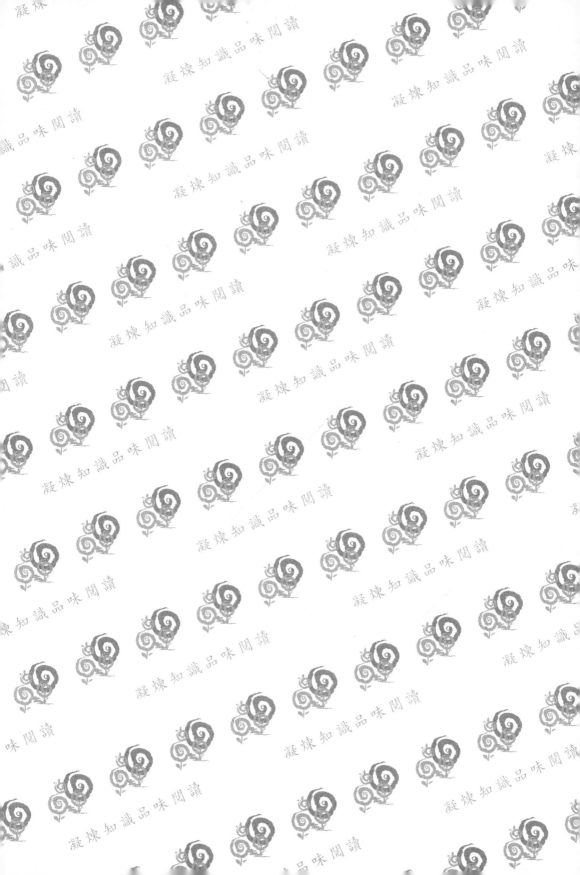

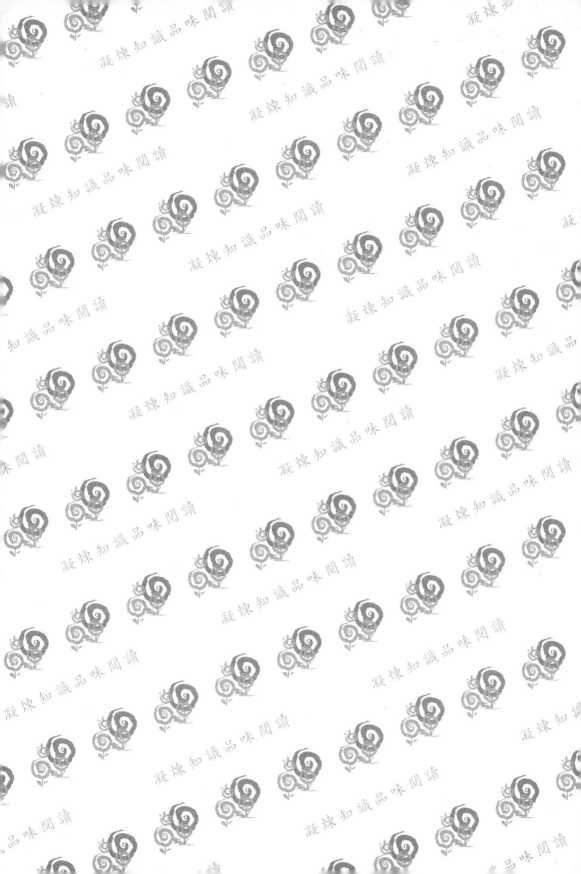

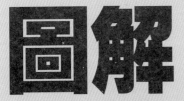

圖解系列

本書特色

● 以深入淺出、循序漸進的方式的與通俗易懂的語言，整體性而系統化地介紹了精神科護理的基本理論、方法與技術。

● 每一個單元分為兩頁，一頁文一頁圖，左右兩頁互為參照化、互補化與系統化，將文字、圖表等生動活潑的視覺元素加以有效整合。

圖解 精神科護理學

方宜珊
黃國石 / 著

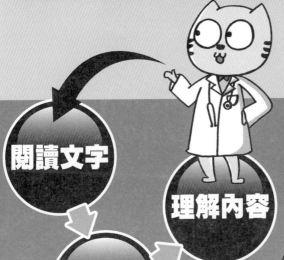

閱讀文字

理解內容

觀看圖表
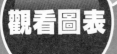

圖解讓
護理學
更簡單

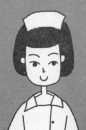
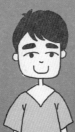
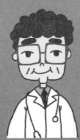
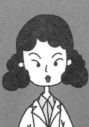
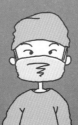
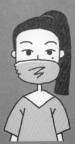

序

序 言

　　21世紀是「頭腦」的世紀，世界衛生組織（WHO）也在積極宣導和推進全球性「頭腦10年」的尖端研究計畫，其中就包括了精神病學。精神病學爲一門研究對精神疾病病因、發病機制、臨床表現、疾病的發展規律以及治療和預防的一門科學，它是臨床醫學的一個重要子學門。在目前新的「社會—心理—生物」醫學模式下，精神病學試圖並正努力爲人類提供更爲寬廣、更爲完整的健康理念：即身心健康。

　　目前，精神病學的服務對象從傳統的重性精神病漸向輕型精神障礙轉變。同時，服務的模式也從封閉式管理轉向開放式或半開放式管理；並且由於新型精神藥物整合心理治療的綜合運用，使得精神障礙患者的預後大爲改觀。根據精神衛生服務重點的轉移，以及日趨激烈的社經生活節奏可能造成的越來越多之心理問題，故學生要主動、積極地做相關跨學門整合領域的學習，更好地掌握精神科護理學的學習重點。

　　精神病學是研究精神疾病的病因、病理、臨床特色、治療和預防的一門學科，它與其他臨床學科具有廣泛的關係，因此，臨床學科的醫師與護士都必須具備相當程度的精神醫學知識，以適應生物—心理—社會醫學模式的需求，本書旨在使學生透過精神科護理學的學習目的，了解生物，心理，社會等各種因素對精神活動的影響，能初步診治常見的精神疾病，並了解心理治療的基本知識。

　　本書的內容以臨床各科在日常工作中可能經常遇到的與精神科有關的問題爲主，並延伸至精神科常見的精神疾病的臨床表現. 診斷和治療等，主要是協助學生將課堂的理論與臨床實務相互整合，使得學生在見習過程中學會如何收集精神疾病史，掌握精神狀況檢查的方法，了解常見疾病的診治原則，旨在培養學生獨立思考和分析問題的能力。同時考核精神科檢查身體的能力、常見病相關知識以及病例個案分析能力等三方面的內容。強調臨床與理論的整合，強調神經科基本技能的掌握，強調病例分析能力以及臨床實際應用能力的培養。

　　本書的圖表清晰，解說明確，完全切合臨床護理的實際需求，能給予護理專業人員相當程度的啓發和協助，既適用於護理學專業教學、實習及技術人員的訓練，也適用於護理學專業評量和相關護理人員資格認證考試之用。同時針對教學中的重點與內容的疑難之處，充分運用非線性互動式的呈現方式，以圖、文、表並茂的3D立體互動式空間，呈現出多樣化與生動活潑的嶄新教學方式，深刻地營造出更易於被學生所接受的教學方式。由於本書的教學內容相當多、臨床操作流程相當富有眞實的臨場感、呈現方式富有幽默感而相當地輕鬆愉快、引人入勝，從而能夠有效地提升學生的學習興趣、減輕學生的負擔、有效地縮短了學習的時間並強化了教學的效果。

作者參考了許多專業書籍，對其中的基本概念、基礎知識、重點、疑難之處做了深入淺出的歸納與推理，從而形成了若干的教學專題。整體性教學流程力求內容的主軸相當清晰易懂、前後的連動關係密切整合、內容的層級相當分明並特別突顯出重點與疑難之處。

　　鑒於編著者編寫的時間相當匆促，疏漏在所難免，尚望親愛的讀者群與海內外先進不吝指正。

本書特色

● 考核精神科檢查身體的能力、常見病相關知識以及病例個案分析能力等三方面的內容。強調臨床與理論的整合，強調神經科基本技能的掌握，強調病例分析能力以及臨床實際應用能力的培養。

● 完備的教材系統，建構理論和實務相互整合的實用性課程。

● 藉由生動活潑的圖解方式，使專業的知識的概念單元化，在每頁不到一千字的精簡與精鍊敘述中，加上圖表的系統歸納，使讀者能夠輕鬆地了解這些艱澀難懂的專業知識。

● 特別凸顯出關鍵性的重點，將理論與實務做有效地整合，內容精簡扼要。

● 適用於護理相關科系學生、研習護理學通識課程的學生、護理相關職場的從業人員、對精神護理學有興趣的社會大眾與參加各種護理學認證與相關考試的應考者。

● 特別強調「文字敘述」與「圖表」兩部分內容的互補性。

● 將「小博士解說」補充在左頁文字頁，將「知識補充站」補充在右頁圖表頁，以作為延伸閱讀之用。

CONTENTS 目錄

第11章　精神分裂症患者的護理

第12章　情感（心境）障礙

第13章　神經症及其護理

第14章　兒童、青少年期精神障礙患者的護理

第15章　精神疾病的身體與藥物治療

第16章　精神障礙的病因及症狀學

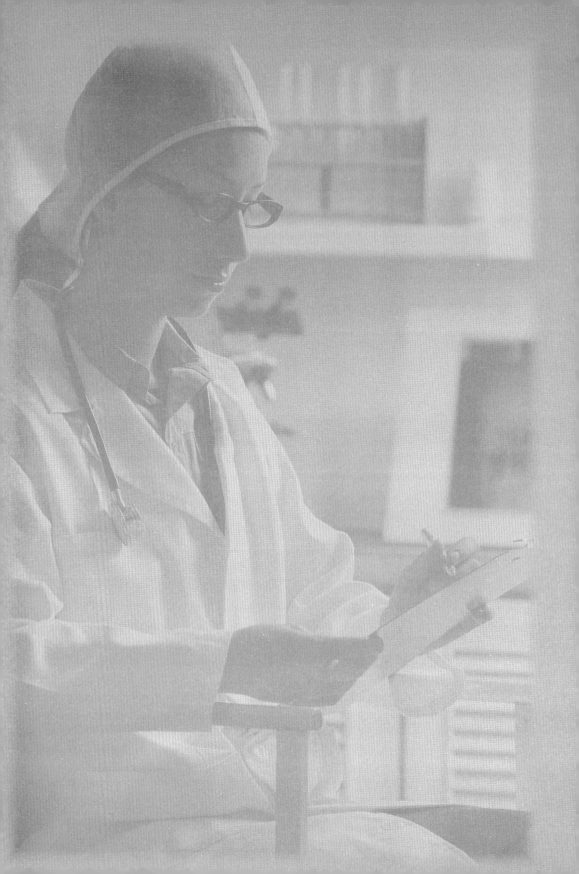

第 1 章
緒　論

※ 本章學習目的 ※

1. 了解精神病學的概念和任務

2. 了解現代精神病學的發展狀況

3. 了解精神疾病的有關病因

4. 掌握精神疾病的分類及其有關概念

只有當藥物使用與幫病人改變的行為方式、思想形成方式的心理療法整合，最好的精神病藥物才能發揮比糖衣藥片更好的功能。嚴格的精神病治療方法（僅靠藥物）和嚴格的心理療法（僅靠談話療法），都沒有一片比安慰劑自發揮的功能來得好。但是當它們合併使用的時候，精神病療法和心理療法會使大部分人的病情好轉。

1-1 緒 論（一）

（一）精神護理的基本概念

1. 精神（Mind/Spirit）又稱為心理，是人腦的功能，即人事物在人腦中的反映。精神是透過精神活動而表現出來的，是人的意識、思想活動和心理狀態的總稱。

2. 外部的客觀環境是產生精神活動的源泉。

3. 精神衛生（Mental Health）又稱為精神健康或心理衛生，是指正面而有效地維護和促進大眾的心理健康，預防精神疾病，保持良好的身心健康，以適應各種社會環境的措施和方法。

4. 精神健康的指標是有幸福感，感到生活愉快；對行為能夠做自我控制，能夠認知現有的限制和是非界線並能夠適應；能夠正確地評估實際的情況；工作效率較高，在能力限度之內能夠做好要做的事；以及具有良好的自我概念。

5. 精神障礙（Mental Disorder）是以精神活動失調或紊亂為主要表現，出現認知、情感、意志和行為等精神活動不同程度的異常，常會伴隨著生理功能的障礙。

6. 精神障礙的典型表現會出現憂鬱症，對所有或幾乎所有的活動和消遣失去興趣；自我控制失調，不合群，愛挑釁；不能適應工作，出現抑制的行為；被動依賴，缺乏自信心；以及認知障礙、思想紊亂和行為異常等。

7. 精神護理（Psychiatric Nursing）是研究對精神障礙病人執行護理，以及研究、協助健康人保持精神健康和防止精神疾病的一門科學。它是建立在護理學基礎上的一門專科護理學，即以護理學的理論原則為基礎，從生物、社會與心理三方面來研究和幫助精神障礙病人，從而促進全人類的身心健康。

（二）精神科護理與其他專科護理的關係

1. 精神心理障礙和身體生理問題經常相伴相隨。2. 精神護理非僅局限在精神病院，也延伸到一般綜合性的醫院以及家庭和社區之中。

（三）精神護理的發展簡史

1.1860 年，護理學創始人南丁格爾（Nightingale，1820 ～ 1910）在英國開辦了第一所護士學校，提出在護理病人的同時，也要護理病人的精神。2. 精神護理為在 19 世紀後期才開始出現的一種職業。3. 在 1950 年代，生物精神醫學的發展被稱為精神醫學的第四次革命。4. 中醫對精神醫學的認知非常豐富，認為人的精神疾病與心、肝、腦有關。心主精神；肝主疏泄，與神智調節有關；腦主神明。5. 怒傷肝、喜傷心、思傷脾、憂傷肺、恐傷腎。

（四）精神護理的範圍和任務及精神科護士的角色和功能

1. 精神護理的範圍：(1)治療性工作；(2)康復性工作；(3)健康教育工作。

2. 精神護理的任務：(1)研究和執行對精神障礙病人系統化的管理方法和制度；(2)研究和執行與精神障礙病人做有效溝通的技巧；(3)研究和執行對不同精神障礙病人的治療方法；(4)研究和執行護理觀察和資料整理工作；(5)研究和執行對精神障礙病人的家庭和社區護理工作。

精神科護理學定義

精神科護理學是研究對精神疾病患者執行護理的一門科學。既是精神病學的一個重要部分，又是護理學的一個子學門，也是一門專科護理學

健康：不僅僅是指沒有疾病，而是身體、心理及社會適應的良好狀態

心理障礙、輕型精神疾病與精神病的包含關係

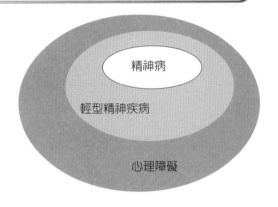

精神病

輕型精神疾病

心理障礙

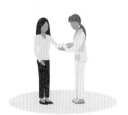

精神科護理學的主要任務	
研究和執行對精神病人良好服務和科學管理的方法和制度	
研究和執行接觸觀察精神病人的有效途徑	
研究和執行對各種精神病人的特殊護理和各種治療的護理	
密切觀察，詳細記錄，防止意外	
開展精神衛生的宣導工作	
精神醫學的發展簡史	
我國	1. 古代，《黃帝內經》等 2. 近代
外國	1. 古希臘：希波柯拉底，柏拉圖 2. 中世紀 3. 近代：比奈（人道對待患者）；克雷丕林（現代精神病學之父）；佛洛依德（心因性病因論）；瓊斯（社會精神衛生運動，1953 年）
精神科護理發展簡史	
南丁格爾	護理學的先驅
琳達‧理查斯	美國精神科護理的先驅
馬克林醫院	首家培養精神科的護理人員
現代精神科護理的範疇	已由原來的責任制護理基礎上，形成了系統化整體性護理、臨床治療護理、心理護理、休閒護理、康復護理、精神衛生保健護理及相關管理等

1-2 緒　論（二）

（五）病護的治療關係

病護治療關係（Therapeutic Nurse- Client Relationship）是一種特殊的人際關係，即協助者和被協助者的關係，亦稱為協助關係。

1. 病護治療關係之中護士的素質：⑴身體條件和精神生活方式；⑵社交的技能；⑶信任、同情、尊重和接受病人。2. 病護治療關係的目標：在護士與病人的共同努力下，病護治療關係的目標應該是增強病人的自尊心、自我概念和自我價值感，從而減輕病人的焦慮感，增加安全感。評估並提高病人的溝通技巧，使病人能與他人分享生活的快樂，找回自己在生活和社會中的位置。從生物、體力、情感和社會等方面來維護病人，提供整體化的護理，使病人在診治過程中有一個令人滿意的經歷。3. 病護治療關係的階段：分為介紹期、工作期與結束期。

（六）現代精神科護理的內容和特色

現代精神科護理的內容和特色涵蓋心理護理、安全護理、飲食護理、睡眠護理、個人衛生護理與保證醫囑的執行。

（七）護理學的相關理論：護理學的相關理論涵蓋人的需要層級理論、壓力、適應理論與 Orem 的自理模式。

（八）護理人員的素質：護理人員的素質要求要有良好的醫護職業道德，富有同情心；要有廣闊堅實的社會、心理和生物醫學知識；要有強烈的敬業精神，熱愛自己的本職工作。

（九）精神病學：精神病學（Psychiatry）是醫學的一個子學科，是研究精神疾病病因、發病機制、臨床表現、預後以及治療和預防的一門學科。精神病學分為社會精神病學、司法精神病學、兒童精神病學、老年精神病學、精神藥理學與精神病理學。

（十）精神障礙：1. 精神障礙是一種具有診斷意義的精神方面問題，其特徵為情緒、認知、行為等方面的改變，伴隨著痛苦的體驗或功能損害。2. 國外相關的研究證實，大約有 25% ～ 30% 急診病人可能是由於精神障礙方面的原因造成，在美國，10 個人中就有 1 個人將在其一生中住進精神病院，大約有 1/3 ～ 1/4 的族群將因為精神健康問題而尋求專業人員的協助。例如阿茲海默症有典型的認知（特別是記憶）方面的損害，憂鬱症有明顯病態的憂鬱體驗，而兒童注意缺陷障礙主要的特徵是好動症。這些認知、情緒、行為的改變會導致病人感到痛苦，使功能受損或增加病人死亡、殘疾等的危險性。

（十一）腦與精神的活動：1. 現代的神經科學證實，所有人類的精神活動均由大腦所仲介。我們對孩提時代清晰的回憶來自於我們的大腦，我們的喜怒哀樂、一言一行，皆是大腦的功能。2. 正常的大腦功能產生正常的精神活動，異常的大腦功能與結構可能會導致精神活動的異常。3. 大腦（身體的一部分）與精神不可分割，如果沒有包括大腦的完整性，就不可能有精神活動，如果沒有環境的刺激、個人的經歷，則此種完整性毫無意義。

精神科護理學的主要任務精神障礙所導致之全球疾病負擔的排行			
	全球	高收入	低收入
重症憂鬱症	4	2	4
對酒的依賴	17	4	20
雙相情感障礙	18	14	29
精神分裂症及相關障礙	22	12	24
強迫症	28	18	27
癡呆症	33	9	41
藥物的依賴	41	17	45
驚恐障礙	44	29	48

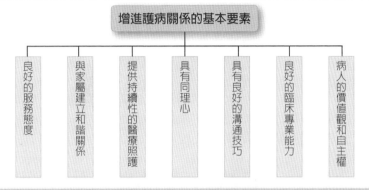

增進護病關係的基本要素

- 良好的服務態度
- 與家屬建立和諧關係
- 提供持續性的醫療照護
- 具有同理心
- 具有良好的溝通技巧
- 良好的臨床專業能力
- 病人的價值觀和自主權

如何建立良好的護病關係
以病人為思考的導向
加強醫護倫理教育
加強溝通技巧的訓練
善盡專業義務：信守承諾、保守病人的祕密，並尊重其隱私
尊重病人是一個獨立的個體
在提供任何治療處置或照護之前，應先取得病人的同意
保護資訊的隱密性
與醫療小組共同合作
維持個人的專業知識與能力
取得病人的信賴
以行動確認，並使病人承受的風險降到最低的程度

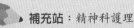 補充站：精神科護理

　　精神科護理是一門研究人類行為理論的科學。其護理目的在於預防和治療精神方面的障礙，喚起人們健康的心理狀態，以期提升社會、社區及個人的精神狀態達到最佳境界。

1-3 緒　論（三）

（十二）腦的結構與精神活動

1. 在目前科學的研究對象中，以大腦的結構最為複雜。2. 大腦包含 1,000 億個神經細胞和更多的神經膠質細胞。3. 平均每一個神經元與其他神經元能夠形成 1,000 多個突觸連結。我們人類腦內就大約有萬億至 10 萬億個突觸連結。4. 大腦形成了各式各樣、大大小小的迴路，構成我們的行為和精神活動的結構基礎。單一的神經元可能是多個迴路的一部分。5. 腦透過不同的迴路以平行方式來處理資訊。例如，從視網膜接收的資訊透過初級處理之後，在幾個迴路上分別同時處理不同的內容，如一個迴路分析是何種物體，另一個迴路分析物體所在的位置，還有迴路分析其顏色、形狀等，最後，腦對不同的迴路所處理的資訊加以整合，並整合與其有關的觸覺、聽覺體驗，以往的經歷、記憶等，形成一個完整的知覺體驗。

（十三）腦神經化學與精神活動 (1)

1. 興奮性氨基酸：穀氨酸。2. 抑制性氨基酸：氨基丁酸（GABA）、甘胺酸。3. 單胺類及相關神經傳遞質：去甲腎上腺素、多巴胺、5- 羥色胺、組織胺與乙醯膽鹼嘌呤類：腺苷。4. 神經肽：內源性阿片（腦啡肽、β- 內啡肽、強啡肽）、速激肽（P 物質）、下丘腦釋放因子（促腎上腺皮質激素釋放激素）。

（十四）腦神經化學與精神活動 (2)

1. 配體門控通道（Ligand-Gated Channel）：在神經傳遞質與受體結合之後，離子通道會開放，細胞膜通透性會增加，正離子或負離子會進入細胞。正離子在進入之後會啟動其他的離子通道，使得更多的正離子進入細胞之內，但是到達閾值之後，會產生動作電位。

　　⑴興奮性神經傳遞質受體：使正離子進入細胞的受體，稱為興奮性神經傳遞質受體，例如穀胺酸受體。

　　⑵抑制性神經傳遞質受體：負離子若進入細胞，則跨膜電位會增加，使產生動作的電位更為困難，為 GABA 受體。

2. G 蛋白耦聯受體（G Protein-Linked Receptors）：大多數的神經傳遞質，例如多巴胺、5- 羥色胺、去甲腎上腺素、神經肽均屬於 G 蛋白耦聯受體。作用於 G 蛋白質的耦聯受體會產生更為複雜的生物效應。

（十五）多巴胺（DA）與精神分裂症

精神分裂症的 DA 過度活動假說為：

1. 幾乎所有典型的抗精神病藥物都是 DA 受體阻滯劑。

2. DA 激動劑（例如甲基苯丙胺，能夠增加突觸之內的 DA 含量）能夠產生精神病性症狀（例如幻覺、妄想），這些症狀與偏執性精神分裂症的症狀非常類似。

3. 傳統的抗精神病藥物在緩解精神病性症狀的同時，也會產生 EPS，其原因是抗精神病藥物阻滯了中腦邊緣皮層和黑質紋狀體的多巴胺 D2 受體。

4. 對 D2 受體的抑制程度與抗精神病的效價比相關。

腦神經化學與精神活動

興奮性氨基酸	穀氨酸
抑制性氨基酸	氨基丁酸（GABA）、甘胺酸
單胺類及相關神經傳遞質	去甲腎上腺素、多巴胺、5- 羥色胺、組織胺與乙醯膽鹼
嘌呤類	腺苷
神經肽	內源性鴉片肽（腦啡肽、β - 內啡肽、強啡肽）、速激肽（P 物質）、下丘腦釋放因子（促腎上腺皮質激素釋放激素）。

腦神經化學遞質與腦功能活動的相關性

S1：BA（γ - 氨基丁酸）	1. 屬抑制性氨基酸，有抗焦慮、抑制下丘腦—垂體系統等生理功能 2. 臨床中觀察：S1 衰減除了出現智力障礙之外，還出現於腦缺血狀態 3. S1：增多則常見於腦的抑制狀態和較常出現於腦的老年化狀態
S2：GLu（穀氨酸）	1. 屬於興奮性氨基酸 2. 失眠症患者：GLu 值明顯地升高 3. 臨床測得癲癇病人腦內 Glu 含量明顯地增加，而 GABA 明顯地降低 4. 專家認為這是癲癇病症異常興奮和引起發作的神經化學基礎之一，而發作之後則不出現此種現象 5. S2 與癲癇有本質性的關係，它是癲癇發作的觸發因素 6. 臨床上使用巴比妥類藥來治療某些癲癇病取得了效果
S3：係與乙醯膽鹼受體（AChR）有關	S3 系：能夠代表網狀結構的興奮性活動，它的優勢活動反映上述網狀系統及非特異神經突觸系統的功能加強，能夠增加記憶的功能
S13：係深抑制介質的活動	1. S13 系：比 S1 有更強的抑制性，它的出現常顯示有深度抑制或病理性功能抑制。 2. S13 系的強度與記憶效率成反比，而且與 S3 系相拮抗。

補充站：腦結構與精神活動

在目前科學的研究對象中，大腦的結構最為複雜。大腦包含大約 1,000 億個神經細胞和更多的神經膠質細胞，神經細胞種類繁多，例如位於視網膜上的間質細胞（並無長突神經細胞）就高達 23 種之多。

可以想像，如果腦結構完整性受到破壞，勢必影響正常的精神功能。例如，當額葉的認知能力遭到損害時，患者常常很難在時間和空間上完成複雜的行為，以適應目前和未來的需求。例如一側額葉切除後的婦女不能組織和計劃她每日的活動，不能準備家庭的一日三餐，儘管她仍保持良好的烹調個別菜肴能力。我們知道，丘腦是接受資訊並傳至大腦其他部位的區域，酒精中毒所致維生素 B 族缺乏，使內側丘腦和乳頭體損傷，導致患者短期記憶受損，並出現定向障礙。近年來因丘腦在資訊處理過程中的特殊地位，使其在精神分裂症的研究中備受關注。研究發現，丘腦透過感覺來獲取資訊，然後進行過濾並傳送到腦部的一定區域；磁共振成像（MRI）掃描發現，早期精神分裂症患者的丘腦小於正常人，這或許可以解釋為何精神分裂症患者在發病期間會出現幻覺等。

1-4 緒 論（四）

（十六）腦的可塑性與精神活動

　　腦的結構與化學活動在變化之中（可塑性，plasticity）。可塑性是神經系統的重要特徵，不論在發育階段還是成年時期（甚至老年時期），也不論是外圍神經還是中樞神經系統，從神經元到神經迴路都可能會發生可塑性變化。神經系統的可塑性已成為行為適應性的生理基礎。

1. 在整體上可以表現為腦的功能（例如學習記憶功能、行為表現及精神活動的改變。
2. 在局部的層級有神經元突觸、神經迴路的細微結構與功能變化，包括神經化學物質（傳遞質、受體等）、神經電子生理活動以及突觸形態次微結構等方面的變化。

　　現在以記憶為例來說明腦的可塑性。人們對各種經歷的記憶最初是儲存在海馬體中，運動記憶主要在紋狀體中，而情緒記憶則是其他區域（例如杏仁核）的編碼。所以，人們無時不在有意或無意地學習新的東西，學習的過程改變了我們腦的結構。神經傳遞質僅能表現目前的資訊，如果環境刺激合適、有足夠的強度，就會有新突觸的聯絡，當然也可以強化或弱化原有的突觸聯絡。如果壓力過於強烈、濫用藥物，或疾病可能會使神經元死亡。目前的相關研究證實，即使是成人的大腦，仍會有新的神經元產生，以適應處理和儲存資訊的需求。腦的可塑性與記憶的關係至少有兩個層級，一個是分子和細胞變化，形成新突觸的聯絡，另一個是突觸之間的資訊迴路與交流，而產生行為的改變。以此種方式，我們能夠回憶 10 年、20 年、甚至是 50 年以前一個親人的音容笑臉，我們能夠終身都能唱出兒童時代聽到的兒歌，我們在 70 歲還能掌握新的技術。

　　腦的可塑性具有下列的特色：

1. 顯示讀書的行為。
2. 顯示大腦的整體觀，從眼睛開始到引起感覺，到了解、記憶所看到的內容，以及透過運動傳導的途徑而引起眼球運動。
3. 皮層內某個神經元形成局部的迴路。
4. 神經元是一個功能單位，傳入衝動引起興奮及抑制突觸的電位，然後經由神經元整合之後調控其衝動的輸出。
5. 微迴路之中的突觸連接。
6. 一個突觸就是一個複雜的輸出－輸入單元。
7. 突觸涉及到許多離子通道、傳遞質、受體，以及可塑性變化等。

大腦分區圖

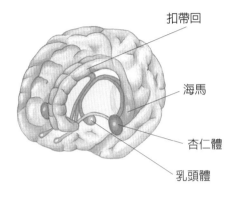

扣帶回

海馬

杏仁體

乳頭體

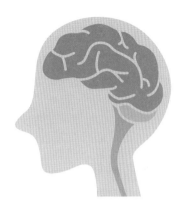

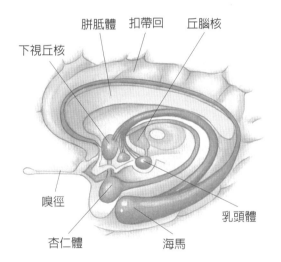

胼胝體　扣帶回　丘腦核

下視丘核

嗅徑

杏仁體　　　海馬

乳頭體

補充站

知識

　　精神病學的發展趨勢為精神病學的服務與研究對象已有明顯的拓寬，從傳統的重性精神障礙（psychosis），例如精神分裂症逐漸向輕型精神障礙，例如神經症、適應不良的行為轉變；服務的模式也從封閉式管理轉向開放式或半開放式管理；新技術、新藥物的發現大大地促進我們對精神疾病病因的認知；新的精神藥物的出現，對康復及復發預防的重視，精神障礙患者的預後已大為改觀。

1-5 緒　論（五）

（十七）精神障礙的病因

　　按照致病因素的性質及其作用機制，將精神障礙的病因分爲生物因素、心理因素和社會因素三大類，分別反映個人從三個不同的層面來接受各種有害因素的影響。

（十八）精神障礙的病因學 (1)

　　1. 大多數所謂功能性精神障礙並沒有清楚的病因與發病機制，也無明顯的體徵和實驗指標的異常症狀。但是，我們知道精神障礙與其他身體的疾病一樣，均是生物、心理、社會（文化）因素互動的結果。2. 對於這些疾病來說，生物的易於感染性是必備的因素，但是並不足以說明疾病發生與發展全部過程。對於其他的疾病而言，心理、社會可能是必備的因素，但是也不足以解釋全部病因。

（十九）精神障礙的病因學 (2)

　　1. 精神障礙的生物學因素：⑴遺傳的因素：這些疾病具有遺傳性，是基因將疾病的易感性一代傳給一代；多數精神障礙並不是單一基因的遺傳，而是多重基因的遺傳；⑵感染（神經梅毒、HIV 感染）。

　　2. 心理與社會因素：壓力性的生活事件、情緒狀態、人格特徵、性別、父母的養育方式、社會階層、社會經濟狀況、種族、文化宗教背景、人際關係等均構成影響疾病的心理社會因素。

（二十）精神疾病的病因學

　　1. 生物學因素：遺傳因素、身體、物理化學因素、性別因素、年齡因素、感染、腦和內臟器官疾病因素。2. 心理學因素：壓力性生活事件、情緒狀態、人格特徵、性別、父母的養育方式、性格因素、心理壓力因素、精神分析、認知行爲、人本主義等。3. 社會學因素：社會階層、社會經濟狀況、種族、宗教背景、人際關係壓力、社會因素、文化因素、個性與環境因素等，均構成影響疾病的社會因素。

（二十一）精神疾病的診斷分類學

　　1. 疾病及有關保健問題的國際分類：ICD-10。

　　2. 精神障礙診斷統計手冊：DSM-Ⅳ。

　　3. 中華醫學會精神疾病的分類：CCMD-Ⅲ。

（二十二）精神障礙的病因學幾個基本概念

　　1. 精神障礙的病因學幾個基本概念爲：相關（correlation）、危險的因素（risk factor）、疾病的結果（consequence）、病因（cause）、生物學因素（內在因素）與心理社會因素（外在因素）。2. 精神障礙的未來病因學展望爲生物精神病學（遺傳學研究、生化研究、腦影像學研究與精神藥理研究），而心理衛生知識將會普及，精神疾病的康復與社區服務將得到進一步的重視，精神衛生的服務對象與服務重點會有所轉移，精神病院的設施服務將進一步人性化，精神疾病患者將會受到更爲人道的對待，社會歧視也會逐漸減少。而醫務人員的工作環境、社會地位、收入水準也將明顯地改善。

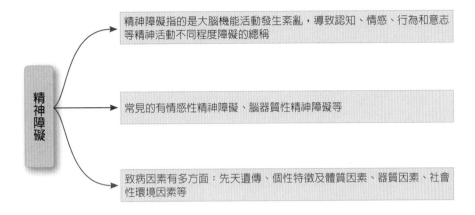

精神障礙指的是大腦機能活動發生紊亂，導致認知、情感、行為和意志等精神活動不同程度障礙的總稱

常見的有情感性精神障礙、腦器質性精神障礙等

致病因素有多方面：先天遺傳、個性特徵及體質因素、器質因素、社會性環境因素等

精神障礙的病因	
生物學因素（內因）	1. 遺傳：遺傳因素是最重要的致病因素之一，但是並不是唯一的因素，也不是肯定的單基因遺傳，一般認為是多基因互動提高了精神障礙的「危險性」或者可能性。以精神分裂症為例，即使是單卵雙生，同病率也不到 50%。正常人的終生患病率約 1%，而精神分裂症患者家屬的終生患病率也只有 10% 左右 2. 中樞神經感染與外傷
心理、社會因素（外因）	1. 人格：人格障礙本身就是一種精神障礙，人格不健全者更容易患精神障礙。而且某些人格障礙與特定的精神障礙有密切的關係 2. 壓力：壓力一般只是精神障礙的誘因，只有在很少的情況下（例如急性壓力障礙），才可能是直接的病因

補充站：老年期常見精神障礙（老年性痴呆）

知識

　　老年性痴呆，又稱為阿茲海默氏症，是一種症候群。在 65 歲以後發病。發病雖然緩慢，但是病變卻在悄悄地不停進行，表現為智力機能低落，病人不如以前那樣靈活，記憶力明顯減退，進入醫學上所謂的「遺忘期」（老年性痴呆的第一階段），遇事多遺忘，常常藉助於筆記，剛剛辦完的事就忘得一乾二淨。繼則出現注意力不能集中，定向力大受影響，詞彙變得非常貧乏，難以想起恰當的用語（原先不是這樣），進入醫學上所謂的「混亂期」（老年性痴呆的第二階段），出現嚴重的定向障礙，分不清夫妻和父母，出現明顯的焦慮，不知道自己下一步該做什麼。妄想、幻覺日趨明顯。氣腦造影會見到腦室擴大。

　　目前認為，引起老年性痴呆的原因很多，其中很主要的一個原因是由於動脈硬化所引起大腦皮層的萎縮。

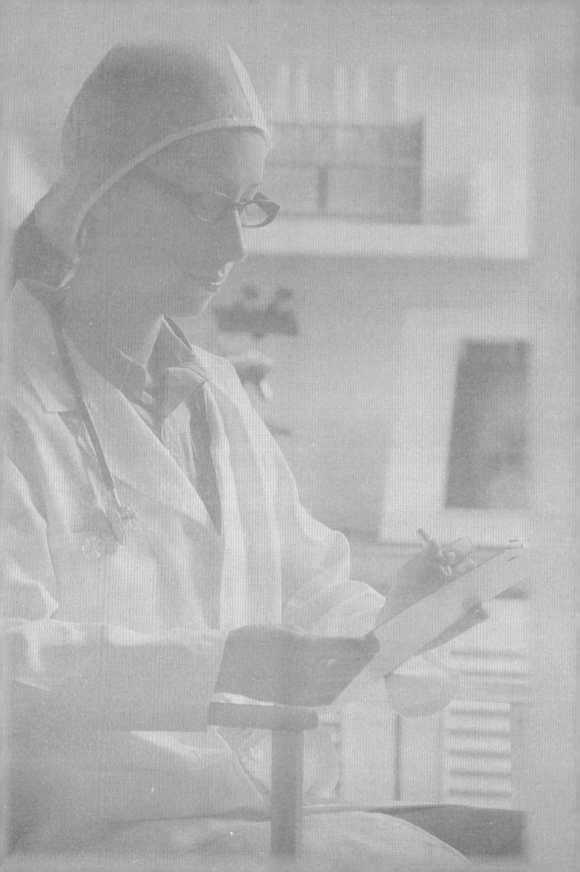

第 2 章
精神疾病的症狀學

※ 本章學習目的 ※

1. 了解正常的心理活動過程

2. 掌握常見的精神症狀的名稱，概念及其意義

3. 掌握容易混淆的某些症狀之間的區別

2-1 精神疾病的症狀學（一）

（一）精神疾病的症狀學
1. 專門研究精神症狀規律性的科學，稱爲精神疾病的症狀學。
2. 精神障礙的症狀也按照心理的三個過程分爲感覺障礙、知覺障礙、思想障礙、記憶障礙、智慧障礙、情感障礙、意志行爲障礙、意識障礙等類別。

（二）感覺與知覺
1. 感覺：對事物個別屬性的反映。感覺是人對外界事物個別屬性的感知（例如光、聲、物體的形狀、軟硬）和身體的各種感覺（例如疼痛感、溫度感等）。
2. 知覺：某一個事物的各種屬性，爲一個整體的綜合表象在大腦中的反映。

（三）感覺與知覺障礙
1. 感覺障礙：(1)感覺過敏（Hyperesthesia）：感覺過敏是指對外界一般強度的刺激感受性增高。例如對陽光感到耀眼、對微風的聲音感到震耳、對開門聲感到如雷貫耳、對普通的氣味感到異常濃郁刺鼻，皮膚的觸覺和痛覺也都非常敏感。大多見於神經症、癔症、感染後的虛弱狀態等。(2)感覺減退（Hypoesthesia）：感覺減退是指對外界刺激的感受性降低。例如對強烈的疼痛或者難以忍受的氣味都只有輕微的感覺。在嚴重時對外界刺激不產生任何的感覺，稱爲感覺消失（Anesthesia）。見於各種程度的意識障礙、憂鬱狀態、僵硬狀態、催眠狀態等。感覺消失較多見於癔症。(3)感覺倒錯（Paraesthesia）：感覺倒錯指對外界刺激產生與正常人不同性質或相反的異常感覺，例如對冷刺激產生灼熱感，在使用棉球輕觸皮膚時，病人會產生麻木感或疼痛感。大多見於癔症。(4)內感性不適（Senestopathia）：內感性不適是指身體內部產生某種不舒適的感覺。此種感覺是異樣的，其性質難以表達，定位描述相對模糊。若感到某種牽拉、擠壓、撕扯、遊走、溢出、蟲爬等特殊感覺，往往會成爲疑心態病觀念的基礎。大多見於神經症、精神分裂症、憂鬱的狀態、顱腦外傷性精神障礙。
2. 知覺障礙：(1)錯覺（Illusion）：感覺條件較差、情緒因素、疲勞、意識障礙。錯覺是對實際存在的事物歪曲的知覺。例如將路旁的樹看成人，將電線看成蛇等。正常人在光線暗淡、疲憊、恐懼、緊張、期盼的心理狀態下也會產生錯覺，但是透過驗證一般會很快地被糾正和消除。例如杯弓蛇影、草木皆兵等。(2)幻想性錯覺：把實際存在的事物，透過主觀的想像，錯誤的知覺爲與原有的事物完全不同的事物。對原事物有意識；內容與幻想有密切的關係；會見於正常人。
3. 幻覺（Hallucination）：幻覺是在沒有實際刺激作用於感官的情況下而出現的虛幻知覺。若在周圍無人的情況下，患者會聽到有人命令他出去的聲音或看到某人在窗外。幻覺是常見的知覺障礙，常與妄想同時出現。幻覺與錯覺、知覺有所的區別，幻覺、眞實與假性幻覺有所區別。

精神障礙的症狀學概論

| 精神症狀的本質：是大腦功能障礙的表現 |
| 精神症狀的特色：形式和內容和周圍環境不符合；帶來痛苦或社會功能受損；症狀出現和消失不能自我控制 |

感知覺障礙

感知覺綜合障礙

形態感知綜合障礙：視物顯大症等
空間感知綜合障礙：視物顯遠症等
時間感知綜合障礙：似曾相識症
現實解體，非現實感與人格解體和轉換

感覺過敏、減退、倒錯、內感性不適

精神障礙	症狀學
異常的精神活動透過人的外顯行為，例如言談、書寫、表情、動作行為等表現出來，稱為精神症狀	研究精神症狀及其產生機制的科學稱為精神障礙的症狀學，又稱為精神病理學（Psychopathology）
為了判定某一種精神活動是屬於病態或屬於正常，一般應從三個層面來做對比分析，如右列	1. 垂直式比較，即與其過去一貫表現相較 2. 水平式比較，即與大多數正常人的精神狀態相較 3. 應注意整合當事人的心理背景和當時處境做具體的分析和判斷
每一種精神症狀均有其明確的定義，其特點如右列	1. 症狀的出現不受到病人意識的控制 2. 症狀一旦出現，難以透過轉移而消失 3. 症狀的內容與周圍客觀環境不相稱 4. 症狀會給病人帶來不同程度的社會功能損害
影響精神症狀表現的因素	1. 個別的因素，例如性別、年齡等 2. 環境的因素，例如個人的生活經歷、目前的社會地位、文化背景等

補充站：知覺障礙

知覺：是客觀事物之整體在人腦中的直接反映，它是客觀事物的個別屬性或個別部分在大腦中綜合起來，並藉助於以往類似表象與記憶經驗而形成的一種綜合表象。

2-2 精神疾病的症狀學（二）

4. 幻覺的分類
   (1) 聽幻覺：又稱為幻聽，內容多樣化。最多見的是言語性幻聽。
   (2) 視幻覺：又稱為幻視，內容也極其豐富、多樣化，形象可以清晰、鮮明和具體，但是有時也比較模糊。常見於譫妄狀態、精神分裂症等。
   (3) 嗅幻覺：又稱為幻嗅，指病人聞到一些令人不愉快的難聞的氣味，常見於精神分裂症。
   (4) 味幻覺：又稱為幻味，是指病人嚐到食物中有某種特殊或奇怪的味道，因而拒食。見於精神分裂症。
   (5) 觸幻覺：又稱為幻觸，是指病人感到皮膚或黏膜上有蟲爬感、針刺感、麻木感等，也會有性接觸感。見於精神分裂症或腦刺激性精神病。
   (6) 內臟性幻覺：病人感到自己的某一個器官或部分扭轉、穿孔、破裂，或有昆蟲在腹腔內遊走等。較多見於精神分裂症、憂鬱症。
5. 特殊形式的幻覺：功能性幻覺與反射性幻覺。
6. 知覺綜合障礙（非幻覺性知覺障礙）：為視物變形、空間知覺障礙、周圍環境改變感與自身軀體結構的感覺障礙。是指對事物的本質能夠正確感知，但對它們的個別屬性產生了與實際情況不相符合的知覺。例如形狀、大小、比例、距離等。在臨床上常見下列幾種表現形式：
   (1) 視物變形症：患者對某個物體的形狀、大小、顏色產生了錯誤的感知。
   (2) 空間感知綜合障礙：病人感到周圍事物的距離發生變化，不能準確地做判斷。
   (3) 非真實感（現實解體）：病人感到外界事物或周圍的一切變得模糊黯淡、不清晰、缺乏真實感。見於精神分裂症、中毒性或顱腦損傷所導致的精神障礙。
   (4) 自我感知綜合障礙：病人感到自己的軀體或某一部分發生了長短、粗細、大小等明顯改變。見於精神分裂症、癲癇性精神障礙。

（四）思想的障礙

　　思想障礙是精神障礙患者的常見症狀，臨床表現多樣化，主要可以分為思想形式障礙和思想內容障礙兩大類。

1. 思想形式障礙：分為思想聯想過程障礙和思想邏輯障礙。其內容有思想奔逸、思想遲緩、思想貧乏、病理性贅述、思想鬆弛、思想破裂、病理性象徵性思想、語詞新作、邏輯倒錯性思想、詭辯性思想、持續言語、重複言語、刻板言語與模仿言語。
2. 思想內容障礙：思想內容障礙之中，最常見的症狀是妄想（Delusion）。妄想是一種在病理基礎上產生的歪曲信念、病態的推理和判斷。其特色為既不符合客觀的實際狀況，也與病人的教育程度及處境極不符合，但是病人對此堅信不移，無法說服，也不能以親身的體驗和經歷來加以糾正。
3. 妄想的分類：被害妄想、關係妄想、誇大妄想、罪惡妄想、疑心病妄想、鍾情妄想、嫉妒妄想、影響妄想與內心被揭露感。

思想障礙	
思想形式障礙（速度、數量、結構等）	1. 思想奔逸、遲滯、貧乏、鬆弛 2. 病理性贅述、病理性簡述、重複刻板語言 3. 思想阻滯、不連貫、中斷、破裂 4. 思想被剝奪、被強加、被控制 5. 強制性思想（思想雲集） 6. 思想強迫觀念
思想內容障礙：妄想	1. 分類：原發性和繼發性 2. 內容：誇大、鍾情、罪惡、被害、關係、嫉妒、被洞悉感等
思想邏輯障礙	1. 病理性象徵性思想、詞語新作 2. 破裂性思想 3. 邏輯倒錯性思想

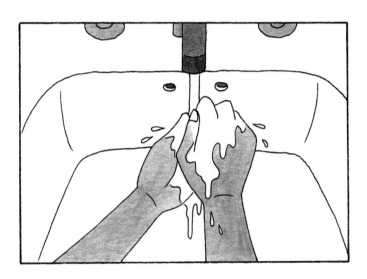

強迫性洗手

補充站：精神的症狀

1. 精神症狀的共同特色：⑴不會受到病人意識的控制；⑵與客觀的環境不相稱；⑶大多會伴隨著痛苦的體驗；⑷引起社會功能的損害。
2. 影響精神症狀表現的因素：個人與環境的因素。

2-3 精神疾病的症狀學（三）

（五）注意障礙

注意障礙分為注意增強、注意減退、注意渙散、注意轉移、注意固定、注意狹窄與注意緩慢。

（六）記憶障礙

記憶障礙分為記憶增強、記憶減退、遺忘（順行性遺忘、逆行性遺忘、進行性遺忘與心因性遺忘）、錯構、虛構、似曾相識症和舊事如新症。

（七）智能障礙

1. 精神發育遲滯（Mental Retardation）：是指由於先天因素、預產期因素或在生長發育成熟之前，由於各種致病因素，例如遺傳、缺氧、感染、中毒、外傷、內分泌異常等，導致大腦發育不良或受到阻滯，使智慧發育停留在低於同齡人士的水準。
2. 痴呆（Dementia）：是指大腦智力發育成熟以後，由於各種後天的因素，例如感染、中毒、外傷、神經退行性病變等所導致的以智力嚴重減退為主的綜合症。痴呆分為全面性痴呆、部分性痴呆與假性痴呆（心因性假性痴呆和兒童狀痴呆）。

（八）情感障礙

情感障礙包含情感高漲、欣喜、情感低落、焦慮、情感脆弱、易於激惹、情感遲鈍、情感冷漠、情感倒錯、恐怖與病理性心境惡劣。

（九）意志行為障礙

1. 意志活動障礙：意志活動障礙包含意志增強、意志減退、意志缺乏與意向倒錯。
2. 運動及行為障礙：⑴精神運動性興奮：協調性、不協調性；⑵精神運動性抑制：僵硬、緘默症、違拗症、刻板動作與模仿動作；⑶強迫性動作。

（十）意識障礙

1. 對周圍環境的意識障礙：嗜睡、意識混濁、昏睡、昏迷、朦朧狀態、走動性自動症與譫妄狀態。
2. 自我意識障礙：人格解體與人格轉換。

（十一）自知力與定位力

自知力（Insight），又稱為領悟力或內省力，是指病人對其自身精神狀態的認知能力和判斷能力。即能否察覺或認識自己是否有精神異常，能否正確分析和判斷，並指出自己以往和現在的表現和體驗有什麼不同，有哪些是屬於病態，是否能對這些精神症狀做實事求是的分析和批判。而定位力是一個人對時間、地點和人物，以及自身狀態的認識能力。

（十二）常見的精神障礙症候群

常見的精神障礙症候群包含幻覺症、幻覺妄想症候群、精神自動症候群、情感障礙症候群（狂躁症候群和憂鬱症候群）與緊張症候群。

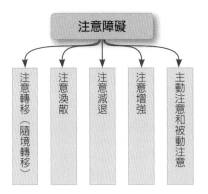

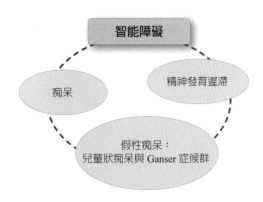

記憶障礙	
記憶的過程	識記、保持、再認和回憶
記憶的分類	暫態記憶、短時記憶、長時記憶
記憶減退和增強	
遺忘	順行性、逆行性、選擇性遺忘
錯構症和虛構症	

情緒和情感障礙	
情緒	喜、怒、哀、樂
情感	榮譽感、道德感等
心境	情緒高漲和低落、焦慮、恐怖、易激惹、情感不穩、變化無常、情感冷漠、麻木、強制性哭笑、病理性激情、情感爆發與情感倒錯、矛盾情感
情感的主要特徵	指向性、強度和廣度、協調性、穩定性和持久性、效能性

意志行為障礙
動作、活動、行為和意志障礙
意志減退和增強障礙
精神運動性抑制和興奮障礙
僵硬、蠟狀屈曲、違拗障礙
模仿動作、重複的刻板動作障礙
強迫性動作障礙

意識障礙	
意識的含義	哲學、心理學、醫學
大腦皮質和網狀上行啓動系統的興奮性，對維持意識發揮重要的功能	
意識障礙	是各種心理過程同時受到波及所致，人的精神活動受到普遍抑制，表現為感知、注意、記憶、了解、情感和定位等方面不同程度的障礙

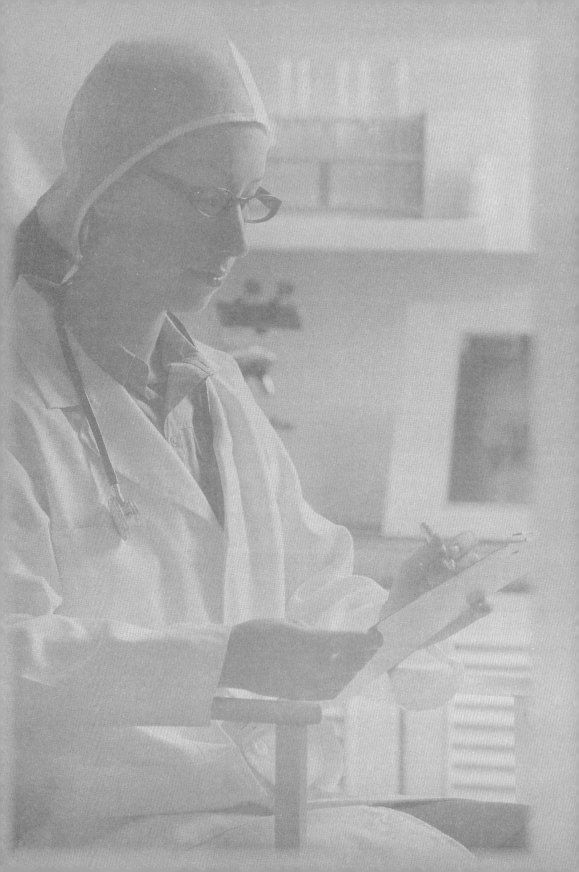

第 3 章
精神科護理程序

※ 本章學習目的 ※

1. 熟悉精神科的護理評估

2. 熟悉精神科的護理診斷

3. 了解護理診斷與醫療診斷的區別

4. 熟悉精神科的護理目標

5. 熟悉精神科的護理計畫

6. 熟悉如何執行精神科的護理計畫

7. 熟悉如何評估精神科之檢查護理目標的實現情況與對護理計畫的重新評估

3-1 精神科護理程序

（一）護理評估

精神科的護理評估（Assessment）是指精神科護士蒐集護理對象的資料，並對資料加以分類、整理、組織的過程。運用整體性、系統化地蒐集資料，發現護理對象異常精神活動的問題，爲做出護理診斷、制定護理計畫、執行護理措施提供參考。

1. 資料蒐集的具體方法：⑴蒐集資料的方法通常有會談、觀察、身體檢查、查閱以往的健康紀錄等；⑵對於精神科病人而言，會談和觀察是主要的方法。
2. 資料的內容：⑴評估的資料分爲主觀資料（Subjective Information）和客觀資料（Objective Information）；⑵主觀資料是指由病人或家屬的主訴，包括其經歷、感受、主觀的症狀和徵象；⑶客觀資料是指透過觀察或檢查獲得的症狀和徵象以及實驗診斷的結果；⑷一般的情況：一般性資料、外表、行爲的反應、日常生活的情況、病人的文字資料及家庭與成長的情況。⑸身體的狀況：體溫、脈搏、血壓、呼吸、體重等。⑹精神的狀況：認知、情感及意志與行爲。⑺社會心理的狀況：自我概念、人際關係、家庭狀況、角色的功能、環境的因素與人生觀、價值觀和信仰。
3. 資料蒐集的注意事項：⑴建立信任的病護關係；⑵要具有整體觀；⑶保持客觀與中立的態度；⑷要確保資料的準確性；⑸要應根據病情的輕重緩急來做好評估計畫；⑹保持高度的專業敏感性和穩定的情緒

（二）護理診斷

護理診斷分爲護理診斷系統的發展、什麼是護理診斷、護理診斷的架構與精神科常見的護理診斷。

1. 護理診斷的定義：護理診斷是對個別的個人、家庭或社區現存或潛在的健康問題、生命流程反應的臨床判斷。護理人員以此爲參考，在其權責範圍之內，以護理程序爲架構，篩選適當的護理方式來解決此問題，從而達到護理的目標。
2. 護理診斷的類型：⑴現存的：描述的是護士根據護理對象所表現的主要診斷依據所確認的臨床判斷；⑵潛在的：描述的是某一個個人或族群在某種環境中具有比其他人更易於患病的臨床判斷；⑶健康的：描述的是關於某個個人、家庭或社區族群具有能進一步提升某種健康水準的臨床判斷；⑷綜合的：是指一組某種特定的情境或事件所引起的現存或潛在臨床判斷。
3. 護理診斷的陳述方式：⑴護理診斷具有三個要素：健康問題（Health Problem, P）、相關因素（Etiological or Contributing Factors, E）、症狀和徵象／鑒定性特徵（Signs and Symptoms；Defining Characteristics, S）；⑵三段式陳述，又稱爲 PES 公式；⑶兩段式陳述，又稱爲 PE 公式；⑷一段式陳述。
4. 精神科常用的護理診斷：個人的應對無效、不合作、自理能力的缺陷、健康維護能力的改變、語言溝通障礙、社交隔離、睡眠型態紊亂、絕望、無力感、無助感、思想過程的改變、有暴力行爲的危險（對自己或他人）、強暴創傷症候群與焦慮。

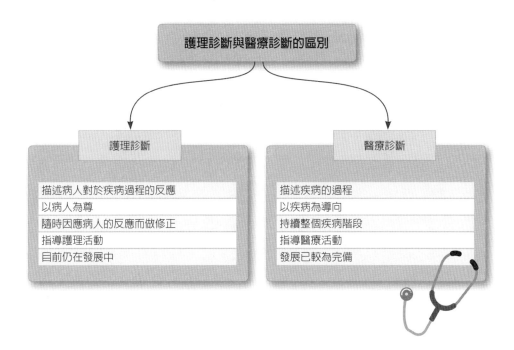

護理診斷與醫療診斷的區別

護理診斷	醫療診斷
描述病人對於疾病過程的反應	描述疾病的過程
以病人為尊	以疾病為導向
隨時因應病人的反應而做修正	持續整個疾病階段
指導護理活動	指導醫療活動
目前仍在發展中	發展已較為完備

補充站

1. 護理的目標
   (1)應該以病人為尊
   (2)目標的敘述要明確、清晰、客觀：在目標之中最好能充分地體現六個 W 的精神
   (3)與病人一起確定目標，將更有利於目標的達成
   (4)使用可以測量的動詞
   (5)盡量使用可以計數的量詞
   (6)徵求家屬的認可
2. 護理的計畫
   護理計畫（Nursing Planning）是指精神科護士在做出護理診斷和確定護理目標之後，開出之達成目標的護理處方。該計畫系統地指導著護士，如何做護理的干預工作。
3. 執行護理計畫
   (1)執行（Implementation）護理計畫是指精神科護士執行在護理計畫中確定之措施的過程。在此過程中，執行者過去的臨床護理經驗、探索性研究的知識，以及高度的責任心顯得非常地重要。
   (2)執行過程包括不斷評估重新審核的計畫和護理行為的執行。
4. 評估
   (1)檢查護理目標的實現情況
   (2)對護理計畫的重新評估

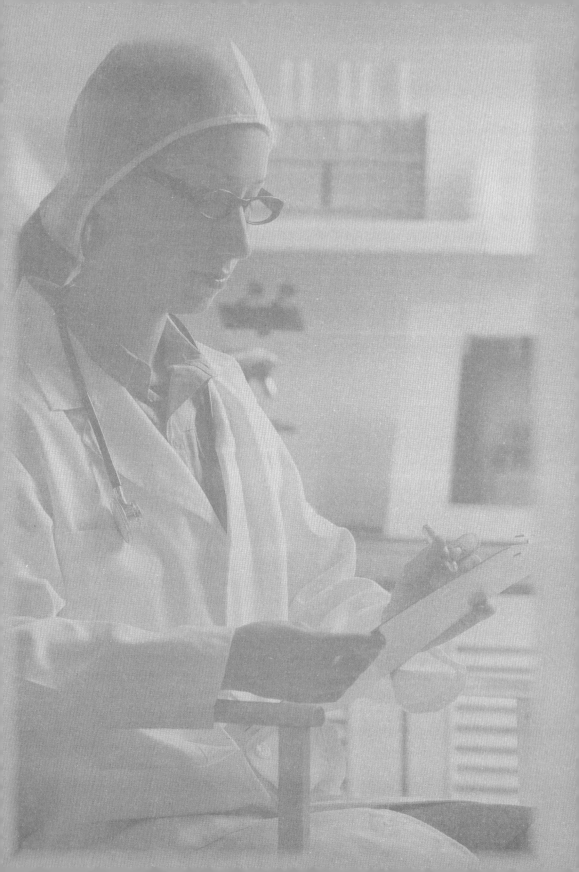

第 4 章
精神科護理的基本技能

※ **本章學習目的** ※

1. 了解如何與精神疾病患者接觸和護患關係的建立

2. 了解精神疾病的觀察與記錄

3. 了解精神科的基礎護理

4. 了解精神疾病患者的組織與管理

5. 了解精神科的整體性護理

4-1 **精神科護理的基本技能（一）**

（一）與精神疾病患者的接觸和護患關係的建立

1. 如何與患者接觸，然後建立和發展良好的護患關係，是各科護士的基本技能。但是這一點在精神科的護理工作中尤其重要且有其特殊性，它是做好精神科護理工作的前提和基礎。

2. 如何運用系統化的知識和技巧來建立護患的關係，讓患者能夠接受醫護人員的協助，是改善患者病態的心身狀況、恢復自尊心、發展正向情感與人格重要的第一步。因此是每一位精神科護士的入門基本功。

3. 接觸患者與建立護患關係的要求：了解與熟悉患者的基本情況（一般性情況、疾病情況）、具有同理心、接納與容忍患者、尊重患者、具有持續性和一致性的態度、要提高自身的素質。

4. 接觸患者與建立護患關係的技巧：接觸交談的基本態度、接觸交談的起始語、接觸交談過程中的技巧與接觸交談結束時的技巧。

5. 治療性溝通過程中的技巧：眼神要正視對方、表情要自然、姿態要穩重、語態要有修養、善於傾聽患者的訴述、善於引導患者的話題、善於運用沉默的溝通技巧、適時運用皮膚接觸法、對交談困難的患者方法要靈活、善於察言觀色、善用重述、歸納與澄清的交談技巧與對不同精神症狀的患者接觸時的重點。

6. 影響護患交流的相關因素：(1)護士自身的個性不成熟；(2)雙方存在的差異相當大；(3)交流缺少事前的計畫；(4)非治療性溝通：使用不良的交流方式；(5)其他：並不了解患者的情況、沒有採取一致性的態度來對待患者、將患者的隱私外洩，作為談笑話題。

7. 治療性溝通：(1)準備與計畫階段；(2)開始交談階段，主要給患者良好的首次印象；(3)引導交談階段，是獲取患者資訊的主要過程；(4)結束交談階段。

8. 特殊情況下溝通的技巧：(1)緘默狀態的患者；(2)妄想患者，啓發其訴述對患者所述之事情不作出否定或肯定，更不要與其爭辯；(3)負面的憂鬱症患者，護士要誘導患者發洩內心的痛苦，多安慰與鼓勵；(4)對有攻擊行為的患者，要保持冷靜；(5)對僵硬的患者，護理人員要注意其言行；(6)對異性患者，要自然與穩重。

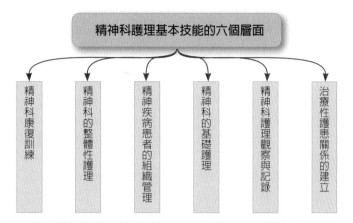

精神科護理基本技能的六個層面

- 精神科康復訓練
- 精神科的整體性護理
- 精神疾病患者的組織管理
- 精神科的基礎護理
- 精神科護理觀察與記錄
- 治療性護患關係的建立

治療性護患關係的建立：建立治療性護患關係的要求

建立治療性護患關係的要求：如何運用科學的知識和技巧來建立護患關係，是每一位精神科護理人員的入門基本功	1. 第一步要完成觀念的變革 (1)精神病是一種疾病 (2)精神疾病患者並不是大腦所有的功能異常 (3)疾病表現無好壞、對錯之分，勿以道德標準來衡量病人的行為 2. 第二步要熟悉患者的一般情況

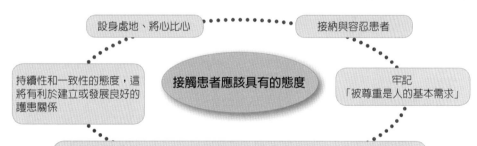

接觸患者應該具有的態度

- 設身處地、將心比心
- 接納與容忍患者
- 持續性和一致性的態度，這將有利於建立或發展良好的護患關係
- 牢記「被尊重是人的基本需求」

要提高自身的素質，具有良好素質的護士對患者的影響力較大，在患者心目中的威信較高，有利於護患關係的建立和發展

建立治療性護患關係的流程

初期	1. 確立相互了解信任的工作基礎 2. 確定患者尋求醫療幫助的原因，對醫院的期望 3. 做好住院的評估，制定護理計畫，建立治療性護患關係的過程
工作期	1. 共同制定治療達標的協議 2. 討論潛在需要和功能失調的原因 3. 鼓勵患者學習新的行為方式
解除期	1. 建立分離的事實 2. 評估護理目標是否達到，制定出院的計畫

4-2 精神科護理的基本技能（二）

（二）精神疾病的觀察與記錄

1. 精神疾病的觀察：⑴觀察的內容：一般的情況、精神症狀、身體的情況、治療的情況與心理需求的狀況；⑵觀察的方法：(a) 直接觀察：護理人員與患者直接接觸做面對面交談或護理體驗，以了解患者的情況；(b) 間接觀察：護理人員透過患者的親朋好友、同事及病友來了解患者的情況；⑶觀察的要求：客觀性、整體性、目的性、計劃性及要在患者不知不覺之中進行。

2. 護理紀錄：是護理人員將觀察到的結果及進行的護理過程，運用文字描述或表格填寫的方式來記載，以供其他醫務人員了解患者病情，確定或修改醫療護理的措施。同時，累積起來的紀錄，可以看出患者病情演變的過程。護理紀錄是醫療檔的一部分，常作爲研發的資料，在有法律糾紛時，還可以作爲法庭的證據。⑴記錄的方式和內容：住院護理評估單（記錄內容包括一般資料、簡要護理病例或病史、精神症狀、心理社會情況、日常生活與自理程度、護理體檢、主要護理問題、護理重點等 ）、住院護理紀錄、住院期的動態護理紀錄、出院護理紀錄、出院護理評估單（健康教育評估、出院指導評估、護理小結與效果評估）與其他（例如新住院護理病例討論紀錄，階段護理紀錄，出院紀錄等）。⑵紀錄的要求：保持客觀性，盡量少用醫療的術語，及時、準確、具體、簡明地記錄所見所聞的事實狀況，書寫專案要齊全，字體要端正，清晰，使閱讀者一目了然，使用不可塗改的筆作記錄，在記錄完成之後要簽全名及時間，新住院患者，日夜三班連續三天要書寫護理紀錄。

（三）精神科的基礎護理

1. 安全護理：掌握病情、與患者建立互相信賴的關係、嚴格地執行護理常規檢查與工作制度、加強巡查嚴防意外（尤其在夜間、凌晨、午睡、開飯前、交接班時等病房工作人員較少的情況下，護理人員要特別加強巡視。在廁所、走廊盡頭、暗角、僻靜處都要仔細察看）、加強安全管理（病房設施要安全、門窗有損壞及時修理。病區、辦公室、所要隨時關鎖。病區內危險物品嚴加管理、加強安全檢查）與宣傳和教育。

2. 日常生活的護理：重視衛生的宣導。口腔衛生的護理、皮膚（毛髮）的護理、排泄護理、衣著衛生冷暖護理與關心、幫助患者修飾儀表儀容，鼓勵患者打扮自己。

3. 飲食護理：進餐前的準備、進餐時護理（型式與安排）與會客時的食品管理。

4. 睡眠護理：創造良好的睡眠環境（環境安靜、無雜訊，床褥要乾燥、清潔，工作人員做到說話輕、走路輕、操作輕、保持病室內安靜）、安排合適的作息制度、促進患者養成有利的睡眠習慣（睡前忌服引起興奮的藥物或飲料，睡前避免參加引起激動、興奮的娛樂活動和談心活動，晚餐後不過量飲茶水，睡前用暖水來浸泡雙腳或沐浴）、做好睡眠時的生活護理、加強巡視嚴防意外與未入眠患者的護理、體諒患者的痛苦與煩惱心情、指導患者運用放鬆方法轉移注意力等來幫助入眠、分析失眠原因，對症處理（新住院者、病痛及身體各種不適、過多思考生活事件、對主觀性失眠者與憂鬱症及幻覺、妄想症狀嚴重）。

觀察的內容

一般的情況、精神症狀、身體的情況、治療的情況、心理需求的狀況與社會的功能

日常護理記錄的方式

敘述式「A、B、C」記錄法。A 為患者的外觀（Appearance）、B 為行為（Behavior）、C 為言談（Conversation）。此外，還需要記錄護理措施與護理效果

以問題為導向的三項式「P、I、O」記錄法

護理計畫單，在臨床上以表格式居多

護理觀察量表：是以量表方式作為觀察病情，從中可以觀察病情的演變和發展過程。目前臨床常用的有「護理人員用住院患者觀察量表（NOSIE）」

精神科的基礎護理

安全護理、個人衛生日常生活護理、飲食護理、睡眠護理、藥物依從性護理與探視護理

保護性約束

定義	對於嚴重的興奮躁動、傷人毀物、自傷自殺、外走的患者，用約束器具來限制其身體或身體某部位的活動，以確保安全和防止意外的發生
約束器具的分類	約束床、約束單、約束帶
注意事項	約束患者要根據病情，在約束時要用力均衡，防止扭傷和骨折，保證被約束者的人身安全，約束方法要正確（要有襯墊、約束功能位置、鬆緊適度、時間適宜），密切地巡視，床旁交接班與在症狀緩解之後，要及時解除約束

飲食的護理

進餐前的準備	餐廳環境要整潔、明亮、寬敞，飯前督促洗手、餐具每人一套（忌用玻璃、瓷器製品）、準備足量的、保溫的、具有色香味的飯菜
進餐時的護理	1. 安排患者於固定的餐桌，定位入坐，使患者進餐廳之後，目標清楚，各就各位 2. 有秩序，亦便於工作人員及時發覺缺席者，及時尋找，做到不遺漏 3. 一般採用團體用餐（分食制）的方式，在進餐時分別設置普通桌、特別飲食桌、重點照顧桌

藥物依從性護理

善於發現藏藥	嚴格地履行檢查的職責
根據不同的情況，引導患者服藥	疾病無自知力、害怕藥物不良作用與害怕藥物導致的社會心理問題，例如生育、肥胖
所有患者服藥都要看其服下去	避免藏藥、引吐

探視的護理

適度安排探視的時間

專人負責

探視的要求：未經醫師允許，不得擅自回家；病情未受到控制或有特殊的企圖，則暫停探視；重症患者病房探視，需要醫護人員在旁；探視結束，患者在安全檢查之後方可進入病房

安全檢查

在探視結束時，要清點人數並交班

健康教育

4-3 精神科護理的基本技能（三）

(四) 精神疾病患者的組織與管理

1. 患者的組織：⑴患者的管理組織是在病區中心小組的領導之下，有專職人員實際負責，指導和參與患者的各項活動，病區全體工作人員予以支持、協助、參與。⑵患者的組織有病區休養員委員會、休養小組、康復互助小組等。

2. 患者的管理：⑴制定相關的制度：患者作息制度、住院休養規則、會客制度、休養員會議制度等。⑵樹立良好的風氣。⑶豐富住院的生活。

3. 分級護理管理

⑴一級護理管理：(a) 護理的對象：嚴重自傷、自殺行為、擅自出走者，衝動、傷人、毀物行為者，僵硬、拒食者，伴隨著嚴重軀體疾病者與生活不能自理者。(b) 護理的要求：安置於重症護理室內，24 小時專人監護，密切觀察，根據病情來制定與執行護理計畫，對隨時會發生自傷、自殺、衝動行為者，要予以約束保護，在必要時請家屬陪護，日夜三班要作病情記錄及交班。(c)管理與活動範圍：以執行封閉式管理為主，患者一切用物有工作人員負責管理，以患者在重病區內活動為主，若外出必須由工作人員陪護。

⑵二級護理管理：(a) 護理的對象：精神症狀不影響病區秩序，生活能自理者或被動自理者；伴隨著一般身體疾病，生活能自理或需要協助者；有情緒低落、自殺意念、出走企圖，但是能夠接受勸導者。(b) 護理的要求：安置在一般病房內；密切地觀察病情及治療之後的反應，做好安全護理工作；視病情督促和協助生活料理；安排患者參加適宜的休閒、體育及學習活動；聚焦性地開展心理護理，進行健康教育；每天護理查房，每週護理記錄 1 壓力 2 次。若有情況隨時記錄及交班，在必要時要交給醫生。(c) 管理與活動範圍：以執行半開放管理為主；患者的個人生活用品自行管理；患者在病區內可以自由活動，在工作人員的陪護下可以參加各種戶外活動；經過醫生同意，在家屬的陪護下，在規定時間內可以返家或參加社會活動。

⑶三級護理管理：(a) 護理的對象：症狀緩解，病情穩定者；康復待出院者；神經症患者。(b) 護理的要求：安置在一般病房內；觀察病情；整合患者的情況來做疾病知識、治療、防止復發和社會適應等方面的健康教育；制定與實施綜合性康復護理來協助患者健康重建；聚焦性地做好出院諮詢工作；每週護理查房，每週護理記錄 1 次，在特殊的情況要隨時記錄。(c) 管理和活動範圍：實施開放管理；患者的物品均可以自行管理；在規定的時間內可以獨自外出散步、看電影、逛街等；在辦過手續之後，每週可以自行回家探親訪友，參加社交活動。

(五) 精神科的整體性護理

1. 護理評估：⑴內容：基本資料、健康史、身體的情況、心理社會的情況、異常精神活動評估、療效及不良的反應。⑵評估方法：觀察、交談、查閱。

2. 護理問題與診斷：根據北美護理診斷協會（NANDA）按照人類反應型態所做的分類，例如：應對失調、睡眠形態紊亂、無望感、個人認同紊亂、潛在危險性暴力行為（對自己或對別人）。

五大層面護理評估	
身體層面	1. 一般外觀；2. 營養狀況；3. 睡眠；4. 排泄；5. 日常活動；6. 身體健康狀況；7. 物質或酒精濫用情形
情緒層面	1. 情緒；2. 心情
智能層面	1. 思考；2. 知覺
社會層面	1. 人際關係；2. 自我概念；3. 角色功能；4. 家庭狀況；5. 文化因素
靈性層面	1. 人生觀；2. 宗教信仰；3. 自我超越與實現

 精神科的整體性護理

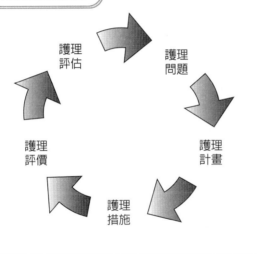

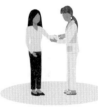

 補充站

1. 護理計畫：陳述護理問題、確定護理目標與制定護理措施。
2. 護理措施：直接提供護理、在執行的過程中要呈現動態的變化、與其他人員合作，分工明確與健康教育。
3. 護理評估：執行護理措施之後患者的反應、複審護理計畫與重新評估健康問題。
4. 精神科的康復訓練：常用的康復訓練方法
   (1)建立康復的信念；(2)社會技能訓練：人際交往能力訓練、言語表達能力訓練、思想協調訓練、角色扮演；(3)學習行為技能訓練：教育講座、表演心理劇、情境劇；(4)職業行為訓練：手工勞作、各種書法創作；(5)放鬆訓練：呼吸放鬆法、肌肉放鬆法與意象放鬆法。
5. 精神疾病患者的組織與管理：患者的言行也會因病而自我控制能力受損。若無良好的組織管理，則容易發生混亂的局面或導致嚴重後果。使患者友好相處，病房井然有序，也有利於營造良好的治療環境；使各項醫療護理工作得以順利進行；促進患者在生活自理、學習、工作、人際交往能力等方面的進步和康復；樹立良好的風氣；豐富住院的生活。

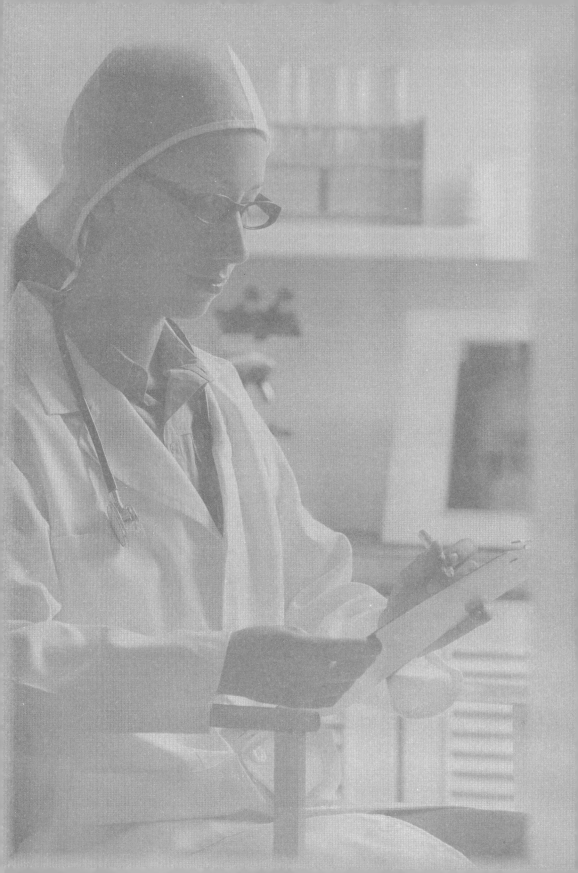

第 5 章
精神疾病患者危急狀態的防範與護理

※ 本章學習目的 ※

1. 說明什麼是危急的狀態？

2. 了解暴力行為的防範與護理

3. 了解自殺行為的防範與護理

4. 了解出走行為的防範與護理

5. 了解噎食及吞食異物的防範與護理

6. 了解呆滯患者的護理

5-1 精神疾病患者危急狀態的防範與護理 (一)

(一) 什麼是危急的狀態？

可能是突然發生的，可能危及生命（自身或他人）或環境安全的一種狀態，例如暴力行為、自傷自殺、出走、噎食、昏迷等。

(二) 暴力行為的防範與護理

暴力行為（violence）為直接傷害另一人的身體或某一物體的嚴重破壞性攻擊行為，例如傷人毀物。精神疾病患者暴力行為的發生率較高！分裂症，躁狂症，人格障礙，腦器質性障礙，藥物依賴等較為常見。

1. 護理評估

(1)危險因素的評估：(a) 精神症狀：幻覺（命令性幻聽）、妄想（被害妄想）、躁狂的狀態與意識障礙。(b) 心理學的特徵：心理發展（情感剝奪、暴力環境）、性格特徵（多疑、固執、缺乏同情心；情緒不穩定、易於產生挫折感；缺乏自信自尊、人際關係較差）、誘因與人口學特徵。

(2)暴力行為發生的徵象評估：行為評估、情感評估與意識狀態評估。

2. 護理診斷

有暴力的危險（針對他人）。

3. 護理措施

短期目標為不發生，能夠自我控制。長期目標為適度地表達情感和慾望，以健康的方式來處理挫折和緊張。

(1)預防的措施：注意交流的技巧、監督服用的藥物、加強環境的管理與開展健康教育（認知、行為）。

(2)在發生時的處理措施：尋求幫助、控制場面、解除武裝、隔離與約束、身體保護與藥物治療。

(3)行為的重建：評估標靶行為與激發情境的關係、尋找強化關係的突破點、建立新的行為方式、評價療效。

4. 護理評估

(1)是否發生暴力的行為？

(2)能否自己預知？

(3)能否控制情緒？

(4)如何評估人際關係？

(5)能否有效地處理壓力反應？

暴力行為發生的徵象評估內容

先兆的行為	不安的來回走動、握拳或用拳擊物、下顎繃緊、呼吸增快、突然停下來
語言	威脅性言語、大聲喧嘩、強迫他人注意、妄想性語言
情感	憤怒、敵意、異常焦慮、異常的欣喜、情感不穩定
意識	思想混亂、精神狀態突然改變、定位能力缺乏、記憶力損壞、無力改變自身的現狀

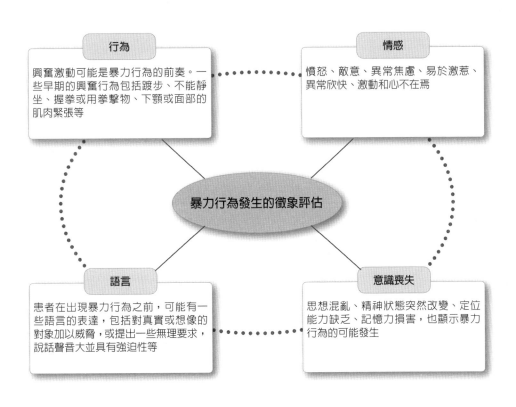

行為

興奮激動可能是暴力行為的前奏。一些早期的興奮行為包括踱步、不能靜坐、握拳或用拳擊物、下顎或面部的肌肉緊張等

情感

憤怒、敵意、異常焦慮、易於激惹、異常欣快、激動和心不在焉

暴力行為發生的徵象評估

語言

患者在出現暴力行為之前，可能有一些語言的表達，包括對真實或想像的對象加以威脅，或提出一些無理要求，說話聲音大並具有強迫性等

意識喪失

思想混亂、精神狀態突然改變、定位能力缺乏、記憶力損害，也顯示暴力行為的可能發生

5-2 精神疾病患者危急狀態的防範與護理（二）

（三）自殺行為的防範與護理

1. 關於自殺的概念
自殺的意念、自殺未遂、自殺死亡與擴大自殺。

2. 護理評估
⑴自殺原因的評估：(a) 精神疾病（症狀）：有憂鬱、妄想、幻覺等；(b) 遺傳因素；
　　(c) 個性的特徵：思想偏激，情緒不穩，行為衝動；(c) 缺乏社會的支援。
⑵危險性評估：自殺未遂史；家族精神病史或自殺史；嚴重的精神症狀（憂鬱、幻聽、
　　妄想）；突然衝動，行為反常；將自己加以隔離；問一些可疑的問題；安排後事；
　　準備自殺；流露自殺的意願；突然「好轉」或拒絕治療。
⑶自殺意願強烈度的評估：意念是否強烈，計畫是否周密與自殺輔助性評估工具。

3. 護理診斷
⑴有暴力的危險：針對自己；⑵無效的因應措施。

4. 護理的目標
⑴短期的目標：避免發生，及時傾訴。
⑵長期的目標：消除自殺意念，具有良好的應對技巧。

5. 護理措施
⑴自殺的預防：(a) 通知其他的成員；(b) 保證環境的安全；(c) 保持密切的接觸；(d)
　　建立良好的護患關係；(e) 使用安全契約；(f) 給患者提供希望、提高患者的自尊心；
　　(g) 參加有益的活動；(h) 促進社會支援系統。
⑵自殺的緊急處理：(a) 服毒；(b) 自縊；(c) 觸電；(d) 撞擊；(e) 墜樓；(f) 自傷。

6. 護理評估
⑴自殺的意念。
⑵生活的態度。
⑶應對的方式。
⑷社會的支援。

小博士解說

　　精神病人的自殺行為不僅是一個嚴重的醫療及公共衛生問題，也是一個嚴重的社會
問題，需要全社會的共同關注。研究自殺行為發生的本質、特點及規律，制訂切實可
行的護理防範措施，無疑將大大降低自殺行為的發生率。

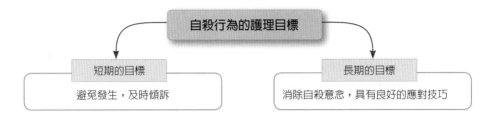

自殺行為的護理目標

短期的目標	長期的目標
避免發生，及時傾訴	消除自殺意念，具有良好的應對技巧

防範的措施	
仔細觀察病情變化，及早發現自殺的徵象，及早地採取護理措施	1. 了解病人自殺行為的規律，特別在夜間、淩晨、午睡、飯前和交接班及節假日等人員少的情況下，要嚴加防範 2. 對有自殺企圖和言行的病人，要重點交接班，做到心中有數，嚴密監護，病人活動範圍要在護理人員視線範圍之內 3. 不定時地巡視病房，要特別注意僻靜的地方，例如走廊盡頭、洗刷間、廁所等，隨時清點病人總數 4. 提高工作責任感，力求使病人意外死亡率降至最低的程度
給病人提供安全性的治療環境，有自殺企圖的病人禁止住單人房間，宜安排在燈光明亮、清潔寬敞的大房間	1. 要經常檢查門窗及環境設施，發現問題及時採取措施 2. 嚴格地檢查病人所攜帶的物品，對新住院及請假出院返院的病人要認真檢查，防止各種危險物品帶入病房 3. 對病房的危險物品要嚴加保管，不定時地檢查床鋪、身上是否有危險物品 4. 在發藥時要仔細檢查口腔等，嚴防藏藥或蓄積後一次吞服 5. 盡最大努力減少病人接近自殺工具的機會
做好心理的護理	1. 與病人建立良好的治療性人際關係，了解其病態的內心體驗，指導病人了解自己出現的病態思維，學會控制情緒的變化，使用正確的疏導方式，尋求醫院或社會的支持，對病人的合理要求給予滿足，動員他們參與豐富多采多姿的休閒活動，鼓勵家庭成員關心、尊重、信任和幫助他們，使他們增強戰勝疾病、重返社會的信心 2. 及早地開展健康教育，做好出院諮詢，使病人及家屬了解精神病的有關知識，強調定期門診回診和遵照醫囑服藥及合適的生活模式與預防疾病再發的重要性

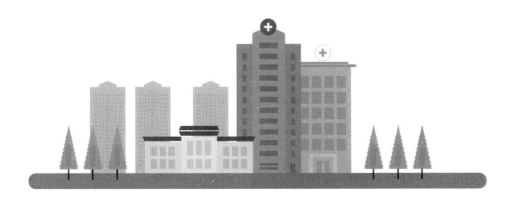

5-3 精神疾病患者危急狀態的防範與護理 (三)

(四) 出走行為的防範與護理

1. 出走原因的評估：精神的症狀、住院環境不符合患者的需求與工作人員的工作疏忽。
2. 出走的徵象評估：出走史、明顯的幻覺妄想、強迫住院、對住院治療恐懼、不適應醫院的環境與思念家人、急於回家。
3. 出走的預防措施：加強住院的諮詢工作，協助患者熟悉環境，密切觀察病情的變化，加強監護，嚴禁單獨外出，在必要時要有專人的陪護，豐富生活，善待患者，定時探視，減少孤獨感與一旦走失，要及時尋找。

(五) 噎食及吞食異物的防範與護理

1. 噎食的原因：抗精神病藥物的副作用、器質性的原因（意識不清，癲癇發作）與搶食。
2. 噎食的護理措施：(1)預防措施：密切觀察病情和副作用、加強飲食護理與加強飲食的管理；(2)急救措施：就地搶救、疏通呼吸道、環甲膜穿刺、氣管插管，氣管切開與心肺復甦。
3. 吞食異物的防範與護理：吞食異物、原因和危險因素與表現。
4. 吞食異物的處理：在突發腸梗塞、急腹症，內出血等症狀時，需要考慮此種可能性，立即予以檢查，密切觀察、檢測，在必要時予以解毒，或做手術與治療併發症。

(六) 呆滯患者的護理

幾個重要的名詞為：呆滯、次呆滯、蠟狀屈曲與空氣枕頭。

1. 護理評估

(1)呆滯原因：緊張性呆滯、憂鬱性呆滯、反應性呆滯、器質性呆滯與藥源性呆滯。

(2)典型的表現：病程長短不一及精神運動興奮與抑制會交替地出現。

2. 護理診斷：營養狀況、生活自理的缺陷、暴力的行為、受傷的危險、感染的可能、便秘和尿瀦留。
3. 護理措施：提供安全的環境、觀察病情、加強生活的護理、重視功能性訓練與心理護理。
4. 生活護理：口腔護理、皮膚護理、大小便護理與飲食護理。

小博士解說

　　神經科專家提醒患者生活中注意這些可以減少老年痴呆症的再復發，同時專家提醒患者老年痴呆症治療是一個漫長的過程，患者要持續地治療，如果您還有其他疑問，可以諮詢專家，專家會幫助您詳細解答。

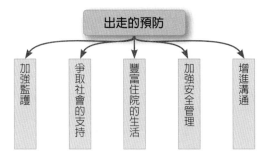

出走的預防

- 加強監護
- 爭取社會的支持
- 豐富住院的生活
- 加強安全管理
- 增進溝通

噎食及吞食異物的防範與護理：根據吞服異物性質或大小採取不同的措施

吞服異物較大，不可能從腸道排出者，應採用外科手術取出

若吞服的異物較小，但有銳利的刀口或尖鋒，可以讓病人臥床休息，並進食含較多纖維的食物如韭菜，以及給予緩瀉劑，以利異物排出；同時做嚴密的觀察，尤其注意病人腹部情況和血壓，並使用 X 光檢查來追蹤異物所在的位置。當發現急腹症或內出血時，立即手術取出異物

若吞食的是較小的異物，大多可以自行從腸道排出

若病人咬碎了體溫計並吞食了水銀，應讓病人立即吞食蛋白或牛奶

處理異物引起的併發症：進食時，食物誤入氣管，會引起嚴重嗆咳和呼吸困難，甚至窒息、死亡

老年痴呆可以透過下列方法來進行護理

穿衣方面：把要穿著的衣服按順序排列，避免太多鈕扣的衣服，以拉鍊取代鈕扣。不要選擇繫帶的鞋子。男性可以篩選寬鬆的內褲，而女性則可以選用前面扣鈕扣的內衣。多花點時間說服患者接受合適的衣著，千萬不要與之爭執，慢慢給予鼓勵，例如告訴患者這條裙子很適合她，然後再告知穿衣的步驟

進食方面：定時進食，最好是與其他人一起進食。如果患者不停地想吃東西，可以把用過的餐具放在洗滌盆中，以提醒患者不久前才進食完畢。患者如果偏食，就要注意是否有足夠的營養。不要太介意進食禮儀，用手拿取食物也很方便，亦可使用一些特別設計的碗筷，減低使用上的困難。為患者逐一解釋進食的步驟，並作示範。若有需要，可以親自餵食。食物要簡單，最好切成小塊，軟滑的食物較受歡迎。為了避免患者將食物吞下而不加以慢慢咀嚼可能因此引致窒息，最好避免患者同食固體及液體食物。假牙必須安裝正確及每天清洗。每天安排數次喝水時間，並要注意水不可以過熱

晚間騷擾解決辦法：在睡覺前讓患者先上洗手間，就可避免半夜醒來。不要讓患者在白天睡得過多。給予患者輕聲安慰，有助於患者再次入睡。如果患者以為是日間，切勿與之爭執，可陪伴患者一段時間，再勸說患者入睡

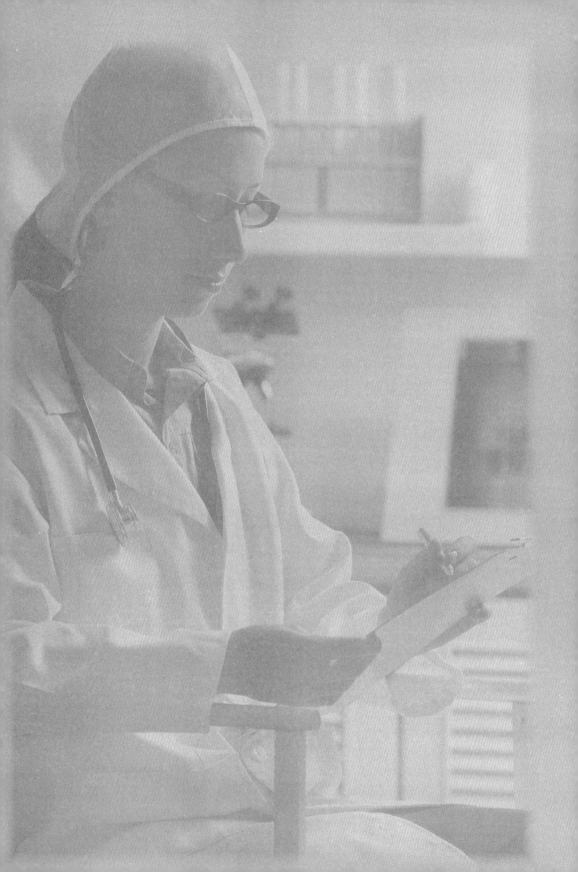

第 6 章
精神疾病治療過程的護理

※ **本章學習目的** ※

1. 掌握精神藥物的臨床應用和不良反應，在藥物治療過程中的護理評估和護理措施

2. 掌握電抽搐治療的適應症和禁忌症

3. 熟悉精神藥物不良反應的處理

4. 熟悉電抽搐治療的合併症及護理

5. 熟悉休閒治療、復健治療的方法和護理

6. 了解藥物治療過程中的護理計畫、護理評估

7. 了解電抽搐治療方法和改良電抽搐治療

8. 了解精神外科治療的護理

6-1 精神疾病治療過程的護理（一）

（一）精神藥物概論

　　精神藥物（Psychotropic Drugs）：主要是指作用於中樞神經系統，影響精神活動的藥物。

（二）目前精神病藥物的分類

　　目前精神病藥物的分類有：為抗精神病藥物（Antipsychotics）、抗憂鬱藥物（Antidepressants）、抗躁狂藥物（Antimanics）、抗焦慮藥物（Anxiolytics）。

（三）抗精神病的藥物

　1. 典型抗精神病藥物：氯丙嗪、氟呱啶醇。
　2. 非典型抗精神病藥物：氯氮平、利培酮。

（四）抗精神病藥物的臨床應用

　　抗精神病藥物的臨床應用為抗精神病的功能、非特異性鎮靜功能與預防疾病復發的功能。

（五）抗精神病藥物的適應症和禁忌症

　1. 適應症：治療和預防精神分裂症復發、控制躁狂發作與其他具有精神症狀的精神障礙。
　2. 禁忌症：嚴重的心血管疾病、肝腎疾病、甲狀腺亢進、甲狀腺衰減、閉角型青光眼與同種藥物的過敏史。

（六）抗精神病藥物的不良反應與處理

　　錐體外系反應的表現、震顫麻痺症候群（減少藥物劑量）、急性肌張力障礙（肌注東莨菪鹼）、不能靜坐（普萘洛爾、地西泮）、遲發性運動障礙（關鍵在於預防）。

　　抗膽鹼能副作用的表現：口乾、頻尿、尿急、尿瀦留、便秘、出汗減少、視力模糊，促發青光眼。

　　抗膽鹼能副作用處理：輕者不需要處理、出現膽鹼能危象者（減藥或停藥、毒扁豆鹼 0.5 ～ 1mg 肌肉或靜脈注射）。

　　抗腎上腺素能效應的表現：鎮靜、直立性低血壓、反射性心動過速、鼻充血與射精抑制。

　　抗腎上腺素能效應的處理：直立性低血壓輕者要平臥，重者使用間羥胺來治療。

　　其他的副作用：心率不齊，心電圖異常，情緒憂鬱，體重增加，泌乳和閉經，老人出現低體溫，氯丙嗪（增加癲癇發作，會對光敏感，皮膚和角膜晶體色素沉著，黃疸），氯氮平（白血球會減少）。

　　精神方面的副作用：主要是過度鎮靜的功能，疲乏、嗜睡、動作緩慢與意識障礙。

　　惡性症候群：發高燒、意識障礙、震顫、肌強直、自主神經功能不穩定、心悸出汗。

　　處理方式：立即停止使用抗精神病藥物，同時給予溴隱亭或肌肉鬆弛劑，並根據實際情況來對症處理。

精神疾病的治療方法

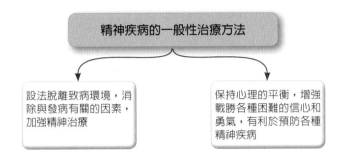

精神疾病的一般性治療方法

設法脫離致病環境，消除與發病有關的因素，加強精神治療

保持心理的平衡，增強戰勝各種困難的信心和勇氣，有利於預防各種精神疾病

神疾病一般都有緩慢的發展過程，在早期只是心理問題、心理障礙，是最容易矯治的，早期發現，早期正規系統治療，多數患者可以康復，所以一旦發現家人有精神症狀，應立即至正規性醫院治療。

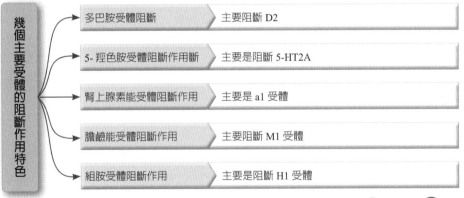

抗精神病藥物的作用機制

目前認為，幾乎所有抗精神病藥物都能夠阻斷腦內多巴胺受體（尤其是多巴胺 D2 受體），而具有抗精神病的功能

幾個主要受體的阻斷作用特色

多巴胺受體阻斷	主要阻斷 D2
5- 羥色胺受體阻斷作用斷	主要是阻斷 5-HT2A
腎上腺素能受體阻斷作用	主要是 a1 受體
膽鹼能受體阻斷作用	主要阻斷 M1 受體
組胺受體阻斷作用	主要是阻斷 H1 受體

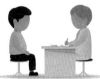

補充站

知識

抗精神病藥物的藥理功能廣泛，除了上述阻斷作用之外，還具有加強其他中樞抑制劑的效應、鎮吐、降低體溫、誘發癲癇，以及對心臟和血液系統的影響等功能。

6-2 精神疾病治療過程的護理（二）

（七）抗憂鬱劑的不良反應與處理

三環類和四環類抗憂鬱劑、單胺氧化酶抑制劑與新型抗憂鬱劑。

（八）三環類和四環類抗憂鬱劑的適應症和禁忌症

1. 適應症：憂鬱障礙、強迫障礙、焦慮障礙、慢性疼痛、進食障礙與發作性睡病。
2. 禁忌症：嚴重心、肝腎疾病、閉角型青光眼與孕婦。

（九）三環類和四環類抗憂鬱劑的不良反應

1. 抗膽鹼能功能：口乾、便秘、心動過速、視力模糊；2. 中樞神經系統：鎮靜、震顫、誘發癲癇；3. 心血管系統：心動過速、體位性低血壓、心電圖異常；4. 過敏性皮疹；5. 中毒性肝損害；6. 偶爾會見到粒細胞減少，體重增加。

（十）單胺氧化酶抑制劑的適應症和禁忌症

1. 適應症：三環類或其他藥物無效的憂鬱症、對不典型性憂鬱的療效可能優於三環類。
2. 禁忌症：孕婦及哺乳婦女禁用、有心、肝、腎疾病及癲癇、甲亢者慎用。

（十一）單胺氧化酶抑制劑的不良反應

體位性低血壓、體重增加、水腫、性功能障礙、失眠、口乾、避免使用含酪胺的食物（如乳酪、啤酒、雞肝），易於引起高血壓的危象。

（十二）新型抗憂鬱劑的適應症和不良的反應

1. 適應症：憂鬱障礙、強迫障礙與貪食症。
2. 不良的反應：不良反應較小，主要是胃腸道反應、噁心、嘔吐、腹瀉 ，不能和 MAOI 合用與不能突然撤藥。

（十三）抗躁狂症藥物：碳酸鋰

1. 適應症：治療躁狂症與預防雙相憂鬱發作。
2. 禁忌症：腎功能障礙、心血管疾病、急性感染、低鹽飲食者、孕婦與老年人慎用。
3. 不良的反應：(1)早期的表現：疲乏、全身無力、嗜睡、手指震顫、厭食、上腹不適等。(2)後期的副作用：持續多尿、煩渴、體重增加、甲狀腺腫大、黏液性水腫、手指震顫、手指粗大震顫顯示血鋰濃度接近中毒。(3)鋰鹽中毒的徵兆：　頻繁噁心、嘔吐、腹瀉、粗大震顫、抽動、呆滯、困倦、眩暈、拼音不清、共濟失調。

（十四）抗躁狂症藥物：卡馬西平

1. 不良的反應：胃腸道反應、嗜睡、頭暈、共濟失調、反射亢進、肌肉陣攣、意識障礙、過敏與剝脫性皮炎。
2. 禁忌症：孕婦禁用，青光眼、前列腺肥大、糖尿病、酒精依賴者慎用。

抗躁狂症藥物	
碳酸鋰	1. 適應症：主要用於治療躁狂和預防雙向抑鬱發作 2. 禁忌症：腎功能障礙、心血管疾病 3. 不良反應：鋰在腎臟與鈉競爭重新吸收
卡馬西平	作用機制尚不清楚，大約有 25%～30% 的憂鬱症障礙患者使用卡馬西平有效

具有抗躁狂功能的其他藥物	
抗精神病藥	1. 其中以氯丙嗪、氟哌啶醇的療效最好，三氟噻順癸酸酯（Flupenthixol Da-canoate）兼有抗躁狂和抗憂鬱功能 2. 氯氮平的鎮靜功能可以使許多患者的興奮、攻擊衝動行為等症狀得以迅速控制，並很少出現錐體外系副作用，也用於治療急性躁狂症患者
抗癲癇藥	1. 卡馬西平（Xarbamazepine, Tegretol）的抗躁狂作用及預防鬱症復發的效果和鋰鹽相仿，對鋰鹽療效較差的頻發循環也有效，有關鋰鹽治療失敗的病例，改用卡馬西平之後會有效 2. 治療劑量為 400～800mg/d，需要分次服用 3. 副作用較少，若出現嗜睡、步態不穩、眼球震顫和複視時，顯示劑量過高。偶爾見到皮疹 4. 近年來，有用丙戊酸鈉治療躁狂症的報告

補充站

1. 在開抗憂鬱症藥物時，醫生將會面臨麻煩的、有時相當嚴重的藥物不良反應。在起始抗憂鬱症藥物治療之前，醫生就潛在的藥物不良反應充分告知患者，並鼓勵其在發現問題時積極與醫生接觸，以充分加以解決。一條基本的原則是：選擇患者耐受性良好的藥物，以最低劑量起始，緩慢加量。在監測的過程中，藥物耐受性及症狀的緩解同樣值得關注。鑑別藥物不良反應與憂鬱症狀非常重要，例如疲勞及對碳水化合物的渴求等。鑑於大部分不良反應為一過性，當其出現時，觀察性等待往往是合理的選擇。換藥之前，可以首先嘗試降低藥物劑量或調整服藥時間。若上述方案效果欠佳，（超適應症）合併其他藥物也可以考慮。

2. 抗躁狂藥（Antimanic Drugs）用於治療躁狂症的藥物。主要指碳酸鋰。有些藥物雖然也可用於治療躁狂症，但並非首選藥物，而且習慣上歸屬其他的類別，例如氯丙嗪和氟哌啶醇屬於抗精神病藥，卡馬西平和丙戊酸鈉則屬於抗癲癇藥物。碳酸鋰口服之後易於吸收，不進行代謝，主要經腎由尿排出，少量由唾液、汗液、乳汁和糞便排出。

6-3 精神疾病治療過程的護理（三）

（十五）抗躁狂症藥物：丙戊酸鹽

1. 適應症：躁狂症、混合性躁狂、快速循環型情感障礙、碳酸鋰治療無效者。
2. 禁忌症：肝胰疾病不宜使用、孕婦禁用（不良的反應：胃腸道反應、鎮靜、共濟失調與震顫）。

（十六）抗焦慮症藥物：苯二氮卓類

1. 適應症：各種神經症、失眠症、伴隨著焦慮、緊張、失眠、激越的其他精神障礙、輕度憂鬱症、癲癇、酒依賴急性戒斷的替代性治療。
2. 禁忌症：嚴重的心血管疾病、腎臟疾病、藥物過敏、藥物依賴症、妊娠前三個月、青光眼、重症肌肉無力、使用酒精及中樞神經系統抑制劑。
3. 不良的反應：嗜睡、過度鎮靜、精密的活動受到影響、記憶力下降與注意力受到影響。

（十七）護理評估

主要的精神症狀、身體的狀況、患者對治療的態度、患者對治療的反應、性與生殖功能與社會層面。

（十八）護理措施

1. 建立良好的護患關係。
2. 改善現存的或潛在的健康問題：藥物治療的衛生宣導、觀察患者用藥之後的反應與加強藥物治療中的基礎護理，保證患者生理需求的滿足。
3. 認真地執行服藥制度。
4. 作好患者用藥的健康諮詢工作。

（十九）電子抽搐治療的方法簡介

電子抽搐治療（ECT）是一種利用短暫適量的電流來刺激大腦，引起患者短暫的意識喪失和全身性抽搐發作，以達到控制症狀的一種治療方法。

（二十）電子抽搐治療的操作方法

1. 患者的體位：仰臥，四肢伸直，兩肩胛間墊沙枕；患者一側上下臼齒間墊牙墊；用手緊托患者下巴；注意保護四肢。
2. 電極放置：(1)雙側：頭部兩側外眥和外耳屏連線中點上方垂直距離 1 公分處。(2)單側：一個放在和上述位置相同的地方，另一電極放在百會穴和同側耳廓連線的中點。(3)電流的調節：90 壓力 110mA，通電時間為 1 壓力 3 秒。(4)治療的次數：一個療程 8 壓力 10 次；前 3 壓力 6 次每 1 壓力 2 天一次；以後每週兩次直至完成為止。(5)抽搐發作：潛伏期、強直期、陣攣期、恢復期。

（二十一）電子抽搐治療的適應症和禁忌症

1. 適應症：憂鬱症、躁狂症、精神分裂症。
2. 禁忌症：腦器質性疾病、嚴重的肝臟疾病、嚴重的心血管疾病、嚴重的骨關節疾病、青光眼、嚴重消化性潰瘍、12 歲以下兒童、60 歲以上老人及妊娠期婦女。

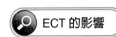 **ECT 的影響**

主要是治療間歇期腦電圖高波幅慢波活動增多，在停止 ECT 之後，此種慢波在 30 天之後會逐漸消失，抽搐會引起局部腦血流量、糖利用、氧消耗和血腦屏障通透性均顯著地增高
ECT 常會引起心電圖副交感和交感性心律失常的現象，血壓在抽搐發作期和發作之後都會有波動，最高的收縮壓可以高達 27kPa
ECT 的麻醉用藥阿托品類、巴比妥類和琥珀膽鹼會使心率增加 25%
常規性 ECT 的不良影響主要有頭痛、記憶和認知功能影響，以及骨和關節併發症的發生，MECT 則大多數是肌肉痛、頭痛和可恢復的記憶障礙
心血管系統併發症（例如急性心肌梗塞、心室纖顫、心跳停止）是 ECT 致死的主要原因，死亡率大約為萬分之一
MECT 是在全身麻醉下進行危險性最小的醫學操作之一，其對嚴重的憂鬱症和精神分裂症緊張型幾乎有立竿見影的療效，尚無其他治療方法可以比擬，故現今仍然被美國醫學會和 APA 推薦使用

 ECT 的適應症

最主要是憂鬱，尤其是內因性憂鬱或伴隨悲傷、情感冷漠、早醒、焦慮、遲緩、罪惡感、無價值感或自殺的憂鬱患者
對憂鬱所引起的精神病性症狀、昏迷、身體疾病及對自己或對他人有危險的病人尤為適合
妄想與情感一致的精神病患者使用 ECT 對改善預後效果較好，神經症性或精神病性憂鬱 ECT 的療效則較差
ECT 的另一適應症是精神分裂症急性加重期，表現為興奮、幻覺、妄想或感覺與知覺改變
無陽性反應症狀的慢性精神分裂症，通常 ECT 療效不佳
據最新統計，ECT 對重度憂鬱症 90% 有效，一般 6 ～ 8 次治療之後見效，療效高於藥物 20%；對躁狂症 90% 有效，8 ～ 10 次治療之後見效；對精神分裂症急性症狀者 75% 有效
為了保持療效的穩定，在完成一個有效的治療過程之後，每隔一段時間可予以 ECT 一次以鞏固療效，部分憂鬱症患者的治療過程可以延長至半年之久

 補充站

電子抽搐治療（Electroconvulsive Therapy, ECT）是 1938 年由義大利神經精神病學家 Ugo Cerletti 和 Lucio Bini 所發明，從而開闢了精神科療學的一個新紀元。ECT 歷經半個多世紀，至今仍為一種快速、有效和安全便捷的治療方法，特別對嚴重憂鬱症和精神分裂症的緊張型族群有顯著的療效。直至今日 ECT 仍在全球廣泛使用，其方法在不斷地進步，臨床適應症也有擴大的趨勢。

6-4 精神疾病治療過程的護理（四）

（二十二）電子抽搐治療的不良反應和併發症

電子抽搐治療的不良反應和併發症包含記憶障礙、骨折和骨關節脫臼、呼吸系統合併症、其他與死亡。

（二十三）電子抽搐治療之前的護理

1. 患者的準備及護理：了解患者的各種檢查結果，解釋說明並簽同意書，在治療前一天要洗頭，禁食 6 壓力 8 小時，禁飲 4 小時，要做生命體徵的測量，在治療之前半小時要肌注阿托品 0.5mg，排空大小便與平躺、鬆開領口腰帶、取下義齒、髮夾、眼鏡等。
2. 環境及物資的準備：治療室要保持安靜整潔、治療的相關藥物準備與治療相關的器材準備。

（二十四）電子抽搐治療之中的護理

置小枕於枕下，使用棉球擦拭頭部兩側，檢查睫毛的反射，協助固定患者的主要關節，在電擊之後，要保持呼吸道的暢通。

（二十五）電子抽搐治療之後的護理

做病情的監測，採取臥位，做生命體徵的監測，觀察患者的情緒狀態與在清醒之後給予飲食和服藥。

（二十六）心理治療的分類

1. 根據治療對象來劃分：個別心理治療、團體心理治療、家庭治療與婚姻治療或夫妻治療。
2. 根據治療理論來劃分：精神分析療法、認知－行為療法、人文主義療法與系統性治療。
3. 根據治療類型來劃分：支援性心理治療、重建型心理治療與訓練性心理治療。

（二十七）心理治療的基本特色

建立良好的治療性關係，正確地對待患者，傾聽、疏導、支持和保證，解釋、教育、指導和鼓勵的有效整合。

（二十八）心理治療過程中的護理

1. 治療之前的準備：是否適合參加心理治療，提供適當的治療環境與做好患者的準備工作。治療的初期：建立治療性關係與蒐集資料。
3. 治療的中期：了解自己，確立問題，提供學習和運用適當行為的機會，了解治療的助力和阻力，培養獨立性與責任感。
4. 治療的末期：回顧、肯定、處理分離的情緒，鼓勵相關應用與讓患者自己做決定。

（二十九）復健治療的護理

一般的休閒治療活動、生活行為的復健訓練、社會交際技能訓練、學習行為訓練與職業技能訓練。

（三十）神經外科治療的護理

立體定向手術方法、適應症和禁忌症、手術前的準備與手術後的護理。

心理治療應避免事項

效果急於求成	心理病治療是艱難而漫長的，如果患者對此缺乏認識和沒有足夠的準備，陷入急於求成的盲點，治療就容易失敗
治療過於浮躁	凡是媒體上宣傳過的，都要匆匆忙忙試一試，而每種療法又都是淺嘗即止，忽視了激勵患者本人的內在潛力和意願。而激勵患者本人的內在潛力性，恰恰是心理治療的核心，也是治療取得療效的根本原因，如果忽視了核心和根本，心理病治療自然出不來
過分依賴醫生	如果把心理病治療比做一次心靈手術的話，那麼最合適、最理想的手術者並非心理醫生，而是心理病患者本人，心理醫生只是手術的助手和顧問，絕不能越俎代庖，否則只會揠苗助長

補充站：有關心理治療的專家觀點

1. 現代社會越來越多的人認識到了心理健康的重要性，現在不論是心理治療還是心理諮詢在國內外都十分普及，並且日益被社會認可，很多人都願意接受專業人員的協力，由於心理健康水準提高，進而改善了自己的生活品質，這是一個很好的觀念改變，心理治療在人們心中，不再是見不得人的羞恥之事。

2. 由於社會的需求十分廣泛而強烈，且相當程度上心理治療已被社會所接受，透過越來越多大眾傳播工具的提倡與宣導，全社會也越來越重視此一學科，心理治療不再是大眾眼中神祕莫測的學科，加上現代人的生活壓力如此巨大，心理問題也越來越普遍，開始有許多人接觸並喜歡上心理治療，並開始致力於從事和普及心理治療，相關的專業人員越來越多，水準也越來越高。

3. 一部分人對心理治療還是存在著一些盲點，他們認為心理治療馬上就可以看見療效，雖然專業人員的心理治療比來訪者自行解決心理問題要見效快很多，但也不是一次、兩次治療可以馬上解決的。相反的，如果對心理治療抱有太高太強烈的期望，要求立刻見效，往往會適得其反。

4. 現代的心理治療透過長時間的發展與積累經驗，已不再是一門單一的學科，在幫助來訪者的時候，不再是單純的心理治療，往往還綜合了各方面因素，例如整合家庭因素來做家庭治療，並整合各種理論門派。

5. 心理治療不像身體疾病求醫時那樣講求專家效應，每位治療師的風格並不一樣，專家也不一定適應或適配你自身的性格個性特徵，每個人都有選擇適合自己的治療師的權力，在治療進行三五次或更早的時候，你會感覺到治療師是否與自己匹配，如果不合適可以終止治療或提出更換治療師。現在有許多綜合醫院都已開設或正準備開設心理治療科室，國內也已有多家精神心理專科醫院，在專科醫院做心理治療的益處是，可以更加專業的眼光即時說明，鑑別出是否需要服藥或做其他的輔助性措施。

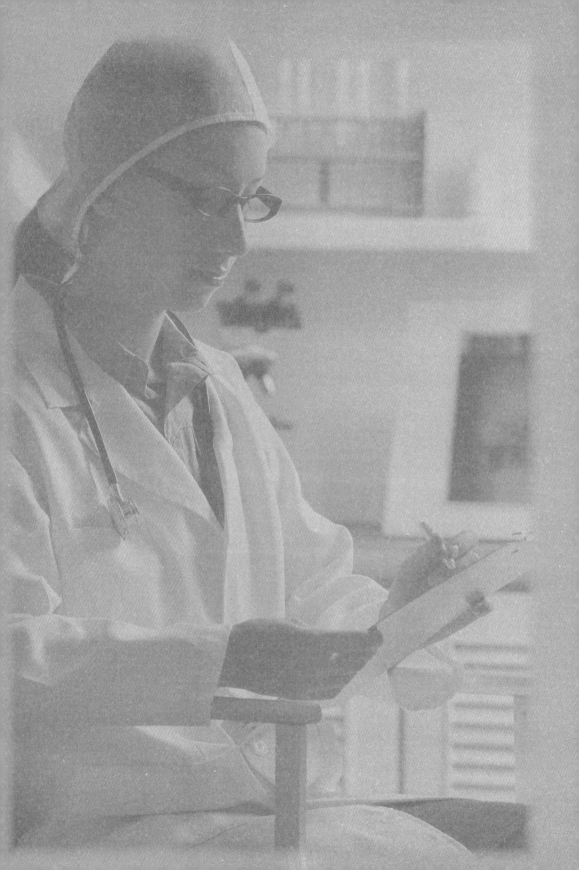

第 7 章
精神疾病患者的家庭護理及社區防治

※ **本章學習目的** ※

1. 熟悉精神疾病患者的家庭護理

2. 熟悉精神疾病的復健護理、社區精神衛生護理工作的程序

3. 了解精神疾病患者家庭護理評估、護理目標

4. 了解社區精神衛生服務的發展、特色、組織與執行重點

7-1 精神疾病患者的家庭護理及社區防治

（一）精神疾病患者的家庭護理：護理評估

1. 對患者的評估；2. 對家屬的評估：家庭的結構、家庭的功能、家庭的環境與家庭成員的精神健康水準。

（二）護理措施：一般性原則

護理人員、患者和家庭照料者保持密切聯絡，並建立良好的護患關係，隨時對家屬做諮詢的工作，定期評估家庭護理的效果，督促治療復健計畫的執行，進行針對患者和家屬的健康教育。

（三）護理的措施：主要的護理內容和措施

1. 日常生活護理：個人的衛生、飲食、睡眠、居室布置與安全防範。
2. 用藥的護理：教會家屬有關藥物治療的知識，作好解釋教育的規勸工作，在遇到不能解決的情況時，要即時求助於醫生的幫助，防止藏藥，觀察藥物有毒的副作用。
3. 特殊症狀的護理：⑴興奮躁動、行為紊亂：筆談，不要爭論轉移患者的注意力。⑵攻擊和暴力行為：了解原因，不爭論，控制好自己，減少無關的刺激，設法取下患者手中的兇器，熟記緊急電話，加以隔離，報警處理。⑶負面性自殺：分析原因，對症護理。⑷妄想：不與患者爭論，不要說服，要轉移注意力。⑸冷漠退縮：飲食營養，安排社會活動，安排家務工作。⑹幻聽。⑺毫無自知力：督促其服藥，欺騙。
4. 心理的護理：尊重、關心患者，給予表達情感的機會，教會一些應付壓力的技巧與鼓勵患者參加社會活動。
5. 觀察病情：了解患者對疾病的認知情況、睡眠情況、情緒狀況、生活、工作、學習情況、精神症狀復發與身體不適。
6. 意外事件的緊急處理：⑴自縊：立即抱住患者身體向上托起，迅速。⑵外傷：採取止血措施，送醫院做進一步的處理。⑶吞食異物：了解實際的情況，對症處理。⑷服毒：催吐，送去醫院搶救。

（四）精神疾病的社區防治

1. 社區精神衛生服務的發展：在 1950 年代發展起來，主要來源於美國，在 1960 年代，美國通過了「社區精神衛生中心法案」，床位數由 50 多萬張降到 13.8 萬張，國內相關單位提出了「積極防治，就地管理，重點治理，開放治療」，在 1986 年，社區精神衛生工作得到了進一步的發展。2. 社區精神衛生服務的要求：政策的支持、資源的支援、完備的組織管理、系統化的工作程序、多重部門的合作、際際整合、多重方位人員的共同參與、提供系統及持續性的服務與利用社區已有的資源。3. 社區精神衛生服務的組織與執行：⑴服務組織：社區精神衛生委員會、專家指導下的工作小組與社區的支持網絡；⑵工作步驟：評估需求、制定措施、組織執行、效果評估和監測與確保措施的永續性。

社區精神病患者的家庭護理

選定家庭護理責任人	選定家庭護理責任人是開展家庭護理的第一步，責任人在家庭成員中，必須能協調好各成員之間的關係，掌握家庭主動權，以責任人為護理知識的傳播者，能夠發揮最大的優勢，取得最佳的效果
家屬心態的分析	1. 配偶：由關心轉為漠視 2. 父母：採取消極或放棄的態度 3. 兄弟姊妹：對患者的怨怒乃至疏遠
注意事項	1. 建立良好的關係：要求社區護士除了具備良好的專業知識之外，還應該具備與精神病患者交往的方法和技能，觀察病情的技巧及獨立處理問題的能力 2. 良好的修養環境：安靜愉快的修養環境，有利於患者的情緒穩定 3. 知識講座：促進精神患者的身心健康獻出一點愛 4. 為病人安排合理的生活制度：與患者及家庭共同擬定切實可行的生活作息方案 5. 督促患者按照醫囑來服藥：預防再發不可或缺的措施

 補充站：

　　自 1960 年代社區精神衛生運動以來，精神病人的家庭護理即成為精神衛生社區康復護理中的重要一環，它使患者獲得持續的醫療服務，減少疾病的反覆和促進康復，同時也為患者家屬提供身體上、心理上及情緒上的幫助，使患者及家屬獲得合乎人性的、個人尊嚴受到尊重的照顧。

　　根據患者家屬的不同心態，不同的知識結構和不同的家庭社會環境等差異，而有鎖定性地做家庭護理諮詢極為重要。

　　為了減少精神患者的再發率，展開小社區精神病患者的居家護理資諮詢是完全必要的，在這項工作中護士發揮了主導的功能，用系統的方法指導患者家屬對患者做護理，使其不斷加強身心鍛鍊，減少復發的頻率，將知識傳輸於家庭，實施於患者，達到康復的目的。

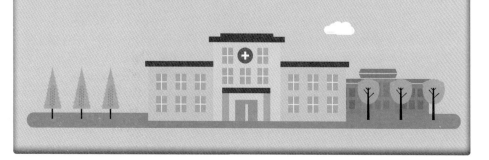

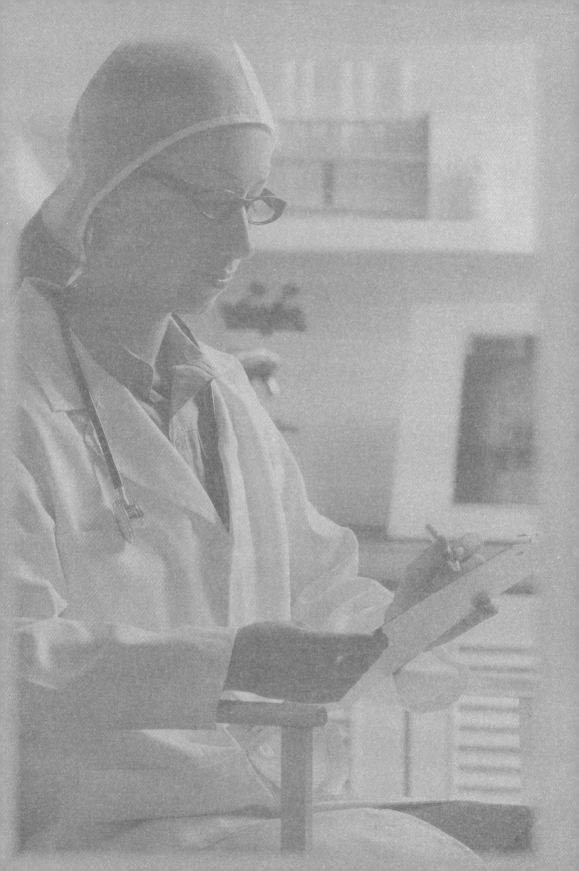

第 8 章
腦器質性精神障礙

※ 本章學習目的 ※

1. 掌握腦器質性精神障礙的分類及基本概念

2. 熟悉腦器質性精神障礙的共同臨床特色

3. 熟悉急性器質性症候群及慢性器質性症候群的病因，臨床特色及診治原則

人格障礙（Personality Disorders）是指人格特徵顯著偏離正常，使患者形成了特有的行為模式，對環境適應不良，常影響其社會功能，甚至與社會發生衝突，給自己或社會造成惡果。人格障礙常始於幼年，青年期定型，持續至成年期或者終生。人格障礙有時與精神疾病有相似之處或易於發生精神疾病，但是其本身尚非病態。嚴重軀體疾病、傷殘、腦器質性疾病、精神疾病或災難性生活體驗之後發生的人格特徵偏離，應列入相關疾病的人格改變。兒童少年期的行為異常或成年之後的人格特徵偏離尚不影響其社會功能時，暫不將之診斷為人格障礙。

8-1 腦器質性精神障礙（一）

（一）概論

1. 定義：器質性精神障礙（organic mental disorder）是指具有明確的生物學病因，患者發病與某種生物學因素有關的那些精神異常。
2. 分類：腦部器質性疾病或損傷引起的精神障礙；與顱腦以外的各種身體疾病有關的精神障礙；與外源性物質中毒、成癮或成癮之後戒斷有關的精神障礙。
3. 歷史與發展：在 1970 年以前是冷門的學科，但在近二十年來，日益受到重視。⑴過去的兩種觀點為：(a)Kraepelin：不同的病因引起不同的特異性精神病學臨床表現，此種觀點占上風；(b)Bonhoeffer：不管何種病因，精神症狀的表現就是幾組共同的症候群。⑵現代觀點：原發生物性病因與器質性精神症狀表現之間並無特異性的依存關係；相同的病因，對於不同的病人，可能會引起不同的精神疾病；不同的病因可能會引起相同的精神症狀。
4. 影響精神症狀的因素：⑴病變發展的速度、損害部位、廣泛程度：(a) 急性、廣泛損害→譫妄；(b) 慢性、廣泛損害→痴呆；(c) 前額葉、葉病變→人格改變 (d) 邊緣系統損害→情緒障礙；(e) 海馬、乳頭體或丘腦背內側核損害→記憶障礙。⑵年齡：兒童大腦髓鞘發育不完全，病理影響易於一般化；老年人大腦已逐漸退化，易於出現痴呆、譫妄。⑶病前素質、人格特徵：病前身體狀況較差者，加上新的病變，易於出現譫妄等器質性症候群；病前焦慮、憂鬱人格、易於出現焦慮、憂鬱；偏執人格，易於出現妄想症。

（二）常見的腦器質性症候群

　譫妄症候群、痴呆症候群、器質性遺忘症候群、器質性幻覺症、器質性妄想症與器質性人格症候群。

（三）譫妄（Delirium）

1. 定義及流行病學：⑴定義：急性腦病症候群。⑵流行病學：為綜合性醫院中最常見的精神障礙；內、外科住院病人：5 ～ 15%；內科 ICU：15 ～ 25%；外科 ICU：18 ～ 30%；老年病房：16 ～ 50%；嚴重燒傷住院病人：20 ～ 30%；心臟手術之後：30%。
2. 病因：⑴生物學的病因：發病的前提。⑵易感的素質：(a) 年齡：嬰幼兒與老年易發；(b) 酒癮、藥癮者。⑶誘因：(a) 緊張、焦慮、恐懼的狀態；(b) 疲勞、失眠的狀態；(c) 外界刺激過多或過少；(d) 環境過於陌生、單調或恐怖。
3. 病理機制：為廣泛部位的腦神經細胞急性代謝紊亂的結果：⑴最輕：神經突觸間的神經傳遞功能障礙。⑵較重：神經、細胞代謝及細胞膜穩定性的障礙。⑶極重：神經組織形態學的改變。
4. 臨床表現：大多為急性發病，會突然發生，部分病人會有 1 ～ 2 天的前驅期，表現為怠倦、焦慮、恐懼、失眠、多夢等。其臨床表現為意識障礙、知覺障礙、思想障礙、記憶障礙、情緒障礙、精神運動障礙、不自主運動、植物神經功能障礙、睡眠節律紊亂、一天之內的病情波動。

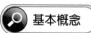 基本概念

器質性精神障礙指腦部有明顯病理改變的精神障礙

1. 腦器質性精神障礙

2. 軀體疾病所導致的精神障礙

3. 精神活性物質與非依賴性物質所導致的精神障礙

 譫妄症候群

譫妄三聯症

意識障礙	是關鍵的症狀
興奮躁動	可有可無
感知覺障礙	可有可無

譫妄的病因與誘因

| 病因 | 顱內病變、內臟的疾病、水電解質紊亂、藥物及其他物質中毒 |
| 誘因 | 年齡、使用成癮藥物者、過度疲勞或緊張、環境過於單調或恐懼 |

譫妄症候群的臨床分期

第一階段	思想、意識、情緒、睡眠
第二階段	思想、意識、情緒、活動
第三階段	活動、思想、意識
第四階段	患者與環境完全脫離關係

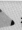 **補充站：譫妄症候群症狀的特色**

知識　　意識障礙、知覺障礙、思想障礙、記憶障礙、情緒障礙、精神運動障礙、不自主運動、自主神經功能障礙、睡眠節律紊亂。

8-2 腦器質性精神障礙（二）

5. 病程與預後：病程短暫，大多數為數小時，在數天會緩解，極少大於 1 個月，預後情況一般相當良好。

6. 診斷與鑑別診斷：確立是否有譫妄，若有要確定其病因；譫妄的診斷主要依據臨床表現，腦電圖可以作為參考：隨著意識清晰度的下降，會出現瀰漫性腦電波變慢、α 變慢，導致 Q 波、S 波的產生。

7. 治療的方式：病因治療、譫妄治療、支援式療法、水電平衡、維生素、營養等；對症治療：抗精神病藥，安定類；護理治療很重要。

（四）痴呆症

1. 概念及流行病學：痴呆是常見的腦部慢性症候群。⑴病理的基礎：腦部廣泛性病變。⑵臨床特色：進行性、多方面智慧減退與人格衰退；意識並無異常。⑶病程：慢性、進行性、不可逆（15% 為可逆）。主要發生於老年期（≧65 歲），年齡愈高，痴呆的發生率愈高。

2. 病因－顱內、顱外疾病：最常見的是阿茲海默（Alzhermer）病，占痴呆總數的 48% 壓力 65%，其次為多發梗塞性痴呆，大約占 10%；酒中毒痴呆，將近 10%。此外還有顱內感染，腦皮質下變性，例如杭丁頓症（Huntington），帕金森症（Parkinson）等諸多疾病。

3. 臨床表現

⑴早期：一般發病緩慢，少數痴呆發病較急（例如腦外傷、腦缺氧之後所出現的痴呆），最早的症狀常為近期記憶力下降；學習新知識，掌握新技能的能力下降；對自己的疾病有自知的能力，出現心理反應（例如焦慮、苦惱、易於激惹）；個性發生變化。

⑵中期：近期記憶力進一步下降（明顯地可以辨別），遠期記憶力也會受損，但是暫時記憶力受損較晚：了解、判斷、計算、定位能力受損，思想失去條理性、清晰性、思想貧乏、失語；易於出現妄想（不系統、片段性、不持久）；行為變笨、不守規矩、控制行為能力下降。

⑶晚期：智慧、人格衰敗嚴重，記憶力極差，個人生活自理能力喪失，言語了解與表達嚴重受損，行為刻板或某些職業性刻板動作，最後發展為大小便失禁、肢體癱瘓、經常死於感染、內臟疾病或衰竭。

4. 診斷：確診〔依據臨床表現（智力測驗可供參考之用）〕；進行性加重的智慧減退及個性衰退，由此導致工作、社交、生活能力的下降到喪失為止。要確定癡呆的病因。

5. 鑑別診斷：要與老年人良性記憶減退相互區別，與憂鬱症鑑別。

6. 治療的原則：⑴盡早發現可逆性痴呆；⑵注意伴發的精神症狀，給予對症處理；⑶不可逆性痴呆，加強康復訓練，減輕或延緩其功能殘缺；⑷藥物：促腦代謝藥、血管擴張藥等。

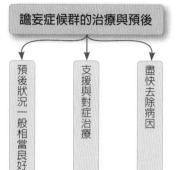

譫妄症候群的治療與預後

- 預後狀況一般相當良好
- 支援與對症治療
- 盡快去除病因

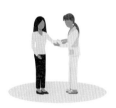

痴呆症候群的臨床特色

早期的表現	近期記憶力下降；學習新知識、新技能的能力下降；心理的改變；個性的變化
中期的表現	近期記憶力明顯地下降，遠期記憶力受損；理解、判斷、計算、定位能力受損；妄想；行為改變
晚期的表現	記憶力極差；個人的生活料理能力喪失；言語了解與表達受損；行為刻板或某些職業性刻板動作；大小便失禁、癱瘓

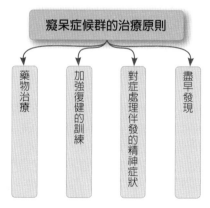

癡呆症候群的治療原則

- 藥物治療
- 加強復健的訓練
- 對症處理伴發的精神症狀
- 盡早發現

補充站：痴呆症候群（dementia syndrome）

1. 痴呆是在腦部廣泛性病變基礎上出現的一種常見腦部慢性症候群。
2. 病因：腦組織變性。

8-3 腦器質性精神障礙（三）

（五）其他的器質性精神障礙症候群

1. 器質性遺忘症候群
   (1)定義：又稱爲名柯薩可夫症候群（Korsakoff Syndrome），以記憶減退爲主要或唯一臨床表現的器質性精神障礙。病人的意識相當清楚，其他的認知功能並無缺損。
   (2)病因：雙側海馬損害。
   (3)臨床表現：近期記憶力明顯受損，遠期記憶力也受損，而瞬間記憶力尚可；對記憶減退有自知的能力，因此會出現虛構以填補（Condabulation）；定位能力也發生障礙。意識相當清楚，並無其他的認知缺損。
   (4)治療與預後：大量的維他命 B1（VitB1）。
2. 器質性幻覺症：因爲病因的不同而幻覺的性質不同，以幻聽與幻視較爲常見。意識相當清晰、智慧並無減退、並無持久性的情緒改變。包括：(1)戒酒性幻覺症；(2)酒中毒性幻覺症；(3)致幻劑幻覺症；(4)顳葉或枕葉病灶癲癇病發作。
3. 器質性妄想症：與功能性妄想的區別在於有器質性病因，除了病因治療之外，可以給予抗精神病藥物來做對症處理。
4. 器質性人格症候群：病前個性正常，在腦器質性疾病之後會出現個性障礙；與個性障礙的區別在於有器質性病因；主要多見於前額葉、額葉眶面、顳葉損害所致，以顱腦外傷較爲多見；其臨床表現與大腦損害部位有關：前額葉凸面損害（情感冷漠，意志減退，動力缺乏）；額葉眶面損害（情緒不穩，易於衝動，自我控制能力下降，有反社會行爲的傾向等）；顳葉損害（拘謹而暴躁，思想冗贅，易於激惹，有爆發性的攻擊行爲）。要做病因治療加上對症治療。

（六）器質性精神病的診斷原則

1. 區分是「功能性」還是「器質性」。
   (1)器質性：認知功能損害、意識障礙相當明顯、具有明顯的神經體徵或症狀。
   (2)若屬於「器質性」，要判斷爲急性器質性反應？或慢性器質性反應？
2. 區分急性與慢性器質性腦病：(1)急性：最大特徵是具有不同程度的意識障礙；病情波動較大，晝輕夜重；更多見到知覺損害，特別是錯視與幻覺；思想雜亂無章，行爲紊亂而不像慢性者思想貧乏行爲遲緩；發病較急，病程較短，經常繼發於此種急性感染、中毒和身體疾病，大多具有可逆性；(2)慢性器質性精神症候群的基本特徵爲逐漸發展的智慧全面減退、記憶缺失、情感障礙和人格改變。大多源於顱內瀰漫性病變，也可以由慢性軀體疾病長期影響腦功能所致。常見的臨床類型有三：(a) 痴呆狀態；(b) 衰弱症候群；(c) 器質性人格改變。
3. 區別瀰漫與侷限性腦損害：其目的是爲了尋找病因和有目標性地治療。

器質性精神病的基本特徵

意識障礙	1. 病人在數小時至數日之內呈現輕重不同的意識清晰水準降低 2. 表現感知遲鈍，注意力渙散，定位能力喪失，出現錯覺或幻覺，語言不連貫，運動增多或減少 3. 意識清晰水準在一天內有波動傾向 4. 意識障礙是可逆的 5. 病人清醒之後完全不能回憶或只能部分回憶
記憶障礙	近事記憶缺損和遠事記憶缺損，前者出現得更早、更為明顯
痴呆	1. 發病大多徐緩，近事記憶力和判斷力缺損，抽象思考能力減弱，思想遲鈍貧乏，社交或職業功能減退 2. 同時病人注意力渙散，主動性降低，情感遲鈍，自制力減弱，道德敗壞，人格發生明顯改變 3. 痴呆的病人可以出現片段的幻覺和妄想。痴呆常常是進行性的，不可逆的 4. 為了確認器質性精神病的病因學診斷，要做全面的常規性檢查和必要的實驗室檢查，例如腦電圖、頭顱 X 光攝影、腦血管造影、電腦斷層掃描（簡稱為 CT）和頭部核磁共振等。治療包括病因治療和對症處理兩個層面

補充站

知識

1. 器質性精神病（Organic Psychosis）：由於腦部有明確的病理改變而引起的精神障礙，是和功能性精神病相對而言的。例如癲癇性精神障礙、腦外傷性精神障礙、腦動脈硬化性精神障礙等。功能性精神病是根據目前的科技水準，還不能發現腦部有明確病理改變的精神障礙，例如精神分裂症、情感性精神病等。

2. 器質性精神病的症狀表現：可以表現為意識障礙、遺忘症候群、智慧障礙、人格改變、精神病性症狀、情感障礙、神經症樣表現或行為障礙。其診斷除標明主要精神症狀屬於何種症候群之外，還應同時作出導致精神障礙的腦器質性疾病的診斷。

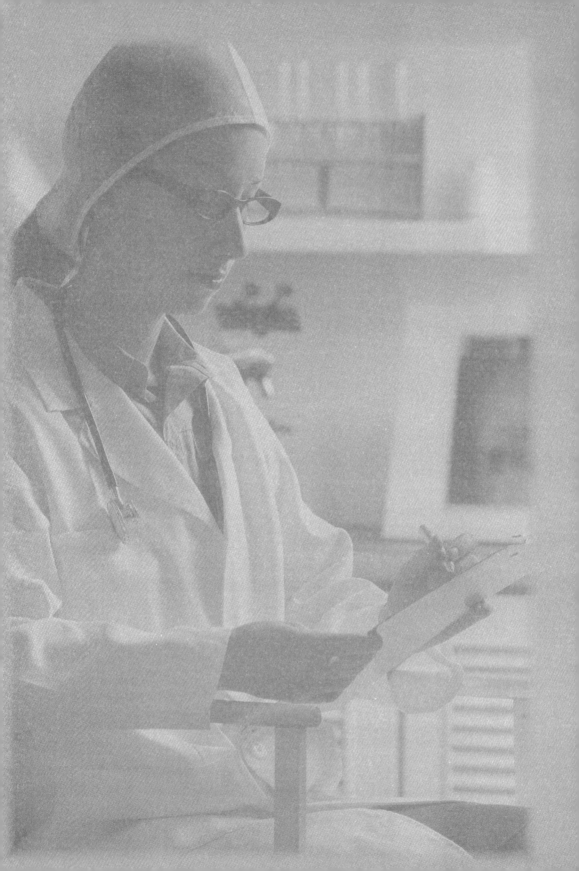

第 9 章
身體疾病所導致的精神障礙

※ 本章學習目的 ※

1. 了解身體疾病所導致的精神障礙可能的病理生理機制

2. 了解身體疾病所導致的精神障礙臨床表現的共同特色

3. 了解身體疾病所導致的精神障礙臨床表現

4. 了解身體疾病所導致的精神障礙診斷的原則

5. 了解身體疾病所導致的精神障礙診斷的標準（CCMD-3）

6. 了解身體疾病所導致的精神障礙治療的原則

7. 了解身體疾病所導致的精神障礙常見的類型

9-1 身體疾病所導致的精神障礙（一）

（一）定義

身體疾病所導致的精神障礙，是指由於中樞神經系統以外的各種身體疾病造成中樞神經系統功能紊亂所導致的精神障礙的總稱。

（二）可能的病理生理機制

1. 能量代謝障礙。
2. 中樞神經系統缺氧。
3. 毒性物質作用於中樞神經系統。
4. 身體水和電解質代謝紊亂、酸鹼平衡失調等造成中樞神經系統的功能紊亂。
5. 神經生化的改變，造成中樞神經系統功能的紊亂。
6. 身體對各種外源有害因素發生壓力反應會影響腦的功能。

（三）臨床表現的共同特色

1. 精神障礙的發生、發展、嚴重程度及其轉歸等，與所患身體疾病的病程變化一致。
2. 精神症狀一般會呈現「晝輕夜重」的現象。
3. 有相應身體疾病的症狀、徵象及實驗室陽性反應的發現。

（四）臨床表現

1. 急性腦症候群。
2. 慢性腦症候群：智能的障礙、人格的改變、遺忘症候群、各種神經病症候群與其他。

（五）診斷的原則

原發疾病的診斷、精神障礙的診斷、身體疾病與精神障礙之間的關係診斷。

（六）診斷的標準（CCMD-3）

1. 症狀的標準
⑴透過病史、身體及神經系統檢查、實驗室檢查發現身體疾病的證據。
⑵精神障礙的發生、發展及病程與原發疾病相關，並至少有下列1項：(a) 智能損害；(b) 遺忘症候群；(c) 人格的改變；(d) 意識障礙（例如譫妄）；(e) 精神病性症狀（例如幻覺、妄想、緊張症候群等）；(f) 神經症狀的症狀；(g) 以上症狀的混合狀態或不典型的表現。
⑶無精神障礙由其他原因導致的足夠證據（例如酒精或藥物濫用、壓力的因素）。
2. 嚴重程度的標準：社會功能受損。
3. 病程的標準：精神障礙的發生、發展及病程與原發性身體疾病相關。
4. 排除的標準：排除精神分裂症、心境障礙的嚴重躁狂症發作或憂鬱症發作。

（七）治療的原則

治療原發疾病、治療精神症狀、支援式治療與加強護理。

身體疾病伴發的精神障礙護理

評估相關的因素

1. 採用觀察、體檢、查閱病歷紀錄和檢驗報告、聽取病人主訴等途徑認真了解由於身體疾病所導致病人外表、功能的改變

2. 仔細地分析病人自我概念的改變（自我尊重、角色表現、個人認同等）與病理生理、心理方面因素的關係，特別應掌握精神障礙的表現

減輕或去除相關因素

1. 執行治療和護理措施

2. 向病人和照顧者解釋與精神障礙有關的自我形象概念紊亂知識，以澄清誤解

3. 教導病人如何適應和應對

建立互相信任的治療性人際關係

1. 鼓勵病人表達自己的想法和需要、給予他們發洩感情和悲傷的機會，協助病人接受別人的幫助，要求病人多參與病房活動和社會交往

2. 使病人為重獲自己保持健康能力的責任而信賴於護理人員

 補充站

知識

1. 身體疾病所導致的精神障礙是指內臟、內分泌、代謝、營養、血液、膠原等疾病過程中所表現的精神障礙，又稱為症狀性精神病。為外界病毒細菌、螺旋體真菌原生蟲及寄生蟲侵入身體而引發疾病。

2. 在評估經過護理措施之後，病人不能實際地或更加脫離實際地評估自己的情境、並不能較好地執行應對措施時，需要再行評估相關因素及修訂護理措施。特別應注意健康教育內容，例如透過醫學理論和類似經歷病人的實例的運用，可以逐漸縮小病人從理想身體與實際身體認知的差距。

9-2 身體疾病所導致的精神障礙（二）

(八) 常見的類型

身體感染所導致的精神障礙、內分泌疾病和代謝性疾病所導致的精神障礙、甲狀腺功能亢進所導致的精神障礙、甲狀腺功能減低所導致的精神障礙、性腺功能異常所導致的精神障礙與糖尿病伴發的精神障礙。

1. 身體感染所導致的精神障礙

⑴病因：各種細菌、病毒、眞菌、螺旋體、寄生蟲等。

⑵臨床表現：

　　a. 急性期的表現：意識障礙；精神病性症狀；行爲紊亂、欣喜或情緒高漲、情緒低落等。

　　b. 感染後期或恢復期的精神症狀：神經症症候群；人格的改變。

⑶診斷的標準（CCMD-3）

　　a. 症狀的標準：符合身體疾病所導致之精神障礙的診斷標準；有明顯的感染史；在體檢或細菌學檢查中會發現與感染相關的症狀、徵象與實驗室檢查所見。

　　b. 嚴重程度的標準：社會功能受損。

　　c. 病程的標準：精神障礙的發生、發展及病程與原發性感染相關。

　　d. 排除的標準：排除其他疾病的意識障礙，例如中毒性譫妄、癔症樣意識障礙等；排除精神分裂症。

2. 甲狀腺功能亢進所導致的精神障礙

⑴病因：甲狀腺素水準的增高、心理壓力、遺傳素質等。

⑵臨床表現：在高代謝症狀群基礎上出現：躁狂、易激動、幻覺、妄想等。甲狀腺危象爲譫妄。

3. 性腺功能異常所導致的精神障礙

⑴病因：性激素平衡失調。

⑵臨床表現：經前期症候群、妊娠期精神障礙、更年期精神障礙。

4. 糖尿病伴發的精神障礙

⑴病因：糖尿病。

⑵臨床表現：憂鬱情緒和／或憂鬱症候群、焦慮情緒、偏執狀態、神經衰弱症候群。

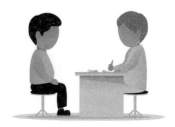

身體疾病所導致的精神障礙之檢查與診斷

檢查	病原體分離可以取病人的唾液、血液等做細胞培養或使用小老鼠接種法分離病毒、細菌
診斷	1. 診斷的重點為確定感染依據 2. 鑑別診斷著重於與非感染性器質性精神病及伴發的功能性精神病鑑別

身體疾病所導致的精神障礙之治療

針對病原做系統的、正面的抗感染治療和中西醫整合式治療

支援式治療包括：(1)保證營養水分，維持電解質及酸鹼平衡；(2)改善腦的循環；(3)促進腦細胞功能的恢復，例如給予能量合成劑等

根據臨床症狀可以給予小劑量且不良反應較輕的抗精神病藥、抗憂鬱藥及抗焦慮藥；若為意識障礙，則以支援式療法為主；若表現明顯的躁動不安，則可以適當給予鎮靜劑

身體疾病所導致的精神障礙之預防

主要是防止各種原發病。愛滋病目前已成為世界各國關注的公共衛生問題，尚無很好的治療辦法，可以試用抗病毒劑和免疫增強劑。其關鍵是普及有關科學知識，嚴格管理血液製品和節制性生活，以做到預防為主

對於瘧疾、出血熱等流行病，注意環境衛生，清理汙水雜物堆積地，防蚊滅蚊及防鼠滅鼠等措施，可以在預防上產生相當程度的效果

狂犬病伴發的精神障礙預防，在被帶病毒犬咬傷後，及時做免疫接種

護理是相當重要的，環境和心理護理有助於消除患者的恐懼、焦慮情緒，對於有意識障礙的患者要特別注意安全護理，以防其自傷、摔倒、衝動的意外發生。對於有憂鬱心境的患者應警惕其自殺企圖，給予預防

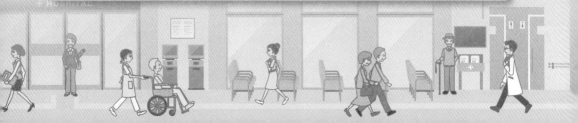

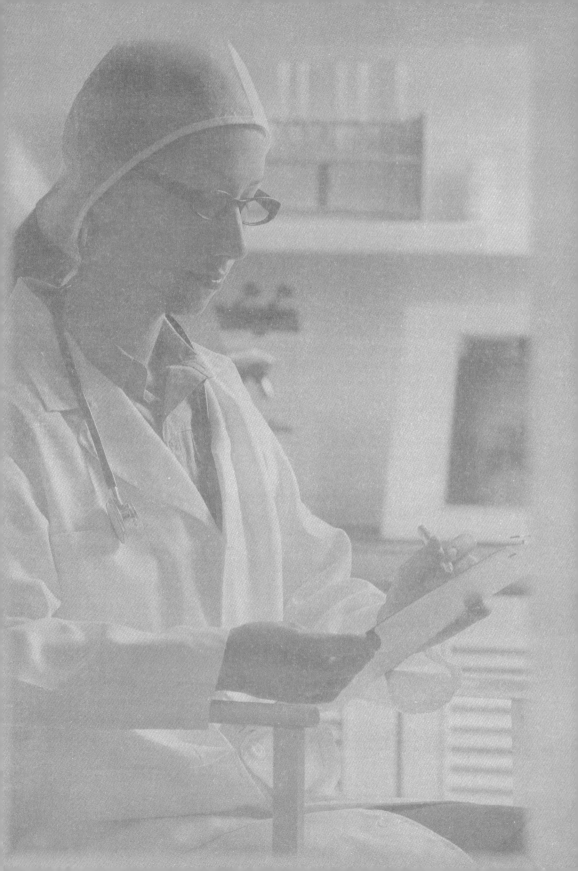

第 10 章
精神活性物質所導致的精神障礙

※ 本章學習目的 ※

1. 掌握精神活性物質所導致之精神障礙的基本概念

2. 了解精神活性物質的分類及原因

3. 掌握阿片類藥物、酒精戒斷的臨床表現及處理

4. 了解苯丙胺類藥物、大麻等相關障礙的診斷與處理

5. 了解防止復吸、社會心理干預的方式

精神活性物質所導致的精神障礙，是指與精神活性物質（簡稱為物質）相關的精神
障礙，可以分為兩類：一類是精神活性物質使用障礙（物質依賴障礙和物質濫用），
另一類為精神活性物質所導致的障礙，包括：精神活性物質中毒，精神活性物質戒
斷反應所導致的譫妄，精神活性物質所導致的持久性痴呆症，精神活性物質所導致
的持久性遺忘障礙，精神活性物質所導致的精神病性障礙，精神活性物質所導致的
心境障礙，精神活性物質所導致的焦慮障礙，精神活性物質所導致的性功能障礙和
精神活性物質所導致的睡眠障礙。

10-1 精神活性物質所導致的精神障礙（一）

(一) 基本概念

1. 藥物（Drug）：能夠影響人類心境、情緒、行為、改變意識狀態，並有導致依賴功能的一類化學物質，人們使用這些物質的目的，在於取得或保持某些特殊的心理、生理狀態。藥物在此又稱為「物質」（Substances）、「精神活性物質」（Psychoactive Substances）、導致依賴的藥物、成癮的物質等等。

毒品是指具有很強成癮性的精神活性物質，並被社會所禁止使用，國內的毒品主要指鴉片類、可可因、大麻等藥物。

2. 成癮（Addiction）：成癮被廣泛使用在日常生活中。成癮具有下列的特徵：(1)成癮者有做某種行為的強烈欲望，但是其結果有害；(2)如果控制不做，則會緊張、焦慮會逐漸增加；(3)一旦完成此行為，則會緊張、焦慮迅速且暫時得以解脫；(4)過了一段時間之後，例如幾小時、幾天或幾週，又重新出現執行此行為的欲望；(5)外部、內部環境刺激會產生條件性的反射而引起此種欲望；(6)成癮者希望能夠控制此行為，但是屢屢失敗。

在 1950 年代世界衛生組織專家委員會將藥物成癮正式定義為：「由於反覆使用某種藥物所引起的一種週期性或慢性中毒狀態」，具有下列特徵：(1)有一種不可抗拒的力量，強制性地驅使人們使用該藥，並不擇手段去獲得它；(2)有加大劑量的趨勢；(3)對該藥的效應產生精神依賴，且一般都產生身體上的依賴；(4)對個人和社會都會產生危害。

3. 依賴（Dependence）：DSM-IV 對依賴的定義為：一組認知、行為和生理症狀群，證實個人儘管明白使用成癮物質會帶來明顯的問題，但是還在繼續使用，自我用藥的結果，導致了耐受性的增加、戒斷症狀和衝動性覓藥行為。傳統上將依賴分為身體依賴和心理依賴，身體依賴也稱為生理依賴，它是由於反覆用藥所造成的一種適應狀態， 表現為耐受性增加和停藥之後的戒斷症狀。心理依賴又稱為精神依賴，它會產生一種愉快滿足的或欣喜的感覺，驅使使用者為滿足這種感覺反覆使用藥物，表現所謂的渴求狀態（Craving）。

4. 濫用（Abuse）：在 DSM-IV 之中， 濫用是指一種適應不良方式，由於反覆使用藥物，導致明顯的不良後果，例如不能完成重要的工作、學業，損害了身體健康，導致法律上的問題等。這裡的濫用強調了不良的後果，並沒有明顯的耐受性增加或戒斷症狀，反之就是依賴狀態。

5. 耐受性（Tolerance）：藥物使用者必須增加使用劑量方能獲得所需的效果，或以原來的劑量但達不到使用者所追求的效果。耐受性分為代謝耐受性（Metabolic Tolerance）、細胞耐受性（Cellular tolerance）或機能耐受性（Functional Tolerance）。

6. 戒斷症候群（Withdrawal syndrome）：停止使用藥物或減少使用藥物之後，或使用拮抗劑占據受體之後所出現的特殊心理生理症狀群。此種症狀群的表現與所使用藥物藥理功能相反。

專有名詞解釋

1. 精神活性物質

精神活性物質又稱為物質或成癮物質，指來自體外，會影響精神活動，並會導致成癮的化學物質

常見精神活性物質：酒類、鴉片類、安眠藥等

2. 依賴

指一組由反覆使用精神活性物質引起的行為、認知和生理症狀群，包括對精神活性物質的強烈渴求

儘管明知對自身有害，但是仍然難以控制，持續地使用

耐受性增加和強制性覓藥行為

3. 濫用

又稱為有害使用，指一種有悖於社會常規或偏離醫療所需的間斷或不間斷地自行使用精神活性物質

4. 耐受性

指長期持續地使用某物質，若欲達到預期的效應，則需要明顯增加該物質的劑量，若僅使用相同的劑量，則效果會明顯地降低

5. 戒斷症狀

是指因為減少或停用精神活性物質或使用拮抗劑所導致的症候群，由此引起身體症狀、精神症狀，或社會的功能受損

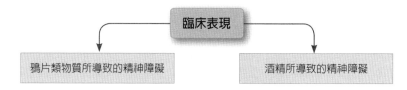

臨床表現

鴉片類物質所導致的精神障礙　　酒精所導致的精神障礙

酒精所導致的精神障礙

| 急性酒精中毒 | 單純性醉酒、病理性醉酒、複雜性醉酒 |
| 慢性酒精中毒 | 酒依賴、戒斷症狀群、酒中毒性幻覺症、酒中毒性妄想症、酒中毒性腦病 |

10-2 精神活性物質所導致的精神障礙（二）

（二）鴉片類物質所導致的精神障礙

鴉片類物質包含鴉片、嗎啡、海洛因、呱替啶。

1. 對鴉片類的依賴

⑴精神的症狀：情緒高漲，思想活躍，性格變化相當明顯。

⑵身體的症狀：消瘦、性慾減退、自主神經。

⑶神經系統：震顫、步態不穩、縮瞳、腱反射亢進。

2. 戒斷症候群

⑴出現的時間：8～12小時，在36～72小時會達到高峰。

⑵戒斷的表現：最初的表現、消化道症狀、全身的表現。

⑶心理的表現：心理上的渴求。

3. 鴉片類物質中毒或過量：意識不清、會導致呼吸、皮膚、體溫、血壓、瞳孔、肌肉出現問題，鴉片類物質中毒或過量會昏迷、呼吸抑制與具有針尖狀的瞳孔。

併發症：營養不良、便秘、感染性疾病。

4. 治療與預防：住院隔離戒斷治療、注重綜合性治療和個人化治療、對家屬及相關族群做健康諮詢。

（三）成癮藥物的分類

1. 根據藥理的功能來分類：⑴中樞神經系統抑制劑：能夠抑制中樞神經系統，例如巴比妥類、安定類、酒精等。⑵中樞神經系統興奮劑：能夠興奮中樞神經系統，例如咖啡因、苯丙胺、可卡因（Cocaine）。⑶大麻：大麻是世界上最古老、最有名的致幻劑，適量地吸入或食用，可以使人欣喜，增加劑量會使人進入夢幻，陷入深沉而爽快的睡眠之中。⑷致幻劑：能夠改變意識狀態或知覺感受，例如麥角酸二乙醯胺（LSD）、仙人掌毒素（Mescaline）等。⑸鴉片類：包括天然、人工合成或人工合成的鴉片類物質，例如海洛因、嗎啡、鴉片、美沙酮等。⑹揮發性溶劑：例如，丙酮、苯環已呱啶（PCP）等。⑺菸草（尼古丁）。

2. 根據使用的環境來分類：分為社交性成癮物質與非社會性成癮物質（處方用藥與毒品）。

3. 根據國際公約來分類：為了加強對成癮藥物的國際管制，1961年聯合國在紐約簽訂了《1961年麻醉品單一公約》，以後又發現苯丙胺興奮劑和安眠酮等鎮靜催眠藥，又於1972年簽訂了「1971年精神藥物公約」。⑴麻醉藥品：特別指那些連續使用之後產生依賴，並在民眾中造成嚴重濫用的毒品。包括三大類，即鴉片類、可可因類和大麻類。⑵精神藥物：廣義而言，麻醉品也屬於精神藥物，1971年公約中規定的精神藥物又稱為親精神藥物（Psychotropic Drugs），也包括三大類，即苯丙胺類中樞神經系統興奮劑、鎮靜催眠藥和致幻劑。

鴉片類物質所導致的精神障礙之預防：採用三級預防措施來防止吸毒和再吸	
一級預防	1. 一級預防是針對普通人群的預防 2. 利用多種媒體，如電視、廣播、報刊雜誌、網路、標語口號等宣傳毒品對人類的危害，提高民眾對毒品的警覺性
二級預防	1. 二級預防是針對易感民眾的預防 2. 此種預防活動必須深入易感民眾，根據不同族群的實際需求制定相應的預防措施 3. 此種預防的目的在於促進健康的生活方式，讓預防對象能夠參與到預防活動中來 4. 透過知識的提升、態度的轉變和社會技能訓練來改變參與者的行為，達到預防的目的
三級預防	三級預防是指為吸毒者提供脫毒、康復、重返社會等一系列服務，來減少吸毒的人數和對毒品的需求

一、二、三級預防共同構成疾病預防的控制網路，三者缺一不可。

常見的精神依賴類型及引發該類型的藥物	
常見的精神依賴類型	1. 實際上心理的依賴較之於軀體的依賴更常見，而且會發生於任何劑量 2. 這類藥雖屬於處方給藥，但是它的危害較大，還是有介紹的必要
所使用的藥物	1. 鎮靜催眠藥：巴比妥類如苯巴比妥等，這類藥易產生精神依賴，但長期大劑量使用會發生軀體依賴；速可眠、安眠酮、水合氯醛成癮也非常多見 2. 抗焦慮藥：這類藥物臨床應用範圍越來越廣，致其成癮者也會逐漸增多。例如安錠、羥基安錠、硝基安錠、氟基安錠、眠爾通、利眠寧等，其中以眠爾通成癮性最大 3. 鎮痛藥：此類藥的使用比較廣泛，療效較好，見效也較快，但是其成癮性也同樣地快，使用 2 週即可成癮，且具有異常強烈的精神、軀體依賴性。例如嗎啡、鴉片、杜冷丁 4. 可卡因、美沙酮、鎮痛新等 5. 精神興奮藥：中樞神經興奮藥苯丙胺，有減少睡眠、消除疲勞的作用，但有較強的成癮性，一般小劑量即可成癮 6. 抗精神病藥：氯氮平對精神病的幻覺、妄想和興奮躁動療效好，但長期使用易成癮 7. 解熱鎮痛藥：去痛片、apc 也有成癮性，多呈現為病態嗜好 8. 其他易成癮的藥物：凡是含有咖啡因的藥丸或飲料，久服也成癮；有些止咳糖漿含有可卡因、阿片酊，久服也成癮；女性激素用十替代療法，久服也成癮，主要表現為心理上的依賴

補充站：譫妄症候群症狀特色

　　對於有成癮性的藥物，只在有充分的理由、充分的把握、確定該病對此一治療方法反應良好時才使用，而且必須由醫生開立處方到正規醫院取藥，使用這些藥物只能用其所需要的最短時間。

10-3 精神活性物質所導致的精神障礙（三）

（四）藥物濫用的原因

1. 社會的因素：可獲得性、家庭因素、同伴的影響、社會的壓力、文化的背景、社會的環境。
2. 心理的因素：個性研究、藥物的心理強化功能、從行為理論來解釋強化的功能（正強化或負強化）。
3. 精神病理因素：精神病理是成癮性疾病的危險因素，精神病理改變了成癮性疾病的病程、治療反應、臨床表現及預後，精神病理與成癮性疾病共存，精神病理表現是成癮性疾病的結果。
4. 開始使用精神活性物質的心理原因：好奇心理、僥倖心理、享樂、解脫心理、叛逆心理、追求刺激的心理。
5. 生物學因素：生物學因素為腦內的「犒賞」系統與藥物依賴，依賴的生物學基礎決定因素為：藥物必須具備神經系統的功能和可以導致依賴的潛力，它是身體本身的反應，藥物的特殊精神效應會使使用者成癮，在生理上表現為耐受性和戒斷症狀，還有遺傳學因素。

（五）藥物的急性作用

藥物的共同通路：1. 作用於中腦邊緣多巴胺系統（Mesolimbic Dopamine System），增加中腦腹側被蓋區（Ventral Tegmental Area, VTA）多巴胺神經元衝動釋放，將多巴胺釋放至伏隔核（Nucleus Accumbens, NAc），以及其他區域，如前額葉皮質（Prefrontal Cortex）之中。2. 從進化學的觀點來看，中腦邊緣多巴胺系統及前腦的投射腦區發生較為古老，構成部分的動機系統，調節對自然犒賞物，例如飲食、性的反應。藥物作用這一系統，其功能遠比自然犒賞物要強烈、持續得多。

（六）內源性鴉片肽系統

經典的鴉片肽包括四大家族：1. 腦啡肽（ENK）：是由 5 個氨基酸組成的小肽，包括甲硫胺酸腦啡肽（MENK）和亮胺酸腦啡肽（LENK）；2. 內啡肽〔EP：包括 31 個氨基酸的 β- 內啡肽（β-EP）〕、16 個氨基酸的 α- 內啡肽（α-EP）和 17 個氨基酸的 γ- 內啡肽（γ-EP）；3. 強啡肽（DYN）：主要包括 17 個氨基酸的強啡肽 A（Dyn-A）和 13 個氨基酸的強啡肽 B（Dyn-B）；4. 內源性阿片肽均由特定的前體大分子腦啡肽原（PPE）、阿黑皮素原（POMC）、強啡肽原（PPD）酶切產生。

（七）鴉片受體

鴉片使用後首先作用於具有七個跨膜域的抑制性 μ、δ、κ 鴉片受體，鴉片受體與 Gi/o 耦聯，在啓動 Gi/o 解離為兩個亞基 Ga 及 G$\beta\gamma$ 二聚體，Gai 作用於腺苷酸環化酶（AC），產生急性抑製作用，導致細胞內 cAMP 水平下降。然而，慢性鴉片使用可選擇性的上調藍斑腺苷酸環化酶（AC I、AC VIII），引起神經元 cAMP 信號傳導通路的代償性上調，抵消急性鴉片使用對該通路的抑製作用，當中止鴉片使用後，上調的 cAMP 通路功能亢進，造成依賴及戒斷。腦啡肽及內啡肽作用於 δ、μ 受體而介導獎賞效應，強啡肽作用於 κ 受體介導厭惡效應。

藥物的急性作用

藥物	作用	受體信號系統
鴉片類	激動 μ、δ 及 κ 受體，抑制 GABA 受體對多巴胺的抑制作用，間接促進多巴胺的釋放	Gi
可卡因	抑制多巴胺轉運，間接啟動多巴胺受體	Gi、Gs
苯丙胺類藥物	促進多巴胺釋放等，間接啟動多巴胺受體	Gi、Gs
酒精	易化 GABAa 受體功能，抑制 NMDA 受體功能，作用於內源性鴉片肽及多巴胺系統	配體門控通道、電壓門控通道
尼古丁	激動尼古丁乙醯膽鹼受體	配體門控通道

🔍 鴉片受體分布及類型

鴉片受體體內至少存在 8 種子型，在中樞神經系統內至少存在 4 種子型：μ、κ、δ、σ。嗎啡類藥物對不同型的鴉片受體、親和力和內在活性均不完全相同

鴉片類藥物可以使神經末梢減少釋放乙醯膽鹼、去甲腎上腺、多巴胺及 P 物質等神經遞質

鴉片類作用於受體之後，會引起膜電位的超極化，使神經遞質釋放減少，從而阻斷神經衝動的傳遞而產生鎮痛等各種效應

鴉片受體現在可以分為 μ、δ、κ、σ 4 種，每一種受體都有不同的子型。鎮痛藥可以作用於鴉片受體，然後作用於內源性鎮痛物質

一般嗎啡是 μ、κ、δ 3 種受體的激動劑，對三受體子型的作用強度依次減弱

1993 年，Yasuda、Meng 等報導成功複製了 κ 受體。近來的研究證實，κ 受體有多個子型。除了經典的 κ 1 之外，還存在 κ 2 和 κ 3 子型

人腦和胎盤組織中有分布。κ 受體參與鎮痛，且與神經內分泌及免疫調節有關，也調控噴他佐辛樣脊髓鎮痛、鎮靜和瞳孔縮小。κ 鴉片受體由 380 個氨基酸組成，同樣屬於 G 蛋白耦聯受體家族

10-4 精神活性物質所導致的精神障礙（四）

（八）藥物的慢性作用

　　鴉片類長期地反覆暴露，使中樞神經系統特別是中腦邊緣多巴胺系統發生了細胞及分子水準上的適應：例如多巴胺系統、5- 羥色胺系統、γ- 氨基丁酸系統、穀氨酸能神經系統、去甲腎上腺素系統、內源性鴉片肽系統等。反覆長期用藥，使這些神經元發生變化，改變了強化機制和動機狀態，出現了耐受性（Tolerance）、戒斷症狀（Withdrawal Symptoms）及敏感化（Sensitization）。

（九）藥物濫用的檢查

　　1. 病史：⑴藥物使用史：所使用藥物的種類、劑量，特別是入院前 5 天的使用情況，每天所花費的藥物、使用途徑（口服、靜脈、吸入）、開始使用的年齡、使用時間等。⑵治療史：包括以往的治療環境、自願強制、治療方法、病人的合作程度、期限、病人對治療的態度及評估等。⑶與藥物濫用有關的內科問題：包括肝炎史、顱腦外傷史、軀體損傷史、結核史、肺部感染史、性病史、愛滋病史、次急性心內膜炎史、潰瘍膿腫史等。⑷心理社會史：包括家庭、社會、精神病史，還有生活環境、住房、經濟來源、法律問題、教育程度、工作史、性生活史、嗜好、家族史是否有藥物、酒精濫用者、是否欠債等。

　　2. 身體檢查：⑴一般的情況：營養狀況、體重、脫水症、有無中毒或戒斷症狀等。⑵生命的體徵：體溫、呼吸、脈搏、血壓。⑶皮膚：注射痕跡、瘢痕（沿著靜脈走行，一般在四肢，也會見於頸部、乳房、腹股溝、陰莖處），皮膚的各種感染、立毛肌豎起等。⑷眼睛：瞳孔大小、流淚等。⑸鼻子：流鼻涕、鼻腔潰瘍、膿鼻涕，嚴重的鼻腔感染提示通過鼻內用藥。⑹口及咽喉：反覆的口腔感染、潰瘍提示有愛滋病的可能。⑺肺部：結核以及其他慢性感染等。⑻心臟：有心臟雜音顯示次細菌性心內膜炎。⑼腹部：特別注意肝臟情況。⑽神經系統：注意腱反射、周圍神經損傷、麻木等。

　　3. 精神狀況檢查：人格的特徵、憂鬱、焦慮與精神病性的症狀。

　　4. 實驗室檢查：三大常規檢查、性病檢查（包括 HIV 實驗）、肺部 X 光檢查、肝功能檢查、兩對半檢查與心電圖檢查等。

（十）藥物依賴的診斷（DSM-IV）

　　A 為一種適應不良的使用方式，導致明顯的臨床損害，在某 12 個月的期間之中，至少有下列 3 種表現。

　　1. 耐受性，表現為下列的一種：⑴需要增加較大劑量，方能達到中毒的水準或所需的效果；⑵如果按照以前的劑量，使用不能達到所需的效果。2. 戒斷症狀，表現為下列的一種：⑴所使用成癮物質的特徵性戒斷症狀；⑵使用同樣的（或類似）成癮物質能夠解除戒斷症狀。3. 實際使用成癮物質的量及時間比打算的要多、要長。4. 總想戒斷或控制使用成癮的物質但並不成功。5. 在獲得成癮物質、使用成癮物質或從使用成癮物質所引起的作用恢復過來所花費的時間較長。6. 由於使用成癮物質，放棄了或減少了重要的社會、職業或娛樂活動。7. 盡管明白使用成癮物質會引起持續或反覆的身體或心理問題，但仍繼續使用。

藥物濫用與自然犒賞的類比

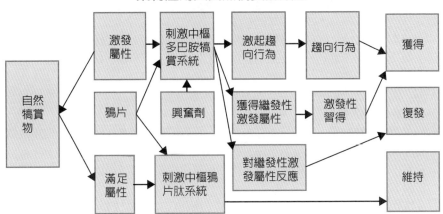

依賴行為的心理社會學模式

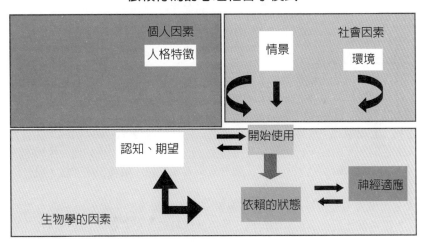

藥物依賴的心理社會生物學模式

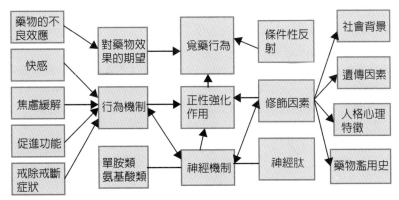

10-5 精神活性物質所導致的精神障礙（五）

其中具有生理依賴（有耐受性和戒斷症狀的證據，表現第 1 或第 2 條），不具有生理依賴（沒有耐受性和戒斷症狀的證據，不符合第 1 條和第 2 條）藥物濫用的診斷（DSM-IV）。

A 為一種適應不良的使用方式，導致明顯的臨床損害，在某 12 個月的期間裡至少有下列 1 條的表現。

1. 反覆使用成癮物質不能履行工作、學業、家務的重要職責（例如由於使用成癮物質多次無故曠工，工作能力下降，被學校開除、不能照顧小孩、家務）。
2. 在有可能引起軀體損害的情況下，仍然反覆使用成癮物質（例如在使用成癮物質情況下駕車、開機器）。
3. 多次因為使用成癮物質導致法律問題（例如因為使用成癮物質行為不端而被捕）。
4. 儘管使用成癮物質引起了持續或反覆的社會或人際關係問題，但仍繼續使用（例如，由於中毒與配偶爭吵、打架）。

B 為不符合診斷依賴的標準。

(十一) 治療的基礎

1. 社會、司法模式：癮君子是意志薄弱者、反社會者、道德敗壞者，他們對社會、家庭造成了巨大危害，他們應該受到懲罰。如果不將他們關進監獄，就不能阻止毒品的蔓延。而醫療的處理並不重要。
2. 生物、心理模式：成癮行為是一種漸進、慢性、復發性的腦部疾病，其自我意識失去控制、衝動性、持續性地使用毒品，成癮者體內會出現病理、生理的改變，例如耐受和戒斷症狀。所以，成癮行為與其他身體、精神疾病一樣，是一種病態的行為，故要予以正面的治療。
3. 次文化模式：吸毒是一種次文化現象，由於此種次文化現象與社會主流格格不入，吸毒就被視為不正常的行為。他們認為吸毒者的違法、犯罪行為往往是由於吸毒行為被社會認定為違法所造成的，用吸毒者的話說就是「吸自己的錢，違反國家的法律」。此種模式並未被大多數人所認可。

(十二) 治療的目標

1. 戒斷或減少使用藥物；2. 減少復發的頻率及嚴重性；3. 促進心理和社會的功能。

(十三) 成癮行為的治療

1. 一般性處理：建立和維持良好的醫患關係，注意病人的臨床狀態，注意安全性（例如可能的自殺、殺人及治療的副作用），注意精神的狀況（很重要，保證病人是否做適度的治療以及病人治療的反應，從而隨時改變治療的計畫），透過呼吸、血液、唾液、尿等來監測病人是否在使用成癮的物質。

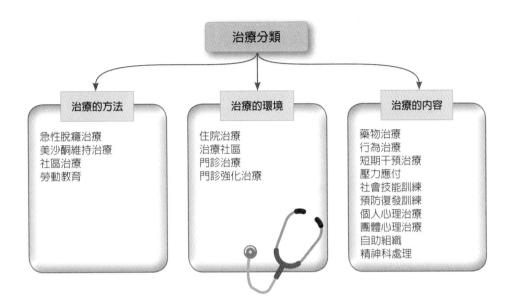

治療分類

治療的方法

急性脫癮治療
美沙酮維持治療
社區治療
勞動教育

治療的環境

住院治療
治療社區
門診治療
門診強化治療

治療的內容

藥物治療
行為治療
短期干預治療
壓力應付
社會技能訓練
預防復發訓練
個人心理治療
團體心理治療
自助組織
精神科處理

成癮行為的概論

成癮行為是與人類文明共生的一種現象，它的發生至少有 5000 年的歷史，現已發展成為影響人類心身健康的全球性災難

成癮行為的分類：成癮行為分為物質成癮和精神行為成癮，主要包括處方藥濫用成癮（例如止咳藥水、曲馬多、複方甘草片、複方地芬諾酯）、鴉片類藥物成癮（例如嗎啡、杜冷丁、美沙酮、丁丙諾菲等）、新型毒品成癮（例如 K 粉、搖頭丸、冰毒、麻古、五仔等）、傳統毒品成癮（例如海洛因、黃皮、大麻）、安眠藥成癮（例如安錠、舒樂安錠、三唑侖、阿普唑侖等）、酒癮、煙癮、性愛成癮、電子線上遊戲成癮、網路成癮等行為

目前世界精神病學界已普遍認為成癮性疾病，尤其是毒品成癮，是一種慢性復發性腦疾病，成癮不僅是一類軀體疾病，更是一種心理疾病

將傳統上從道德角度來看待成癮性問題而轉入從醫學和心理學角度來看待病人，此種轉換具有相當重大的意義，將有助於對成癮性疾病進一步的研究，以及正確對待患有成癮性疾病的族群

補充站：成癮疾病的治療

　　成癮疾病的治療目前在國內外都是一個難題，以前的治療往往局限於藥物治療，多年的實務證實，單純的藥物治療再發率很高。因此，現在傾向於藥物治療、心理治療及家庭治療的整合，進行綜合性治療。

10-6 精神活性物質所導致的精神障礙（六）

2. 過量中毒處理：將病人置於安靜的環境中，避免環境的不良刺激，及時地判斷病人使用了何種成癮物質，以及使用的時間、劑量、使用方式等，延緩藥物的吸收、促進藥物的排泄與注射拮抗劑等。

（十四）戒斷症候群的處理

1. 一般性的處理
⑴替代性治療：美沙酮─鴉片類戒斷症狀、安定類─酒戒斷症狀。
⑵非替代性治療：鎮靜催眠藥、丁螺環酮、莨菪鹼類、抗精神病藥物與中藥。

（十五）預防再發

1. 處理稽延症狀（慢性渴求、焦慮、憂鬱、失眠）。
2. 幫助病人找出及避免藥物的線索（例如訓練病人如何避免吸毒朋友的誘惑等）。
3. 訓練病人自我控制自己的情緒與認知。
4. 加強放鬆訓練減少焦慮感、控制渴求。
5. 幫助病人提供應付不良情緒的能力及社會技能。
6. 危機的干預。
7. μ 受體阻滯劑的使用：納屈酮。
8. 中藥的使用。
9. 使用抗焦慮藥物。

（十六）團體治療

團體治療使病人有機會發現他們之間共同的問題、相互了解表達自己的情感、學習如何表達自己的意願。團體治療給病人提供討論和修改他們的治療方案場所，也可以在治療期間監測他們的行為，制訂切實可行的治療方案，促進他們與醫師保持密切的接觸，有助於預防復發、促進復健。

（十七）家庭治療

1. 重要性：幫助家庭成員認識、解決家庭的問題，促進相互了解、相互幫助，避免戒毒者在治療結束之後回到一個病態的家庭環境中；幫助家庭的成員認識毒品問題，支援、幫助、監督戒毒者擺脫對毒品的心理依賴；幫助家庭的其他成員度過自身的難關，消除吸毒者給他們造成的心理創傷。
2. 內容：定期召開討論會，討論吸毒者的人格、行為等問題；幫助戒毒者認真遵循治療的復健程序；透過各種活動逐漸加深各個家庭之間和家庭與戒毒者之間的相互關係。
3. 強調：人際之間、家庭成員之間的不良關係，是導致吸毒成癮、治療之後復發的主要原因，打破否認、打破對治療的阻抗，促進家庭之間的團結。

戒斷症候群的處理原則

緩慢地撤回成癮藥物：一般成年人，成癮藥物宜在 1 週內逐漸停完；體弱、成癮久和年老者，為避免斷藥過程中出現腦血管意外、虛脫，可以緩慢減藥，在 10 天至 2 週內減完。維生素 B 群、維生素 C 及身體支援性療法可以改善病人營養，減輕戒斷時的痛苦，促進大腦營養代謝療法，例如能量合成劑，腦複康等有助於擺脫戒斷症狀。戒酒戒毒最好在戒毒中心或精神科病房進行

預防戒斷症候群：可以遞減飲酒量或毒品量；或使用作用較弱的代用品來替代，並逐漸遞減代用品，直至停用為止

對症處理：可口服苯二氮卓類藥物如地西泮 10mg，3 次／日，或蘿拉西泮 2mg，3 次／日，劑量應逐漸減少；對震顫譫妄患者，可以給予地西泮 10mg，4 次／日，或蘿拉西泮 2mg，4 次／日；出現癲癇發作者，可以給予苯妥因鈉 100mg，2 ～ 3 次／日。藥物持續應用 1 週後逐漸減量，直至停藥為止。在必要時予以支援性療法，例如補液、糾正電解質紊亂等。

特殊性處理：
1. 針灸治療：針刺鎮痛的主要機制是促進中樞神經系統內因性鴉片肽的釋放。由此推論，針刺通過促進內因性鴉片肽的合成和釋放，有可能使鴉片依賴者的戒斷症狀得到緩解，並有助於海洛因脫癮。在造成嗎啡成癮的動物實驗中也發現，針刺或經皮電刺激能抑制或減弱動物的戒斷現象，目前，國外一些醫療單位已開始使用針灸治療海洛因成癮患者。針灸戒毒的功能是多方面的，它不僅能夠促進體內鴉片肽的釋放，還能調節內分泌和免疫功能
2. 美沙酮治療：美沙酮是合成麻醉性鎮痛藥，具有嗎啡狀藥理功能；美沙酮是一種典型的受體激動劑，能夠控制鴉片類的戒斷症狀。美沙酮口服後吸收完全，吸收之後與血漿蛋白高度地結合，能有效地抑制戒斷症狀 24 ～ 32 小時
凡是成癮時間不長、依賴程度不深、用藥劑量較小、間隔時間較長的鴉片類藥物依賴，應盡量先選用鴉片替代遞減法或可樂寧療法。由於美沙酮本身也能產生戒斷現象，故不必使用美沙酮

不同情況的自我調節：
1. 疲倦：小睡片刻，多給自己一些睡眠時間，不要逼得自己太緊
2. 緊張不安：散步，或泡個熱水澡，做些能鬆弛神經的事
3. 頭痛：躺下來，做深呼吸，洗或泡個熱水澡
4. 暴躁：告訴身邊的人你正在戒菸，要是你近期脾氣不好，請他們諒解
5. 失眠：晚上 6 點之後避免吃刺激性食物，例如濃茶或辛辣的食物；下午或傍晚做些體操，睡前做些鬆弛神經的事
6. 喉嚨痛或咳嗽：吃止咳糖，多吃些流質的食物
7. 饑餓：喝水或低熱量的飲料，準備一些健康的小吃
8. 頭暈：平時小心一些，換姿勢時動作要緩慢
9. 胃痛：多吃流質類食物，多吃含纖維的食品，如水果、蔬菜和全穀麥類食物

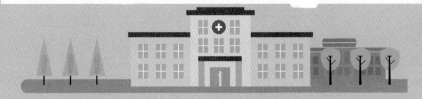

10-7 精神活性物質所導致的精神障礙（七）

（十八）美沙酮維持治療

1. 理論：並非所有的吸毒者均能順利戒毒。吸毒過程必然會因為吸毒問題而擾亂社會、家庭，引起各種傳染病（例如 HIV）的傳播。
2. 療效：減少毒品的使用、減少犯罪、改善社會的功能、增加就業、改善整體的健康，使病人不會脫離治療與減少因為注射而導致的相互傳染。

（十九）其他

減少因為吸毒所引起的各種問題，克服病人、家屬的否認，保持與病人的接觸、預防復發。

1. 監測病人的戒毒動機及特殊行為：違法的活動、與其他吸毒者聯絡、渴求增加與負面情緒增加。
2. 增加病人的動機：鼓勵病人參加自助性的組織、鼓勵不與吸毒的朋友在一起、改變不良的生活方式。
3. 提升病人社會適應能力。
4. 教會他們如何與家人朋友相處；幫助病人解決某些實際的問題；向病人及家屬提供有關藥物濫用的知識。

（二十）對成癮治療的整體評估

1. 治療有效：經過治療的病人即使未能停止使用成癮物質，也大多減少了成癮物質的使用，這種效果常常能維持數月甚至數年。不僅如此，治療還對病人身體健康、社會功能、工作情況發揮良性的功能，並能減少犯罪，減少復發。
2. 病人主動參與治療會明顯地增加效果。
3. 長期治療較短期治療效果好：但是要使病人願意接受長期治療，則取決於所提供的治療品質因素。
4. 臨床治療的品質、治療內容、病人的特徵、醫師護士的特徵是治療效果的決定因素。
5. 整體而言，治療所取得的效益超過治療的費用。

（二十一）影響療效的主要因素

1. 治療的特徵：治療強度取決於治療效果，而治療強度與管理水準、治療執行者的水準、病人／治療者的比率、醫患關係等有關。良好的治療能較為靈活地滿足不同病人的不同需求。
2. 治療者的特徵：在治療之中，治療者的富有同情、同理心最為重要，其他的素質有社交技能、知識結構、樂於助人等。
3. 病人的特徵：良好的社會功能，例如有固定的工作、有較好的婚姻關係、吸毒史較短、無犯罪史、無精神病及人格障礙、教育程度較高等病人治療效果較好。
4. 治療的時間。

（二十二）綜合歸納

脫癮藥物並不是靈丹妙藥，吸毒者並非不可救藥，吸毒者隨著時間的推移也在改變自己，而治療並非完全無效，戒毒的治療需要改進。

影響病患戒癮成敗的因素

我們曾把藥癮病患接受治療之前、治療期中及治療以後的三種因素加以分析研究發現
治療前的因素 病患濫用藥物的時間愈短者，則他的治療預後比較好
治療中的因素 增加治療內容及治療時間的戒治模式，可以明顯地提高戒治的成效
治療後的因素 病患在自我因應能力方面的缺乏（例如失眠、情緒低落、失去興趣、緊張、發脾氣等）及人際互動方面的缺失（例如無固定的工作，與以前吸毒朋友來往）是影響病患再度使用的最主要因素

療效的評估

成癮藥物使用	戒斷 減少使用量 減少過量次數 用合法的藥物替代非法的藥物
醫療與身體的健康	產生無藥的生活方式 有基本的食物與住處 改善整體的健康水準 減少醫療的問題 減少看病的次數 減少高度危險的性行為
社會心理功能	改善人際關係 改善家庭關係 促進心理功能 治療情緒問題 治療精神障礙 改善照顧子女能力
工作	增加獲得新工作的可能性 增加工作的時間 改善作業的能力 減少意外事故
犯罪活動	減少違法犯罪行為 減少暴力行為
預防再發	減少再次使用成癮藥物 延緩再發的時間 減少由於復發所引起的各種問題

10-8　精神活性物質所導致的精神障礙（八）

（二十三）盲點

1. 盲點 1：藥物濫用純粹是意志或人格力量的失敗。事實：根據世界衛生組織的定義，吸毒、藥物成癮是一種發生在大腦的慢性復發性疾病，因此吸毒、藥物濫用者與患有其他軀體疾病患者一樣，都是病人。在吸毒、藥物濫用過程中，病人大腦的結構和功能均發生了改變。誠然，吸毒、藥物濫用者以強制（衝動）性用藥行為的形式表現出來，但這種行為與反覆使用藥物過程中發生的大腦改變密切相關。近年來發現，遺傳因素與個別藥物成癮的發生或多或少有相當程度的關係。

2. 盲點 2：為吸毒成癮者耗資治療是浪費。事實：在對藥物成癮確實有效的治療上投資，能夠降低毒品、成癮藥物對健康和社會的負面影響（例如：犯罪、經濟負擔和愛滋病病毒感染等）。國外的相關研究證實，用於治療的每 1 美元的投入可以獲得 7 美元的報酬。無論在先進國家還是在發展中國家，治療均有成本效益，其耗資低於逮捕入獄的耗費。

3. 盲點 3：藥物濫用問題主要存在於先進國家之中。事實：有確鑿的證據證實，吸毒、酒精濫用相關問題在發展中國家呈現上升的趨勢。在 1970 年代末期以來，吸毒人數持續上升，毒品案件不斷地增多。依據相關的統計，吸毒所造成的經濟損失每年大約千億元，更為嚴重的是，吸毒使勞工喪失、國民素質下降、疾病傳播。而國內 70% 的愛滋病患者是由共用注射器注射毒品而感染。

4. 盲點 4：吸毒者並未受到足夠的懲罰。事實：首先，從醫學的角度而言，吸毒導致腦部功能與結構的變化，吸毒並不能控制自己的行為，他們屬於病人的範疇，因而應該接受治療，而不僅僅是懲罰。吸毒者處於社會邊緣狀態，更需要社會關心、治療。當然，對於吸毒行為需要相當程度的社會控制和必要的懲罰，但僅僅把他們囚禁起來，予以懲罰，而不予任何方式的治療，只會加重他們對主流社會的不滿和報復。所以，懲罰並非是有效的預防或治療策略。

5. 盲點 5：戒毒所能夠解決吸毒的所有問題。事實：治療藥物依賴並沒有神奇的方案，這是一個長期的過程。戒毒所主要能提供某些方面的醫療服務，例如使用醫療的方式，使發癮的嚴重程度降低。但必須認知到，吸毒成癮是一種慢性、復發性疾病，在徹底戒除之前往往需要重複多次的治療。對於成功的復健，在治療之後的照顧和患者本身的恪守、決心、責任感均非常重要。

6. 盲點 6：一旦吸毒，則終生吸毒。事實：有人訪視了 100 位海洛因使用者，在吸毒 20 年之後，35% 已經戒了毒，25% 死亡，25% 還在吸毒。儘管吸毒者預後的情況不佳，但是畢竟有 1/3 的人能夠最後擺脫毒品。不可否認，有不少吸毒者自暴自棄，毫無戒毒的動機，對此類人單純脫毒治療當然無效，反覆進戒毒所的人也都是此類人（已成功戒毒的人也不會讓大家知道他有吸毒史！），所以就給我們造成了毒不能戒掉的印象。即使是反覆戒毒、反覆吸毒，也不能完全說戒毒無效。國外的相關研究發現，經過戒毒治療之後，病人常會改變吸毒的方式，例如將注射改為吸入，這對於防止愛滋病等傳染性疾病的傳播有極大的好處。再者，戒毒失敗能使病人及家屬進一步明白戒毒的長期性和困難性，為下一次的成功戒毒奠定基礎。

精神活性物質所導致的精神障礙之預防

預防藥癮的發生，需要採取綜合性措施，實行多重部門（衛生、警察、司法、商業等）的合作，控制易成癮藥物的生產、銷售、臨床使用。要在醫務人員中普及有關知識，提高對安眠藥、抗焦慮藥、嗎啡類成癮的警惕和早期識別，以減少成癮的產生

在已形成癮藥流行的地區，則需要在民眾中廣泛地宣傳藥物成癮的危害性，以動員社會力量，協助有關部門，實施各項措施

 其他易於成癮的藥物

苯丙胺	為中樞神經興奮劑，可以減少嗜睡及疲勞感。小量口服 5～10mg，可以解除疲勞、提高精神及興奮性。一般作用時間維持 4 小時。繼之出現疲勞嗜睡。每日小量服用，很快產生耐藥性。戒斷症候群中以憂鬱最為常見，症狀在停藥 48～72 小時達最高峰，以後逐漸減輕。嚴重者精神症狀持續數週之久。三環類抗憂鬱藥物治療有效。長期、大量服用苯丙胺，會出現苯丙胺性精神病。臨床症狀與精神分裂症偏執型十分相似：在意識清晰情況下出現被害妄想，援引觀念。但持續時間短，停藥數天、最多數週即消失。抗精神病藥物如酚噻嗪及丁醯苯類治療有效
印度大麻	是一種僅次於鴉片的古老致癮劑，在近東及中亞細亞流行較普遍，服用方法有口服、吸菸和咀嚼。近十多年來北美大麻（Marihuana）在美國和西歐也廣為流行。大麻有中等強度的精神依賴，耐藥性小。吸入 7mg 即會引起欣喜，14～20mg 出現明顯的精神症狀。在吸大麻之後，自身感到特別愉快，精力充沛，欣喜若狂，充滿自信。會出現錯覺和感知綜合障礙，興奮和恐懼。繼之出現憂鬱、不安，共濟失調，以睡眠告終
可卡因（Cocaine）	是從南美灌木古柯葉中提煉出的生物鹼，有局部麻醉的功能，是一種中樞興奮劑和欣快劑。當地居民嚼含這些樹葉以解除疲勞，提高情緒。常用方法有皮下注射及吸入兩種。臨床表現與苯丙胺十分相似：有強烈的精神依賴

 補充站

 精神活性物質所致精神障礙是指與精神活性物質（簡稱為物質）相關的精神障礙，可以分為兩類：一類是精神活性物質使用障礙（物質依賴障礙和物質濫用），另一類為精神活性物質所致的障礙，包括：精神活性物質中毒，精神活性物質戒斷反應精神活性物質所致譫妄，精神活性物質所導致的持久性癡呆，精神活性物質所導致的持久性遺忘障礙，精神活性物質所導致的精神病性障礙，精神活性物質所導致的心境障礙，精神活性物質所導致的焦慮障礙，精神活性物質所致的性功能障礙和精神活性物質所導致的睡眠障礙。

10-9 精神活性物質所導致的精神障礙（九）

（二十四）NIDA 藥物依賴治療的十二項原則

1. 任何一種單獨的治療方法都不可能適用於所有的病人，與每一位病人的問題和需求相適應的治療環境、干預措施和配套服務非常重要。

2. 治療應該容易得到，若不能迅速容易地進入治療程序，則原先願意治療的病人很容易流失。

3. 有效的治療應該考量到患者多方面的問題，而不要僅僅局限於濫用藥物本身。對於患者的用藥行為及相關的醫學、心理學、社會、職業及法律問題要一併加以考量。

4. 應該根據病人不斷變化的需求，隨時評估和調整治療的方式。

5. 足夠的治療時間對於療效相當重要。在實際上取決於病情的需要，對於大部分病人來說，明顯效果的時間在第三個月，更長的治療會產生更好的效果。治療計畫要包括防止病人過早脫離治療的措施。

6. 個人、團體諮詢及其他行為治療對於療效極為重要。在治療的過程中，要協助病人樹立信心，建立對抗藥物濫用和對抗再吸的技能，使其以建設性、獎勵性的非藥物行為來替代用藥行為，提升其解決問題、對抗危險的能力，行為治療也能改善患者的人際關係。

7. 對於許多病人來說，藥物治療仍是重要的治療方式，特別是在整合諮詢及各種行為療法時更是如此。美沙酮和 LAAM 有助於病人穩定生活，減少藥物濫用。納曲酮對於部分鴉片成癮和併發酒癮患者療效明確，而尼古丁貼片、口香糖或口服藥片可以治療菸癮患者。

8. 對於併發精神障礙的濫用／成癮者，要對二者同時做整體性的治療；因為濫用／成癮同時併發精神障礙的情況極為普遍，故發現濫用／成癮時，必須考量到精神問題並做相關的檢查和治療。

9. 臨床脫毒只是戒毒的第一階段，僅僅脫毒對治療長期藥物濫用患者的療效很小，只能控制早期生理問題和戒斷症狀，對部分患者而言，它只是有效治療的開始。治療並非自願才有效，來自於家庭、雇主和司法部門的督導及壓力，可以明顯地提高接受治療、操守和成功的機率。

10. 必須連續不斷地監測治療期間可能發生的藥物濫用，例如經常做尿樣本分析檢測酒精和藥物，不僅可以保持壓力預防重複吸取，也可以早期發現已經發生的偷吸行為，而及時地調整治療的方案。

11. 治療計畫要包括對 HIV ／愛滋病、B 型肝炎、C 型肝炎、結核等感染性疾病的檢測，提供諮詢幫助病人改變高危險的行為，幫助已感染者正確地控制其疾病。

12. 成癮的復健是一段長期的療程，通常需要經歷多次治療，與其他慢性病一樣，在戒毒期間甚至成功戒毒之後，再吸都有可能發生。在戒毒治療期間和完成之後參加自救自助專案訓練，有助於維持操守。

NIDA 藥物依賴治療的原則

任何一種單一的治療方法都不可能全部適用於所有的病人

治療應很容易得到並迅速地進入治療程序

應考量患者相關的醫學、心理、社會、職業及法律等問題

根據病人不斷變化的需求,隨時評估和調整治療的方式

足夠的治療時間對於療效相當重要

個人和群體諮詢及其他行為治療,對於療效極為重要

藥物治療仍然是重要的治療方式

DBS 治療的治療優勢

它主要透過在腦深部置入微小的針狀電極,利用與之相連的脈衝發生器,發出電流對伏隔核進行功能刺激,達到神經調整的目的

DBS 治療不毀損腦組織,具有微創、可調節性和可逆性等優點

藥物成癮性的發生機制

1. 藥物成癮相關神經遞質及其神經核團的變化

2. 胞信號轉導的改變:調節 cAMP,Ca2+ 等第二信使,然後啓動細胞內不同的蛋白激酶系統

3. 離子通道的變化:VDCCs 可以透過多種途徑參與鴉片成癮的形成

4. 突觸可塑性的改變:反覆暴露於成癮藥物,影響和改變了它們之間的傳遞和功能聯絡,在一系列遞質、受體的參與下,使原有的神經迴路發生變化,並進一步導致神經細胞突觸型

補充站

1. 戒毒是一段很漫長的過程,要遠離毒品,珍惜生命。

2. 目前藥物治療效果明顯,但是並不能預防再吸。神經外科手術中的核損毀術,造成不可逆、不可調節的損傷,不利於其今後的發展。而 DBS 療法具有可逆性、治療的可調節性和微創等突出優點,是最有前景的治療方法。

3. 藥物成癮是一種機體反覆與藥物接觸引起的慢性復發性腦病,其主要特點是強迫性藥物使用、持續性渴求狀態和對藥物渴求控制力的減弱。成癮一旦形成,可以持續終生,在戒毒之後的高再吸率,顯示成癮是腦功能長期性改變的結果。

10-10 精神活性物質所導致的精神障礙（十）

（二十五）社區治療（TC）

　　利用精神病學、行為科學、社會學和心理學等學科的知識及原理，充分激勵患者、家屬及醫護人員的潛力，幫助患者達到身心復健的目的。已成功應用於監獄、勞動教育場所、戒毒復健中心等。

（二十六）TC 能做什麼？

　　TC 能使生理滿足，歸屬感，沒有歧視，沒有暴力，有等級結構，有成就感。

（二十七）TC 的理論基礎

1. 毒品阻礙了藥物濫用者心理、行為和人格的發育與成熟。
2. 心理、行為和人格發育缺陷是複吸的主要原因，改變患者的行為、認知及情緒表達方式是戒毒最最重要的部分。
3. TC 相信吸毒者能夠重獲新生，認為重獲新生的鑰匙在吸毒者的手中。

（二十八）TC 的復健治療

1. 等級制
   ⑴每一個居住者處於不同的地位，並承擔相應的責任和義務，享受相應的特權。
   ⑵剛進入 TC 者，地位最低，居住者要靠自己的努力、表現和為 TC 所做出的貢獻來提升自己的地位。
   ⑶讓居住者在接受上級指示、指導下級的過程中，盡力和學習與他人交往的能力及技巧。
   ⑷當居住者由於努力工作而得到晉升時，自然會產生成就感，此種成就感是在其吸毒生涯中不可能體會到，也是一個人成長、成熟過程中非常重要的正面因素。
   ⑸如果居住者表現不好、違反紀律等，便將被降級或招致其他的懲罰。

2. 角色的模範功能
   ⑴ TC 的管理中，幾乎各個等級的「主管」都由居住者承擔：即模範帶頭作用。
   ⑵「領導者」的一言一行都會受到居住者的密切關注：不得不努力工作，身體力行。
   ⑶為了獲得「晉升」與「生存」，居住者也必須向「領導者」認同：不得不努力工作。
   ⑷「領導者」均為復健期的成員，他們熟悉戒毒者的思想與感受，往往能神奇地預料復健人員在特定情況下可能發生的事情。

3. 有目的、有計畫安排自己的生活：⑴改變作息的制度；⑵對自己的思想、情緒、行為成就或缺點做歸納與思考，對第二天的活動做出安排，並嚴格按照計畫　來執行。

4. 治療的工具：吸毒者在街頭的吸毒生涯及其艱難之處，一方面他們要不擇手段地弄錢來維持毒品的高消費，防止發癮，同時又要極力地掩蓋自己的吸毒事實，生怕別人、尤其是警察與熟人知道。長期擔心受怕，高度的緊張必然會形成敏感的防禦。

吸毒者的特徵

行為問題	1. 說謊、吹牛、威脅、挑撥關係 2. 犯罪、亂性 3. 生活無規律、懶惰
情緒問題	1. 自卑 2. 焦慮、抑鬱 3. 衝動，要求立即滿足
認知問題	1.「今朝有酒今日醉」 2. 沒有希望，被拋棄感 3. 無助感

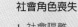 **社會角色喪失**
1. 社會隔離
2. 歸屬感喪失
3. 安全感喪失

 吸毒

 戒毒後的痛苦

| 稽延症狀 | 1. 失眠
2. 慢性渴求
3. 焦慮、憂鬱
4. 身體不適 |
| 沒有歸屬感，被遺忘 |
| 失望 |
| 被懷疑、被歧視 |
| 不被人所了解 |

 解決痛苦最好、最便捷的方法就是再吸毒

 補充站

 知識

　　有目的、有計畫安排自己的生活：上述的這些做法對正常人來說，聽起來可能過於簡單，沒有任何意義，但是對吸毒人群來說，意義非常重大，因為他們對毒品的過分追求，已嚴重限制了他們的生活內容，「如何獲得毒品」是他們的主宰，而「飄」便成為他們唯一的追求。TC 的成功中，最重要、最基本的一步就是讓他們恢復有目的、有計畫劃的生活，並從中體會到成功、輕鬆與充實。

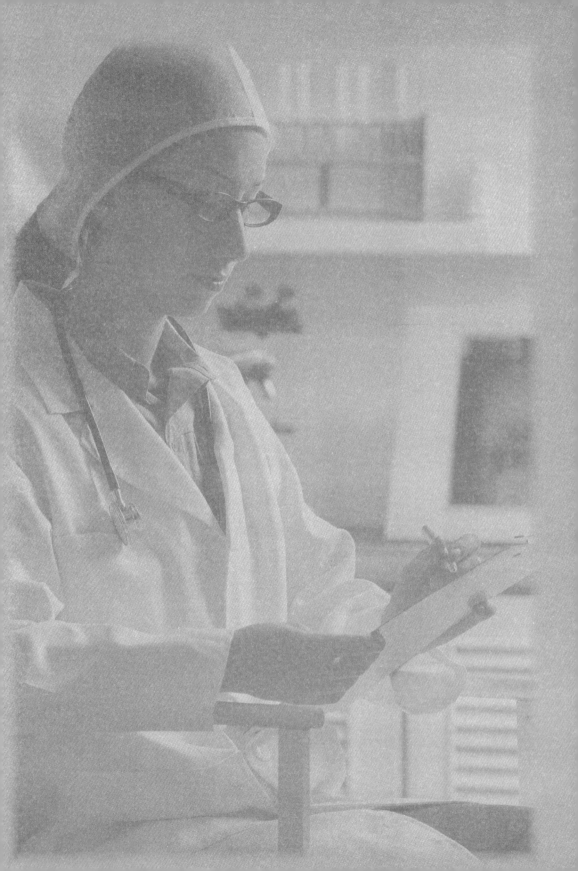

第 11 章
精神分裂症患者的護理

※ **本章學習目的** ※

1. 掌握精神分裂症的臨床表現、診斷和鑑別診斷、治療和預防復發的策略

2. 了解精神分裂症疾病的分類、預後特徵

3. 了解精神分裂症疾病的病因學

4. 了解其他精神病性障礙的概念

5. 掌握精神分裂症的定義、症狀、臨床分類、治療原則和預後

6. 掌握精神分裂症的護理評估，護理診斷及護理措施

7. 熟悉患者身體、心理、社會功能及行為方面的護理

8. 了解精神分裂症的護理評估

11-1 **精神分裂症患者的護理概論**

1. CCMD-3 的定義

    精神分裂症是一組病因未明的精神病，大多發病於青壯年。經常緩慢發病，具有感覺與知覺、思想、情感、行爲等多方面障礙和精神活動的不協調。一般並無意識的障礙，智能狀況尚佳，有的病人在罹病的過程中會出現認知功能損害。自然的病程大多會遷延，呈現反覆地加重或惡化，但是部分病人會保持痊癒或基本痊癒的狀態。

2. 患病率

⑴美國（1988 年）：終生患病率爲 13‰。

⑵國內：時點患病率（4.75‰），總患病率〔5.69‰（1982 年），6.55‰（1999 年）〕。

3. 發病率：美國六大地區爲 0.43 ～ 0.69‰，國內部分地區大致爲 0.11 ～ 0.35‰ 之間。

4. 發病的年齡：大約半數在 20 ～ 30 歲左右，80% 以上病人的初發年齡在 16 ～ 35 歲。

5. 性別：國外的資料顯示，男女患病率並無明顯差異，國內調查資料女性患病率高於男性，大約爲 1.6：1。

6. 精神分裂症的結局評定（多重構面）

⑴臨床的結局：陰性反應、陽性反應的症狀，行爲表現。

⑵社會功能：職業、婚姻、人際關係、自我料理。

⑶生活品質：對物質、心理、生理的滿足程度。

⑷生活的狀況：收入、住房、休閒活動等。

⑸家庭的狀況：患者及家屬對治療的滿意程度。

⑹其他：患者對醫療機構提供服務的滿意程度。

7. 歷史的演變

⑴早發性痴呆（法國,Morel, 1860）、青春型痴呆（德國 , Hecker, 1870）、緊張症（德國 , Kzhlbaum, 1874）、克雷丕林（德國 , Kraepelin, 1896）認爲上述的情況是同一疾病的不同類型，將之命名爲早發性痴呆（Dementia Praecox）。

⑵M.Bleuler（瑞士 , 1911）：提出精神分裂症概念，認爲是知、情、意不協調（分裂）。Bleuler 的 4A 症狀爲：聯合症（Association Disorder）、冷漠（Apathy）、矛盾的情感（Ambivalence）、自閉症（Autism）。

⑶Schneider 首級症狀（First Rank Symptoms）：思想化的聲音、爭論性幻聽、評論性幻聽、思想被奪取、思想被插入、思想被廣播或擴散、強加的情感、強加的衝動、強加的行爲、身體的被動體驗、妄想性知覺。

某女，40 歲，患者在 3 年前並無明顯的誘因會出現胡言亂語，說其老公的爺爺（已故）在她面前出現。易於激動，亂發脾氣、亂打人、亂罵人，伴隨著自言自語，有時會對空大罵，像對某人吵架。有時還會說「誰在外面說話」。伴隨著懷疑，懷疑有人要打她，在病後半年多家人送去醫院治療。好轉之後出院，在家自行服藥，期間病情曾多次反覆而住院。後來逐漸變成懶散，做休閒活動的興趣下降，不注意個人衛生。

 有關精神分裂症的重點

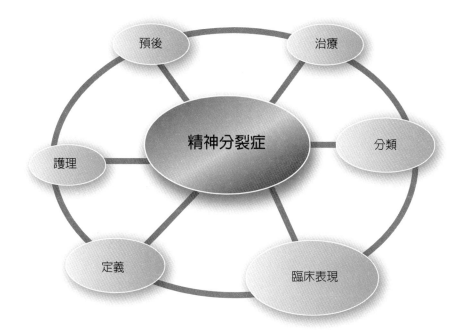

精神分裂症的定義

是一組病因未明的重性精神疾病

具有思想、情感、行為等多方面的障礙

精神活動和周圍環境不協調

自身知、情、意不協調和人格解體等「分裂」症狀為主要特徵

11-2 精神分裂症患者的病因學（一）

100 餘年的研究證實，分裂症是由生物、心理社會因素交織在一起而共同致病。其病因有生物學因素（遺傳因素、神經發育異常、生化研究）、個性特徵與心理、社會環境因素。

（一）遺傳的因素

1. 遺傳學的研究方法：(1)臨床遺傳學研究方法：家譜調查、雙生子研究、寄養子研究；(2)實驗遺傳學研究：連鎖分析、基因組掃描。
2. 研究的結果（遺傳風險度）：(1)若與患者血源關係越近，則患病的風險度越高；(2)若患者的病情越重，其親屬中患病的人數越多，則患病的風險度越大；(3)風險度的大小與性別並無明顯的關係，可以排除伴隨性遺傳；(4)分裂症的終生患病風險度（到 58 歲時）大約為 1% 左右。
3. 雙生子的研究結果：(1) MZ 同病率為 DZ 的 3 倍，為普通族群的 35 ～ 60 倍；(2) MZ 大約有一半不發病，而發病者與不發病者其子女患精神分裂症的風險度並無差異，證實其基因型有不完全的外顯；(3)雙生子本身的患病率並不比一般人高，證實成為雙生子這一事實本身並非導致精神分裂症的高危險因素。
4. 寄養子的研究結果：採用將單卵雙生子分開撫養，將精神分裂症病人的子女由正常人撫養，或將正常人的子女由有精神分裂症的病人撫養等研究，均證實遺傳因素的存在，而環境因素對其發病並不發揮主導性的功能。
5. 分子遺傳學研究的進展，為精神分裂症的遺傳學研究提供了新的方向。
6. Basset（1988）和 Sherrington（1988）等人相繼報導精神分裂症的易患基因可能位於第 5 號染色體上。
7. 儘管尚未能有一致的結果，但並不能排除它對部分的病人適用。
8. 目前認為精神分裂症的遺傳方式可能是多重因素、多重基因的遺傳方式。

（二）神經發育異常

臨床研究和觀察發現多季出生，生產期的各種理化因素的影響，在出生時有併發症者，其患精神分裂症的可能性要大一些，使人們想到腦發育異常可能是致病原因之一。分裂症是什麼樣的腦發育障礙，目前尚不十分清楚。有人認為可能是在神經發育過程中神經元轉移的錯位，神經元軸突和樹突移行異位等，則可能是發病過程的一部分。

（三）神經發育異常的某些證據

非進展性的腦結構損害、非進展性的認知損害、細胞結構異常不伴隨著膠質細胞增生、兒童期就有認知和社會功能損害、神經系統軟性體徵、過多的冬季出生和產科併發症。

（四）生化假說

1. 多巴胺（DA）假說：在 1960 年代提出，認為精神分裂症與中樞 DA 功能亢進有關，此一假說僅能解釋以陽性反應症狀為主的病人，以陰性反應症狀及認知損害為主的病人，發現中腦皮層 DA 功能低落及較多的腦結構異常症。

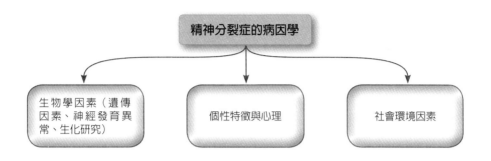

精神分裂症的病因學

生物學因素（遺傳因素、神經發育異常、生化研究）

個性特徵與心理

社會環境因素

精神分裂症的病因

體內的遺傳系統有缺陷	1. 受精卵或母體受到環境或遺傳等影響，都會引發胎兒在子宮內發生基因片段缺陷，進而產生疾病 2. 者體內基因異常是精神分裂症病因之一
環境刺激因素的重要性較小	1. 以往的研究證實，疾病並不按照類型來進行遺傳，目前認為多重基因遺傳方式的可能性最大，也有人認為是常染色體單基因遺傳或多源性遺傳 2. Shields 發現病情越輕，病因越複雜，越屬於多源性遺傳 3. 國內有報導用人類原癌基因 Ha-ras-1 為探針，對精神病患者基因組做限制性片段長度多態性分析，結果顯示 11 號染色體（11DNA）上可能存在著精神分裂症與雙相情感性精神病有關的 DNA 序列
性格特徵	大約 40% 精神分裂症患者的童年具有孤僻、衝動、冷淡、多疑、攻擊等特徵
誘發的因素	一般認為生活事件會誘發精神分裂症。諸如失學、失戀、學習緊張、家庭糾紛、夫妻不和、意外事故等，均會對發病有相當程度的影響，但是這些事件的性質均無特殊性。因此，心理因素也僅屬於誘發因素

補充站

　　精神分裂症是一組由於基因突變所引發的大腦功能和精神活動方面的異常。臨床上往往表現為症狀各異的症候群，涉及感知覺、思想、情感和行為等多方面障礙，以及精神活動的不協調。患者一般意識清楚，智慧基本上正常，但是部分的患者在疾病過程中會出現認知功能的損害。病程一般遷延，呈現反覆發作、加重或惡化，部分患者最終出現衰退和精神殘疾，但是有的患者經過治療之後會保持痊癒或基本痊癒的狀態。

11-3 精神分裂症患者的病因學（二）

2. 修正的 DA 假說

⑴陽性反應的症狀可能與 DA 功能亢進有關。

⑵陰性反應的症狀可能與腦結構異常及 DA 功能低落有關。

⑶具有分裂症基因型的病人，其症狀的產生可能與 DA 並無密切關係。

⑷多種原因（病毒感染、身體免疫、神經調節及生長發育異常等）會導致繼發性 DA 功能異常，而引起精神的症狀。

3. 5-HT 假說

⑴精神分裂症可能與中樞 5-HT 功能異常有關，然而與以往相關研究結果的一致性不高。

⑵5-HT2A 受體與情感、行為控制及調節 DA 的釋放有關。

⑶5-HT2A 受體的拮抗作用可能與陰性反應症狀的改善有關。

4. 精神分裂症與興奮性氨基酸

⑴天使塵（Phencyclidine, PCP）是穀氨酸的非競爭性拮抗劑，會產生類似分裂症的症狀。

⑵PCP 的主要作用部位是 N—甲基—D—天門冬氨酸（NMDA）受體，而 NMDA 正好是穀氨酸的主要受體。

⑶PCP 引起兒茶酚胺（Catecholamine, CA）釋放的增加，而皮質紋狀體穀氨酸通道則會抑制 CA 的釋放。

⑷相關的動物實驗證實，PCP 所導致的精神症狀是由於 CA 的釋放所引起。

⑸DA 與穀氨酸系統不平衡假說：DA 系統功能強於穀氨酸系統的功能，丘腦資訊的過濾功能會減少，而導致陽性反應的症狀，反之會導致陰性反應的症狀。

5. 其他

⑴血小板單胺氧化酶活性會減低。

⑵神經肽、生長激素、膽囊收縮素等與精神分裂症的關係，其研究結果的一致性並不高，尚難定論。

（五）個性的特徵

1. 分裂人格：部分病人病前性格具有下列特徵：主動性較差、依賴性較強、膽小、猶豫、孤僻、敏感、內傾、害羞、思想缺乏邏輯性，喜好幻想等。

2. 精神分裂症和分裂狀人格可能具有共同的遺傳素質基礎。

（六）心理與社會環境因素

1. 素質壓力模式（Stress-Diathesis Model）：認為個人具有易患的素質，當受到某些環境因素的作用時就會有可能患病。

2. 精神分裂症與心理社會因素有關：但是到目前為止，尚未發現任何能決定是否發病的心理社會因素。

3. 目前的最新觀點：心理、社會因素可以誘發分裂症，但其最終的病程演變常不受到先前的心理因素所左右。

精神分裂症患者相關的研究方向

有很多種理論從分析大腦功能變化和思覺失調症之間關係著手，其中經常被提到的理論之一是多巴胺的分泌失調

主流研究顯示，生物學上的以及社會文化的影響力，都是導致疾病的重要因素，目前的研究方向著重在腦神經生理的生化學及遺傳學因素

雖然 Schizophrenia 這個名稱字面上有心靈分裂的意思，但是它本身和人格分裂是不同的，也不應該像一些文章、影片或大眾文化一般，將它和解離性人格疾患混為一談

思覺失調症與好發暴力行為也沒有關聯。雖然精神病狀態常使得病患需要精神醫療的協助，但思覺失調病患並非一直處於這種精神病狀態下

精神分裂症患者的治療及預後

迷信治療一直伴隨著對於精神病的治療，在一些落後地區是人們優先選擇的治療方式

在抗精神病藥物發明以前，人們採用了胰島素昏迷、電子休克式及腦外科手術等治療方式，其中電子休克式治療對一些病例仍然是首選的治療方式，但是其他兩種治療方式已經很少使用

目前對於一般的思覺失調症患者大多採用抗精神病藥物治療

一般來說，患者的預後都較差，尤其是那些發病較早的、有相當人格缺陷的患者預後更差

精神分裂症患者預後較差的社會和文化因素

被貼有「精神病人」的標籤、不被社會重新接受，是思覺失調症患者在康復過程中遇到的最大障礙。他們在普通民眾眼中的形象就是「瘋子」，很多人還無理由的認為他們有暴力傾向，人們不相信這種疾病可以完全康復，認為他們不可能自由控制自己的行為，更不會相信一個正在病程中的人所說的任何話

2002 年，日本精神病學和神經學協會曾試圖將此病改名為「統合失調症」（Integration Disorder），以改變傳統字面上「精神分裂」帶給人們的誤解，且這個新名稱是符合最新的生物－心理－社會模型的

補充站

知識　　一個 PET 研究所得的數據證實，一次工作記憶中所啟動的大腦額葉越少，紋狀體中異常的多巴胺活性增長程度越高。該研究認為，這與思覺失調症中的神經認知障礙有關。

11-4 精神分裂症患者的臨床表現

1. 前驅期症狀：(1)心境的變化：憂鬱、焦慮、激越、情緒不穩等。(2)認知的改變：奇怪或含糊觀念，學習與工作能力退化。(3)感覺與知覺的改變（對自身或外界）。(4)行為的改變：例如退縮，興趣的改變、猜疑、角色功能的退化等。(5)生理功能的改變：睡眠、食慾、精力、動機等。絕大部分的病人從出現輕度異常到症狀明朗化常會持續數月甚至數年之久。

2. 顯症期症狀

(1)感知覺障礙：(a) 幻覺：①幻聽、幻視、幻嗅、幻味、幻觸均會出現，幻聽最為常見；②幻視較為常見，幻嗅、幻味和幻觸不常見，一旦出現，首先要考量到是否有器質性因素；③有的病人會出現內臟幻覺，例如大腦燒灼感，血管的衝動感或骨髓切割感等。(b) 錯覺：為非特徵性的症狀，一旦出現，要排除器質性的因素。(c) 感知綜合障礙：較為常見。(d) 人格解體：並不常見。其特點是內容多變，不固定，多種的內容會同時或交替出現。

(2)思想障礙（核心的症狀）：(a) 思想內容障礙：包括病人的觀念、信念、對外部事物的認知等方面。最主要的表現是妄想。(b) 思想型式障礙：包括思想散漫、思想破裂、思想不連貫、詞句的雜拌、語詞新作、模仿語言、重複語言、刻板言語、內向性思想和緘默症。(c)思想過程障礙：思想奔放、思想阻滯（中斷）、思想貧乏、抽象歸納能力下降、持續語言、思想雲集、邏輯倒錯性思想、音連意達、病理性象徵性思想，病理性贅述等。

(3)情感障礙：(a) 情感遲鈍與冷漠、情感反應協調是精神分裂症的重要特徵。(b) 病人對情緒刺激的反應過度或不適當，或表現情感倒錯。(c) 憂鬱症狀在精神分裂症的發生率大約為 25% 左右。(d) 病人尚會出現迷惑、驚恐、孤獨感，矛盾的情緒。(e) 有的病人表現出一種幻想性的狂喜，宗教性的極樂狀態，或對靈魂出竅和宇宙將要毀滅的焦慮。

(4)意志與行為障礙：(a) 意志減退甚至缺乏，意志活動增強（偏執型）。(b) 意向倒錯：吃一些不能吃的東西或傷害自己的身體。(c) 違拗、被動服從。(d) 呆滯、蠟狀屈曲，緊張性興奮。(e) 激情和衝動控制能力減退，社交敏感性降低。(f) 自殺：大約 50% 有自殺的企圖，大約 10 ～ 15% 最後死於自殺。(g) 怪異的行為：例如扮鬼臉、幼稚愚蠢的行為，傻笑、脫衣、脫褲、當眾手淫等。

(5)定位、記憶和智慧、自知力：(a) 時間、空間和人物定位一般相當正常。(b) 意識一般是清晰的。(c) 一般並沒有記憶和明顯的智慧障礙。(d) 部分的病人有認知功能的減退。(e) 多數的病人有不同程度的自知力損害。

(6)神經系統檢查和心理測驗：(a) 神經系統定位體徵極為少見。(b) 神經系統軟體症：輪替動作障礙，立體（空間）感覺缺失，原始反射，精密動作協調減退、抽動、刻板動作等。(c) 眨眼頻率會增快，平衡眼追蹤異常（素質的指標誌）。(d) 神經心理測驗結果類似於腦器質性障礙，只是程度較輕而已。(e) 目前的研究證實，病人在注意力、記憶、智力、概念的形成與抽象等方面均有或輕或重的損害。

🔍 精神分裂症患者的臨床表現

1. 思想障礙	
思想聯想障礙	思想散漫、思想破碎、思想貧乏
思想邏輯障礙	邏輯倒錯、病理性象徵性思想、語詞新作
思想內容障礙	妄想（關係妄想、被害妄想、誇大妄想、鍾情妄想）
被動體驗	被揭露感、被洞悉感
2. 情感障礙	
情感冷漠	缺乏細緻和高級的情感，對事物缺乏應有的情感反應
情感倒錯	在談不幸的事情時滿面笑容，流著淚唱歡樂的歌曲
3. 意志與行為障礙	
意志行為減少或缺乏	孤僻、被動、退縮、不料理個人衛生、不梳洗
意向倒錯	吃不能吃的東西
違拗、刻板動作、模仿動作	幼稚、愚蠢、離奇動作、衝動、自傷、傷人
4. 其他的症狀	
感知覺障礙	幻覺
緊張症候群	緊張性呆滯、緊張性興奮
人格解體	身體的某部分不屬於自己
5. 後期的階段	
臨床痊癒	不存在精神症狀，殘留類似神經症的症狀
部分患者呈現發作性	間斷發作性精神分裂症
遷延惡化	以衰退為依歸

精神分裂症病程變化圖

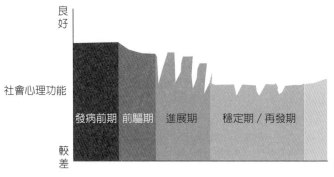

補充站

　　慢性期症狀以陰性反應的症狀為主，可以殘留個別陽性反應的症狀，社會功能會受損。

11-5 精神分裂症患者臨床的分類

　　疾病發展到一定階段，根據病人的主要臨床表現可以分成若干的類型。不同的類型除了臨床表現不同之外，在發病的方式，病程的經過均有所不同。不同的子型也許還會有病因學的不同。

1. 單純型：(1)甚為少見，大約占精神分裂症病人的 2%。(2)大多為青少年發病，病情進展緩慢且持續。(3)以陰性反應的症狀為主，極少有幻覺妄想。(4)會自動緩解者較少，治療和預後較差。

2. 青春型：(1)本型大約占民眾普查資料的 11%。(2)青年期發病，發病常為急性或次急性。(3)以思想破裂、凌亂，情感幼稚愚蠢和行為的不協調或解體為主要的臨床表現。(4)常有本能活動亢進，意向倒錯（吃髒東西，大小便、痰）。(5)會出現生動幻覺，而妄想卻呈現片段狀且內容荒謬多變。(6)病情進展較快，會有波動，會有短暫的自發緩解，但是易於再發。(7)系統性治療、維持服藥，可望獲得較好的預後。

3. 緊張型：(1)本型的患者目前較為少見。(2)大多發病於青、中年，發病較急，常為發作性病程。(3)以緊張症候群為主要的臨床表現。緊張性興奮和緊張性呆滯常會交替地出現，亦會單獨發生，以呆滯為多見。(4)此型的預後情況較佳。

4. 偏執型：(1)在民眾普查中大約占半數。(2)大多為中年發病，緩慢發展。(3)在開始多疑，敏感逐漸發展成妄想。妄想的範圍常會逐步地擴大與一般化。(4)會出現幻覺，但是一般並不占主導的地位，以幻聽最為常見。(5)大多不願意暴露病態的體驗，沉緬於妄想或幻覺體驗之中。(6)部分的病人由於發病緩慢隱蔽，而病人又保持部分的工作能力，人格變化輕微而不易被人所發現。(7)自發緩解者少見，若能儘早地做系統的治療，預後情況較好。

5. 其他的類型：(1)其他類型是指兒童精神分裂症和晚發型精神分裂症。(2)未定型是指病人符合診斷的標準，但是又不符合偏執型、青春型和緊張型的一組病人。(3)精神分裂症之後憂鬱症：在最近一年內確診為精神分裂症，在精神分裂症病情好轉而未痊癒時會出現憂鬱的症狀，情緒憂鬱持續 2 週以上，此時仍會殘留有精神的症狀。

6. I 型和 II 型精神分裂症：(1) I 型症候群的特點：以陽性反應的症狀為主，對神經阻滯劑的反應較好，常無智力的缺乏，亦無神經系統軟體症，病理機制可能是 D2 功能的增加。(2) II 型症候群的特點：以陰性反應的症狀為主，對神經阻滯劑反應不佳，有時會存在智力減退和某些神經系統軟體症，病理機制可能為腦結構異常或 DA 功能低落。

臨床的型式

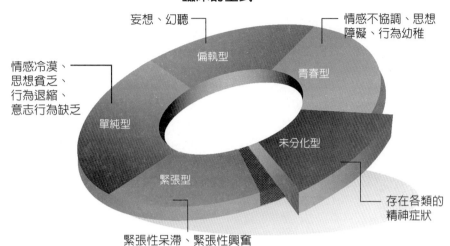

妄想、幻聽 — 偏執型

情感不協調、思想障礙、行為幼稚 — 青春型

情感冷漠、思想貧乏、行為退縮、意志行為缺乏 — 單純型

未分化型 — 存在各類的精神症狀

緊張型

緊張性呆滯、緊張性興奮

臨床的分類

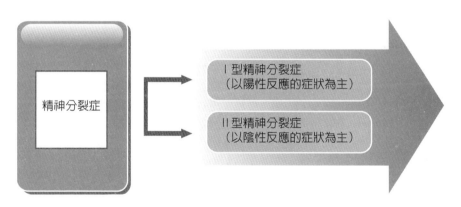

精神分裂症

Ⅰ型精神分裂症（以陽性反應的症狀為主）

Ⅱ型精神分裂症（以陰性反應的症狀為主）

分類	
陽性症狀	精神活動異常或亢進，幻覺、妄想、行為衝動紊亂、情感不穩定且與周圍環境不協調
陰性症狀	精神功能減弱或缺乏，思想貧乏、情感冷漠、意志活動減退、社會隔離、反應遲鈍

Ⅰ型和Ⅱ型精神分裂症的主要區別		
內容	Ⅰ型陽性反應	Ⅱ型陰性反應的症狀
臨床的主要特徵	幻覺、妄想、行為紊亂	情感冷漠、言語貧乏、意志活動減退
對抗精神病藥物反應	良好	較差
預後	較好	較差
生物學的基礎	多巴胺功能亢進	腦發育缺乏

11-6 精神分裂症患者的病程與預後及診斷和鑑別診斷

（一）病程與預後

1. 病程的演變形式大致可以歸納為下列幾類：(1)單次發作，完全而持久的恢復。(2)多次發作，但是發作間歇期完全緩解或者在基本上會緩解。(3)在首次發作之後即殘留部分的症狀，以後會發作，但是殘留症狀並無明顯加重。(4)在首次發作之後即殘留部分症狀，以後會發作，但是在每次發作之後症狀會逐漸地加重。

2. 精神分裂症病人的結局大致有下列 5 種形式：(1)完全持久的恢復正常。(2)病情多次復發，間歇期正常或在基本上正常。(3)社會性緩解伴隨著人格缺損，可以自我照顧或需要督促。(4)維持在慢性的狀態。(5)會衰退至終末期。多數訪視的研究認為，大約 2/3 的病人會有較為滿意的社會功能結局。

3. 大多數研究認為顯示結局良好的因素有：(1)女性的病人；(2)教育程度較高；(3)已婚；(4)初次發生的年齡較大；(5)急性或次急性發病；(6)在發病之前性格開朗；(7)人際關係良好；(8)病前職業功能水準較高；(9)以陽性反應的症狀為主；(10)在症狀表現中情感症狀的成分較多；(11)家庭社會的支援較多，家庭情感的表達適度；(12)治療及時、系統，維持服藥的依從性良好。

（二）診斷和鑑別診斷

1. 診斷的標準：症狀的標準、嚴重程度的標準、病程的標準與排除的標準。

2. 鑑別診斷：(1)某些神經症的鑑別重點：神經症的病人自知力充分，病人完全了解自己的病情變化和處境，求治心切，情感反應強烈。分裂症病人在早期需要有自知，但是卻不迫切求治，情感反應亦不強烈，分裂症病人的強迫症狀內容有離奇、荒謬和不可了解的特點，擺脫的願望並不強烈，痛苦體驗並不深刻。仔細的病史詢問和檢查會發現精神分裂症的某些症狀，例如情感冷漠遲鈍、行為孤僻退縮等，一時難以診斷，需要一定時間的訪視觀察。(2)憂鬱性呆滯的鑑別：兩者的情感障礙有本質上的不同，憂鬱病人的情感不是冷漠，與周圍仍有情感上的交流。緊張型的病人表情冷漠，不語不動，或伴隨著違拗和緊張性興奮。(3)躁鬱症的鑑別：躁鬱症病人情感活躍、生動，有相當程度的感染力，為「協調」性興奮。躁鬱症病人常會主動地接觸別人，分裂症病人為不協調的精神運動性興奮。分裂症病人雖然行為動作較多，但是情緒並不高漲甚至呆板冷漠，並不會主動地接觸別人。分裂症動作單調而雜亂，有時怪異，與環境刺激並不協調。有分裂症的其他症狀，例如思緒破裂、幻覺妄想等。譫妄性躁鬱會思想不連貫，行為紊亂不協調，在鑑別時則會有相當程度的困難。(4)反應性精神障礙：分裂症病人隨著病情的發展，症狀日益脫離現實，不願暴露內心的體驗和求治；反應性障礙經常主動陳述病情，以求得同情和支持。反應性障礙的症狀經常反應心因性內容，邏輯推理接近於常理，情感反應鮮明而強烈。反應性障礙病人較少有分裂症的「典型」症狀，若有則持續時間亦相當短暫。反應性障礙病人常會配合醫生的診治，與周圍的接觸較好。

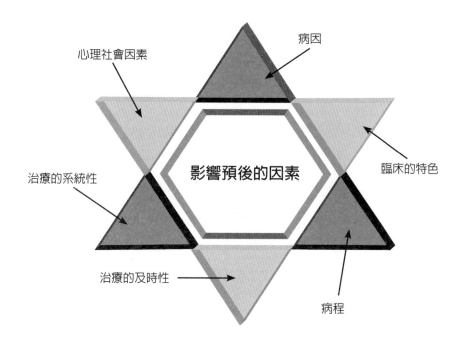

心理社會因素

病因

治療的系統性

影響預後的因素

臨床的特色

治療的及時性

病程

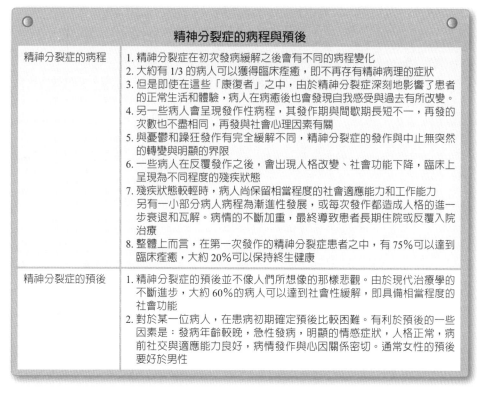

精神分裂症的病程與預後

精神分裂症的病程	1. 精神分裂症在初次發病緩解之後會有不同的病程變化 2. 大約有 1/3 的病人可以獲得臨床痊癒，即不再存有精神病理的症狀 3. 但是即使在這些「康復者」之中，由於精神分裂症深刻地影響了患者的正常生活和體驗，病人在病癒後也會發現自我感受與過去有所改變。 4. 另一些病人會呈現發作性病程，其發作期與間歇期長短不一，再發的次數也不盡相同，再發與社會心理因素有關 5. 與憂鬱和躁狂發作有完全緩解不同，精神分裂症的發作與中止無突然的轉變與明顯的界限 6. 一些病人在反覆發作之後，會出現人格改變、社會功能下降，臨床上呈現為不同程度的殘疾狀態 7. 殘疾狀態較輕時，病人尚保留相當程度的社會適應能力和工作能力 另有一小部分病人病程為漸進性發展，或每次發作都造成人格的進一步衰退和瓦解。病情的不斷加重，最終導致患者長期住院或反覆入院治療 8. 整體上而言，在第一次發作的精神分裂症患者之中，有 75% 可以達到臨床痊癒，大約 20% 可以保持終生健康
精神分裂症的預後	1. 精神分裂症的預後並不像人們所想像的那樣悲觀。由於現代治療學的不斷進步，大約 60% 的病人可以達到社會性緩解，即具備相當程度的社會功能 2. 對於某一位病人，在患病初期確定預後比較困難。有利於預後的一些因素是：發病年齡較晚，急性發病，明顯的情感症狀，人格正常，病前社交與適應能力良好，病情發作與心因關係密切。通常女性的預後要好於男性

11-7 精神分裂症患者的鑑別診斷及治療和預防

⑸偏執性精神障礙：(a) 偏執性精神病：爲妄想結構的嚴密系統，具有相當程度的現實基礎，在病前常會有性格的缺陷，思維有條理和符合邏輯，行爲與情感反應與妄想觀念相互一致，毫無智慧和人格衰退；(b) 精神分裂症偏執型：妄想的內容常會離奇、荒謬、具有一般化，結構鬆散而不系統，常會伴隨著幻覺，隨著病程的進展，常會有精神或人格的衰退。

⑹身體與腦器質性疾病、精神活性物質所導致的精神障礙：這類疾病的鑑別重點爲：(a) 精神症狀大多在意識障礙的背景下出現，會有晝輕夜重之分；(b) 幻覺常以幻視爲主；(c)較少有精神分裂症的「特徵性」症狀；(d)病情的消長常與原發疾病密切相關（體格檢查多少可以找出某些陽性反應的發現），實驗室檢查：常可以找到某些證據。

⑺人格障礙：鑑別的重點爲：(a) 仔細地了解病人的生活、學習經歷，可以追溯到童年時期；(b) 病態人格是一個固定的情緒、行爲模式，但是還是一個數量的變化，一般並無精神病性的症狀；(c) 精神分裂症的病前、病後皆有明顯的轉折，情感和行爲有質化的異常，且具有某些重性精神病性的症狀。

（三）治療和預防

1. 藥物治療的原則策略

⑴急性期，抗精神病藥物應作爲首選的治療措施：(a) 在用藥之前，臨床醫生要仔細地評估病人需要治療的標靶病狀特徵；(b) 選藥的原則：有效性，安全性、長期治療的依從性和效一價比（藥量一價格比）等因素。

⑵有效不換方的原則：以往使用效果較好的藥物，在本次使用仍然有效。

⑶足量足療程原則：(a) 合適劑量治療的最短顯效時間要 4 ～ 6 週，若無效方可以換藥，劑量相當於氯丙嗪（CPZ）400 ～ 700mg ／天來折算；(b) 首發病人劑量宜偏小，按照 CPZ 300 ～ 500mg ／天來折算，首次用藥不良體驗嚴重者，可以考慮快速換藥（此時並不需要觀察 4 週）。

⑷單一用藥原則：一般主張單一用藥，對某些難治的病人可以合併使用其他不同種類的藥物。

⑸個別化的用藥原則：最低有效的劑量（最大療效，最少的副作用），不要過分地追求控制症狀而超大劑量地用藥。

⑹安全的原則：在用藥之前要檢查三大常規，即肝、腎、心的功能，並在服藥的過程中做定期的複查。下列情況在用藥時要謹慎：病人以往具有嚴重的過敏或變態反應史者、與酒精、鴉片類、巴比妥類，苯二氮卓類等藥物合併使用；嚴重的心、肝、腎等身體疾病，有實質性或特發性痙攣發作高危險因素者、閉角性青光眼患者。

精神分裂症治療方法回顧

中世紀	驅魔療法
本世紀初期	心理分析治療
1918 年	發明發燒療法
1920 年代	白質切除術
1933 年	電休克治療
1937 年	胰島素休克療法
1952 年	CPZ 的問世
1960 年代	氯氮平的出現
1990 年代	使用因次思通藥物時代

治療史反映了人類對精神分裂症認識的進步

 治療

藥物治療	電抽搐治療	心理社會治療
➤ 傳統抗精神病藥物 ➤ 非典型抗精神病藥物	➤ 藥物治療基礎上合併電抽搐治療 ➤ 興奮躁動、衝動傷人、呆滯或次呆滯、明顯的陰性反應症狀	➤ 心理治療 ➤ 社會的支援 ➤ 鼓勵患者參加社會活動 ➤ 鼓勵其從事力所能及的工作

補充站：精神分裂症如何預防

　　精神衛生工作提出了「三級預防」的概念，一級預防是指從病因發病機理方面採取措施，預防疾病的發生。二級預防指早期發現、早期診斷和早期治療。三級預防指預防復發和防止殘疾。精神分裂症的發病原因及發病機制迄今尚未充分闡明，所以一級預防難以實施。在二級預防方面，國內外學者作了大量的工作，例如診斷標準的統一、標準評定量表的使用、對疾病做早期的心理社會干預，使二級預防工作進展較快。

11-8 精神分裂症患者的治療和預防及護理

⑺在下列的情況要做血藥濃度的監測：(a) 對常用劑量的神經阻滯劑反應不佳時；(b) 臨床醫生對鑑別藥物副作用與精神症狀有困難時；(c) 當合併其他藥物而可能影響藥物代替的動力學時；(d) 在兒童、老年病人或有軀體疾病的病人，其藥物代替動力學可能會有變化時；(e) 當懷疑病人有藏藥行為時。

⑻抗帕金森病藥的使用原則：預防性給予抗帕金森病藥不可取，若要使用，要考慮病人的身體狀況（青光眼禁用），病人以往錐體外症候群（Extrapyramidal Symptoms, EPS）的發生史，權衡引起 EPS 及抗膽鹼能副作用的危險因素。

⑼維持的治療方案：(a) 急性症狀在控制之後，維持治療至少 1 年；(b) 有效維持劑量為折合 CPZ 300 ～ 600mg／天來計算；(c) 減量的方法：每 6 週減少 10%，直到找到最低的有效維持量為止，維持量不能太低，折合 CPZ 要大於 300mg／天；(d) 首發病人，在一年的維持治療中，並無陽性反應的症狀及復發跡象可以嘗試執行停藥觀察方案，但是病人需要意識到有復發的潛在危險並同意此一方案；(e) 復發病人宜長期維持治療。

⑽藥物的使用方法：(a) 口服用藥要從小劑量開始，而緩慢地加量；(b) 仔細地觀察療效和副作用，達到最低有效量之後維持；(c) 特殊的情況可以做成特殊的處理。

⑾合併用藥：若病人持續地出現焦慮、憂鬱和具有敵意等症狀，輔助性用藥是相當合適的。(a) 持續的焦慮可以增加使用苯二氮卓類和心得安；(b) 持續的憂鬱症，要增加使用抗憂鬱藥；(c) 持續的敵意及類躁鬱狀症狀可以增加使用鋰鹽或卡馬西平。

⑿電子抽搐（ECT）治療：經過合適的藥物治療仍然表現持續的陽性反應症狀，要合併使用前述的輔助藥物或 ECT 治療，亦可以單獨使用 ECT 治療。神經阻滯劑合併使用 ECT 治病的指標是：(a) 病期小於 1 年；(b) 儘管病期大於 1 年，但是病人處在急性發作的早期；(c) 有明顯的情感症狀和緊張症狀；(d)ECT 治療次數一般不要超過 12 次。

（四）護理

1. 護理評估：⑴病史：病程、發病的次數、以前就醫的情況；⑵身體的狀況：生命的體徵、衛生、飲食、排泄、睡眠；⑶心理的狀況：分裂症各類症狀的鑑別與評估；⑷社會功能：自理能力、角色功能、人際交往的能力；⑸其他：社會文化背景、個性特徵、工作學習環境。

2. 護理診斷：營養失調、睡眠型態紊亂、生活自理的缺陷、思想過程的改變、有衝動、暴力行為的危險、不合作與醫護合作問題。

3. 護理目標：患者能夠正確地表達自己的內心感受，患者的精神症狀得到控制，能最大程度地完成社會的功能，患者在住院期間不發生傷人、毀物的現象，患者學會控制情緒和發洩的方法，患者按時、按要求進食。

護理的程序

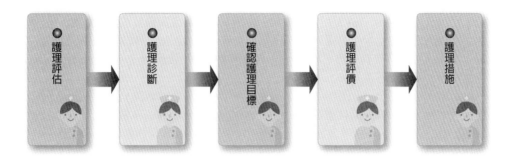

● 護理評估 → ● 護理診斷 → ● 確認護理目標 → ● 護理評價 → ● 護理措施

預防是重要的防治措施

出院前的心理治療：在精神分裂症病人經過住院治療，大部分精神症狀消失之後，洞察力（Insight）部分恢復，運用心理治療，說明病人認識自己的精神症狀變化情況，鼓勵病人樹立戰勝疾病的信心，教會病人一些防治疾病再發的方法

對患者家屬做健康教育，使病人得到醫療性監護的保證及心理上的支持

建立定期門診訪視制度，指導患者服用適量的維持治療藥物，透過藥物治療來預防再發，相關的研究證實，維持服藥治療可以有效地降低再發率

提升全社會的心理衛生知識水準，可以從社區開始做精神衛生知識的宣導工作，在較好的社區建立日間治療站，為精神分裂症病人營造良好的社會環境，協助他們重返社會

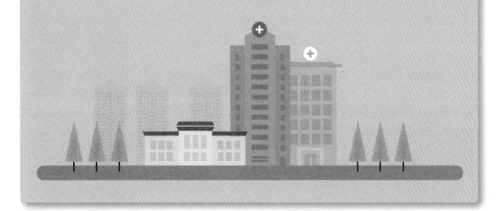

11-9 精神分裂症患者的護理

4. 日常生活的護理

⑴保證營養的供給：(a) 因為害怕食物中毒拒食：讓其參與備餐或團體進餐；(b) 興奮、行為紊亂不知進食：單獨進食；(c) 呆滯患者：餵食；(d) 出現錐體外系反應者：進食半流或宜消化飲食，防止嗆食；(e) 評估患者進餐之後的情況：記錄進食量，有無腹脹等，每週稱體重一次。

⑵保證充足的睡眠：(a) 環境安靜，溫度適宜，避免強光的刺激；(b) 環境陌生而入睡困難：護理人員要多陪伴患者；(c) 防止睡眠規律倒置：白天多參加團體活動；(d) 促進睡眠的方法：深呼吸，放鬆術；(e) 嚴重睡眠障礙者：使用鎮靜催眠藥物。

⑶衛生護理：(a) 呆滯患者：口腔、皮膚、大小便、女性患者經期護理；(b) 生活懶散者：訓練其生活的自理能力；(c) 教會患者穿衣、疊被、洗臉、刷牙等。

5. 心理的護理

⑴與患者建立良好的護患關係：主動接觸、關心、尊重、接納、溫和、冷靜與坦誠。

⑵正確地運用溝通的技巧：(a) 耐心地傾聽；(b) 鼓勵患者用言語表達內心的感受；(c) 與患者做出行為約定；(d) 態度親切、溫和；(e) 語言具體、簡單、明確；(f) 不訓斥、責備、諷刺；(g) 不與患者爭論有關妄想的內容；(h) 適當地提出自己的不同感受；(i) 不要對思想貧乏的患者提出過高的要求。

6. 社會功能層面的護理：鼓勵患者參加團體活動、淡化不良刺激因素對患者的影響、安排適度的休閒活動 、轉移患者的注意力與緩解其惡劣的情緒。

7. 特殊的護理

⑴適度地安置患者：(a) 不同症狀的患者要分開安置；(b) 妄想、症狀活躍、情緒不穩者與呆滯、痴呆患者要分開；(c) 自殺、自傷、外跑者：安置在重症病房，設專人看護。

⑵衝動行為的護理：(a) 做好安全管理的工作；(b) 提供安靜、舒適的環境；(c) 口頭限制患者的衝動行為；(d) 藥物控制患者的衝動行為；(e) 有暴力行為者要給予保護性的約束；(f) 病情緩解者要及時地接觸約束。

⑶妄想的護理：(a) 被害妄想者：外出有人陪伴，拒食團體進餐；(b) 關係妄想者：語言謹慎，避免低耳輕語，發出笑聲；(c) 有自殺傾向者：禁止在危險場所逗留，禁止單獨活動，外出要嚴格地執行陪伴制度。

⑷不合作患者的護理：(a) 關心、體貼、照顧患者；(b) 協助患者了解疾病的相關知識；(c) 發藥到手，看服到口；(d) 檢查口腔、水杯；(e) 拒絕服藥者：注射或使用長效的製劑；(f) 鼓勵患者表達對治療的感受和想法。

8. 預防復發與健康教育：藥物維持治療、接受心理方面的治療和訓練、服用藥物的注意事項、按時回診、識別復發的早期徵兆、避免遭受精神上的刺激。

精神分裂症患者的護理

精神病分裂症患者在思想上是非常脆弱的，很容易出現很大的波動，從而對患者造成非常大的傷害，所以應當在日常生活中，加強對精神分裂症的護理工作

首先應對患者進行心理上的護理工作	1. 對待患者朋友應當熱情，態度要和藹，講究方式方法，尊重患者人格，對患者具有高度的同情心和責任感 2. 應當仔細的分析患者習慣、興趣、愛好和習慣，從而對患者的行為做出分析 3. 朋友們應當盡量的把患者當成正常人對待，除了早晚和一般性護理之外，還要督促病人做好個人衛生，如：理髮、修面、洗澡、更衣、修剪指甲、滅虱等，都要作出具體安排 4、在患者的飲食上應當多加注意，尤其是那些不能生活自理的患者，要盡量防止病人暴飲暴食或拒食，如有特殊情況以醫囑為準
要針對患者特殊病情的護理	1. 對於具有自殺自傷傾向的患者，應該多加的注意，這主要是由於患者會出現相應的幻覺、妄想支配下，及處理抑鬱、焦慮狀態和恢復期時，都極易發生自殺行為。因此護理人員應仔細觀察，加強責任心和對病人的管理，做好安全檢查，收藏保管好危險物品；服藥時嚴格檢查是否真正服下，及時發現徵象，及早預防，嚴防意外事件發生 2. 對於具有興奮躁動的患者，家屬朋友應當多加注意，這樣病情的患者一般會在每一階段都有可能出現興奮躁動，具有一定的危害性。做好興奮躁動病人的護理十分重要。其護理原則具體包括三個方面：一是預防興奮症狀的發生；二是減少及避免由於興奮症狀引起的傷害事故；三是加速治療，盡量縮短興奮過程 3. 有些患者出現外走的情況，這就要對患者多加關注，這樣病情的患者一般具有洞察力缺失、不安心住院或受幻覺妄想支配等，易出現外走行為，對此類病人不能讓其單獨外出活動，須加強環境防護，保管好鑰匙及危險物品，以防意外

上述介紹了關於精神分裂症的護理措施，對於患者家屬朋友，應當在日常生活中注意患者的一舉一動，能夠及時的發現患者的思想波動，從而做有效的護理，以免造成嚴重的後果。

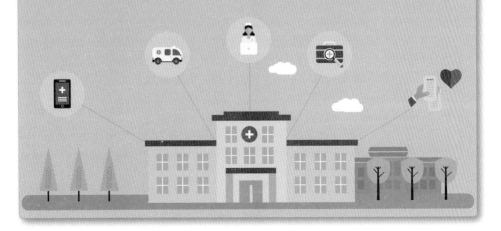

11-10 心理及社會干預與其他的精神病性障礙

（五）心理及社會干預

1. 行為的治療（社會技能訓練）：⑴以學習理論為基礎，運用各種方式訓練病人的各種技能，例如行為動作、人際關係、競爭能力、生活技能等；⑵將某些複雜的問題加以分類，然後再訓練各種技巧來完成此一行為或解決此一問題；⑶本法對減少精神病理症狀和再住院並無明顯的療效，但是能使病人獲得某些有目的的技能，能改進個人的社會適應能力。

2. 家庭的干預：⑴家庭干預儘管方法各異，但均是以共同的假說為基礎；⑵精神分裂症被認為是一種疾病；⑶家庭環境為一種治療機構而對病人提供支援；⑷家庭干預措施僅作為其他常規治療的輔助性措施；⑸家庭干預的要素是心理教育、行為問題的解決方法、家庭支援及危機處理措施等有效整合。

3. 接納與承諾療法（Acceptance and Commitment Therapy, ACT）模式：(a)ACT 模式是立足於社區，採用多種訓練的途徑，為病人提供整體性的治療、復健及其他服務的一種方法；(b) 其服務的對象物件主要是易於復發和常規治療依從性不佳的病人；(c)ACT 的工作團隊包括醫生、護士等至少 2 人以上組成，平均每一位工作人員管理大約 10 個以上的病人；(d) 定期地接觸病人，時間不長但是頻率相當高；(e) 治療的焦點為協助病人決定治療的篩選，其中包括協助病人處理日常的應急、處理錢財、調和衝突與創造和提供機會、加強監管、增強服藥依從性等。

4. 職業的復健：能促使病人接觸社會，提高自信語自尊，改善生活的品質。(a) 以醫院為基礎的就業訓練；(b) 保護性就業；(c) 心理社會復健：包括職業訓練，過渡就業等；(d) 支援性就業；(e) 諮詢與教育及生活技能訓練等。

（六）其他的精神病性障礙

1. 偏執性精神障礙：⑴一組以系統妄想為主要表現的精神障礙；⑵病因不明；⑶會有幻覺，但並不是主要的症狀；⑷若不涉及妄想，則其他的心理領域並無明顯的異常症狀；⑸大多發病於 30 歲之後。

2. 旅途精神病：⑴發生在長途旅行過程中；⑵在發作之前常會有明顯的心理、身體壓力的症狀；⑶其主要表現為意識障礙、妄想、幻覺，行為障礙和病程短暫。

3. 急性妄想發作：⑴經常無明顯的誘因急性發病；⑵以短暫的妄想為主要的特徵；⑶會出現情緒和行為異常；⑷大多見於年輕人，50 歲以上比較罕見，幾乎不會發生於兒童。

4. 感應性精神障礙：系統的妄想被患者的至愛親友所分享。

5. 分裂情感性精神障礙：⑴一種發作性精神障礙；⑵分裂症狀和情感症狀會同時出現且同樣凸顯出來；⑶分裂症狀會表現妄想、幻覺和思想障礙；⑷情感的症狀會表現為憂鬱或躁症發作。

精神病患者的早期異常表現

性格的改變

性格變得與平時不一樣，例如表現孤僻，不願見人，常常發呆，獨自發笑，悲觀厭世，對人冷漠，對事物的興趣降低，整天疑神疑鬼，情緒多變，對他人懷有敵意，無故發脾氣或者緊張恐懼，長期迴避社交和工作等

行為異常

行為作風變化明顯或者變得讓人不可了解，例如表現出長時間照鏡子，整天不洗臉梳頭，工作能力下降，睡眠日夜顛倒，走路愛靠牆壁，穿著打扮怪異，不願做家務，喜歡對人事糾紛糾纏不清，整日臥床不起，好管閒事，無故摔壞或者砸毀物品，收藏雜物、髒東西等

言語異常

說話的方式、方法變得不正常了例如自己和自己說話，無故大吵大鬧，滿口髒話，與實際不存在的人對罵，愛說話的人變不愛說話了，或者不愛說話的人變愛說話了，說的話或者深奧難懂，或者不符合邏輯，或者前言不搭後語，愛提一些「耳朵為什麼不會吃飯」之類荒唐的問題，說背後有人議論自己，窗外有人說自己的壞話，廣播電視節目是專門針對自己的等等

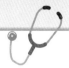

補充站

1. 如果一個人現在與過去相比，像是變了一個人，與他人相比，明顯與眾不同，那他就可能患上了精神疾病，必須到專科醫院診治，否則會使症狀惡化，增加治療難度，增加再發的機會，增加住院時間和費用，增加自殺的危險性，社會功能減退，造成精神上的殘疾。

2. 精神刺激會使人罹患精神病：當人遇到不良情緒刺激（在醫學上稱為生活事件）時，不論這事件是怎樣引起的，在心理上總會產生某種壓力，心理學稱為「壓力反應」。當生活事件發生之後，心理壓力反應使大腦皮層功能發生變化，從而影響大腦邊緣系統，使垂體K內分泌的活動發生病理性改變。在心理壓力反應初期，腎上腺皮質激素、生長激素、催乳素等分泌增多，並迅速達到頂點，然後又迅速降到正常的基準線以下（心理否定期），並維持相當長的時間。這種變化，使得人的心理、生理產生致病性改變。如果這種改變達到一定程度，超過了身體的調節能力，就會產生心理平衡失調，大腦功能活動紊亂，進而發生精神上的疾病。

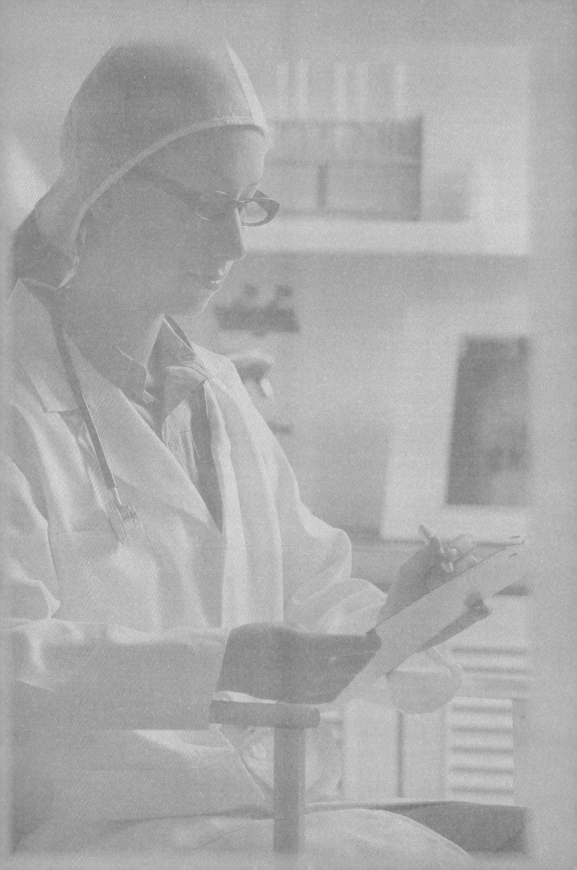

第 12 章
情感（心境）障礙

心境障礙是一種以心境紊亂作為原發性決定因素或者成為其核心表現的病理心理狀態，原來稱為「情感性精神障礙」，現在稱為「心境障礙」。本病症實際上是多重來源的，常見於精神科和內、外科各科。心境障礙是指悲傷或情緒高漲顯得十分強烈，並且持久，超過了對生活事件壓力反應的程度。

12-1 情感（心境）障礙患者的護理（一）

（一）定義

以顯著而持久的情緒障礙為主要症狀的精神障礙，以心境高揚或低落為基本臨床的相位，伴隨著相應的思想和行為的改變。有反覆發作的傾向，間歇期大都精神活動正常。少數病例會有殘留的症狀或轉為慢性的症狀。

（二）患病率

美國男性的終身患病率為 4.8%，女性的終身患病率為 9%，平均為 7%，雙相障礙為 1.6%，惡劣的心境為 3.3%，憂鬱症狀的終身發生率為 13 ～ 20%，女性高於男性大約為 2 ～ 3：1，雙相低於單相，國內的報導低於國外。西方國家情感（心境）障礙的終身患病率為 3 ～ 25%。躁症的患病率和發病率遠低於憂鬱症。

（三）病因

疾病概念、診斷標準的不同，調查採用的統計方法、工具的不同，東西方文化背景不同。

在遺傳的研究方面為：

臨床表現－家譜調查－寄養子研究－雙生子研究－遺傳模式分析－連鎖分析－候選基因－基因組掃描。

1. 家譜調查（1924 ～ 1954）：躁鬱症親屬的患病率：在心境障礙患者中，有家族史者為 30 ～ 41.8%。心境障礙者親屬患病率為一般族群的 10 ～ 30 倍。血緣關係越近，則患病率越高。(1)父母：3.2 ～ 23.4%，平均為 14.6%；(2)兄弟、姊妹：2.7 ～ 23%，平均為 10.9%。

2. 依據 Gorshon 的遺傳研究：(1)憂鬱症家屬憂鬱症的患病率為 16.6%；(2)雙相家屬憂鬱症的患病率為 14.2%，為對照組的 3 倍多；(3)分裂情感親屬的患病風險為 37%。

3. 雙生子研究的歸納（McGuffin）：(1)雙相障礙主要由遺傳所決定；(2)心境惡劣主要源於環境和非遺傳因素；(3)單相處於中間的位置。

4. 寄養子研究：(1)雙相障礙生物學親屬中情感障礙的患病率為 31%；(2)對照組患病率為 2%；(3)被收養和未被收養的雙相障礙先證者的親屬患病率類似（26%）。

5. 寄養子研究的歸納：為遺傳的因素而不是寄養的關係，會影響血壓（Blood Pressure, BP）的家庭患病率。

6. 分子遺傳研究：(1)雙相障礙與 18 號染色體著絲粒附近的標記聯鎖；(2) 18q 聯鎖；(3) 21 號染色體聯鎖；(4)與 X 染色體敵長臂末端連鎖；(5)與 5-HT 受體基因多態性可能有關聯；(6)研究的結果不一致：疾病的遺傳異質性。

7. 家譜研究的結語：(1)在情感障礙家譜中，發生疾病的機率遠較一般人口高；血緣關係越近，則發病機率越高；(2)雙生子和寄養子研究證實，遺傳因素與發病有密切的關係；(3)雙相遺傳傾向似乎較單相型明顯；(4)遺傳的傳遞方式不明；(5)分子遺傳研究的結果不一致，難以定論。

情感性障礙的疾病分類		
1. 躁症發作		
2. 憂鬱症	單次發作；反覆發作	激越性；遲鈍性；精神病性
3. 雙相障礙	雙相 I 型；雙相 II 型；混合相；快速循環型	
4. 環性心境障礙		
5. 心境惡劣障礙（憂鬱性神經症）		

情感障礙的單卵雙生與雙卵雙生之同病率				
	單卵雙生	單卵雙生	雙卵雙生	雙卵雙生
參考文獻	同病的雙生子對數 / 總雙生子對數	同病率 (%)	同病的雙生子對數 / 總雙生子對數	同病率 (%)
Luxenberger(1930)	3/4	75.0	0/13	0.0
Rosanoff et al(1935)	16/23	69.6	11/67	16.4
Slater(1953)	4/7	57.1	4/17	23.5
Kallman(1954)	25/27	92.6	15/55	23.6
Harvald and Hauge(1965)	10/15	66.7	2/40	5.0
Allen et al (1974)	5/15	33.3	0/34	0.0
Bertelsen(1979)	32/55	58.3	0/52	17.3
總平均	95/146	65.0	39/278	14.0
註：資料未經過年齡校正，診斷包括了雙相和單相障礙				

心境障礙（Mood Disorder）的定義
是以顯著而持久的情感或心境高漲或低落為主要特徵的一組疾病，伴隨著相應的認知行為改變。會有精神病性症狀，大部分會有發作的傾向

臨床的分類	
單相	單相躁症與單相憂鬱
雙相	

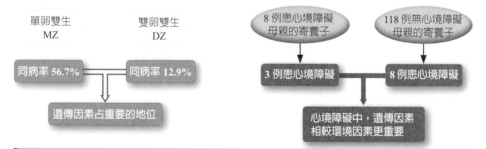

孿生子研究

單卵雙生 MZ　　　雙卵雙生 DZ

同病率 56.7%　　同病率 12.9%

遺傳因素占重要的地位

寄養子研究

8 例患心境障礙母親的寄養子　　118 例無心境障礙母親的寄養子

3 例患心境障礙　　8 例患心境障礙

心境障礙中，遺傳因素相較環境因素更重要

補充站

　　在與心境障礙抗爭的名單之中，有幾位是舉世矚目的人物：狄奧多·羅斯福（美國第 32 任總統，1882～1945 年）、溫斯頓·邱吉爾（英國兩任首相，1874～1965 年）、瓦尼斯特·海明威（美國小說家，1954 年諾貝爾文學獎得主，1899～1961 年）與瑪麗蓮夢露（美國影星）。

12-2 情感（心境）障礙患者的護理（二）

（四）生化機制

1. 去甲腎上腺素：憂鬱症尿 MHPG 會減少，抗憂鬱劑使得 NE 受體的敏感性會降低，電子休克使得 NE 受體的敏感性會降低，抗憂鬱劑會使得受體的介導功能延遲，NE 受體敏感性增高會導致憂鬱症。
2. 5- 羥色胺：憂鬱症血漿色氨酸的水準會降低，憂鬱症 CSF 中 5-HIAA 會降低，三環類、SSRI 類抑制 5-HT 重新攝取會發揮抗憂鬱功能。
3. 膽鹼能、多巴胺能和 GABA 能系統：(1)膽鹼能假說：憂鬱症過度膽鹼能活動；(2)多巴胺能活動抑制：腦脊液 HVA 濃度會降低，L- 多巴及 DA 受體激動劑有一定的抗憂鬱功能；(3) GABA 系統功能：抗憂鬱藥會影響 GABA 受體，抗癲癇藥卡巴西平等對憂鬱症發揮功能，會影響 GABA 含量的調控。
4. 憂鬱症發病的主要生化機制歸納：(1)中樞 NE 和 / 或 5-HT 功能不足；(2)中樞 NE 和 / 或 5-HT 傳導系統平衡失調；(3)突觸前受體（$\alpha 2$ 腎上腺素受體）數目會增多或受體敏感性會增加（NE 釋放減少或功能下降）。

（五）神經內分泌的研究

1. 內分泌疾病例，如甲低，柯興氏症候群等有明顯的憂鬱症狀。
2. DST（下丘腦－垂體－腎上腺軸功能障礙）：半數患者的皮質醇分泌會增加，對地塞米松不會產生抑制反應（DST 陽性反應）。
3. TRH（下丘腦－垂體－甲狀腺軸功能障礙）：15% 的患者甲狀腺自身的抗體會增高，抗憂鬱藥 +T3 對部分的難治性患者有效，HRH 會導致 TSH 釋放反應遲鈍。

（六）器質性因素

1. MRI：額葉和顳葉皮質散在高密度的影像會增多。
2. fMRI：左額葉和左顳葉局部血流低灌注。
3. PET：左扣帶回前部和額葉背外側會有血流量減少。

（七）心理社會因素

1. Beck 認知－行為模式：憂鬱症的三種認知為負性的自我反省、對經歷事件的負性解釋與對未來的負面看法。
2. 人格對情感障礙的病程有影響：(1)易感模式：某種人格特徵易於發生憂鬱症；(2)譜系模式：某種特徵是疾病較輕微的表現。
3. 生活事件的影響：(1) Pagkel 發現患者經歷不幸事件的次數是正常對照組的 3 倍；(2)憂鬱過程中的不良生活事件會使症狀惡化；(3)預防治療階段的惡性生活事件與增加疾病再燃的風險有關；(4)缺乏社會支援直接與輕度憂鬱發作有關。
4. 臨床表現：(1)躁狂發作〔躁症（Mania）〕：大多見到急起、情感高漲（核心症狀）（外觀表現、自我感覺、自我評價過高、誇大觀念或妄想）、容易激惹（容易發怒、情緒易變）、聯想加速，言語增多（談話、書寫）、活動增多〔行為輕率、購買、投資、勤快、休閒活動、社交、性慾和性活動、忙碌而不覺得疲勞、精神病性症狀（幻覺、妄想、誇大導致被害妄想症）〕。

神經生化的改變	
5- 羥色胺	5-HT 功能活動↓——心境↓——憂鬱 5-HT 功能活動↑——心境↑——躁症
NE 假說	NT 功能活動↓——心境↓——憂鬱 NT 功能活動↑——心境↑——躁症
DA 假說	神經化學和藥理學研究發現憂鬱症腦內 DA 功能躁狂者 DA 增高
GABA 假說	GABA 是中樞神經系統主要的抑制性神經遞質，有研究發現雙向患者血漿和腦脊液中 GABA 水準下降

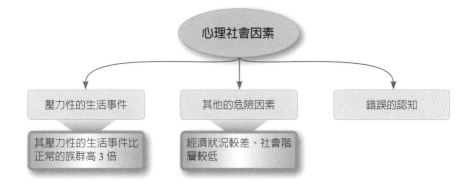

心理社會因素

壓力性的生活事件 — 其壓力性的生活事件比正常的族群高 3 倍

其他的危險因素 — 經濟狀況較差、社會階層較低

錯誤的認知

躁症發作的臨床表現	
情感高漲	主觀體驗到輕鬆、愉快、興高采烈，有些易激惹明顯
思想奔逸	聯想過程明顯加快，概念接踵而至，說話聲大量多，滔滔不絕。因為注意力分散，話題常會隨境轉移，且有妄想（誇大、富貴、被害）
活動增多	精力旺盛，興趣廣泛，做事虎頭蛇尾，慷慨、亂花錢，打扮誇張，自我控制能力下降
身體的症狀	食慾、性慾一般是增強的，睡眠的需求減少
其他的症狀	會有幻覺，例如幻聽

補充站：躁症發作的個案

知識

　　張君平素寡言少語，老實而守本分且勤儉節省。近來卻一反常態，整天西裝革履，油頭粉面，滿面笑容。逢人便打招呼，又是點頭握手又是敬菸，一說話滔滔不絕。出門購物，還堅持要付小費。出了賓館便進舞廳，「瀟灑大方」花錢如流水。夜晚更是忙得不可開交，似乎無需睡眠，鬧得家裡不得安寧。其妻在困惑之餘帶他到醫院就診，原來張君得了「躁症」。

12-3 情感（心境）障礙患者的護理（三）

(2)憂鬱症

(a) 緩慢起病多見。(b) 憂鬱心境（核心症狀）：痛苦、悲傷、沮喪、絕望，自我評價過低，部分病例心境變化（晨重夕輕）。(c) 興趣和愉快感的缺失：對以往的興趣活動減低或喪失、缺乏愉快的體驗。(d) 厭世與自殺：有關死的問題（害怕、擔心）→厭世→自殺企圖→自殺行為，必須做心理的支援、監護、控制焦慮與衝動。(e) 精力喪失、遲滯和思考能力下降：筋疲力盡，思想的啓動、組織和回憶困難，猶豫不決，書寫困難。(f) 焦慮和激越：焦慮是常見症狀，許多患者焦慮憂鬱並存（共病的現象），激越（伴隨著明顯運動不安的嚴重焦慮狀態），易於激惹。(g) 強迫的現象：大約 1/3 患者會伴隨著強迫的症狀，多見強迫性觀念，而少有強迫動作。(h) 認知障礙：憂鬱性認知的特點爲歪曲既往事件——過錯→自責，被人指責、被害妄想症，身體狀態歪曲認知→疑病觀念→疑病妄想，對診斷和治療不信任，對康復不抱希望。(i) 睡眠障礙：幾乎見於所有的病人，會出現各種形式的睡眠障礙，早醒爲憂鬱症的生物學特徵之一，個別的睡眠過多，但是卻無法解除疲乏。(j) 表情和行爲改變：遲鈍性憂鬱（憂鬱的面容），激越性憂鬱（焦慮、憂鬱表情兼而有之），消極，衣著打扮陳舊，動作姿勢簡單，言語減少，音調低沉，重者沉默少語。(k) 身體的症狀：食慾降低，胃腸功能紊亂、體重喪失、慢性疼痛、植物神經症狀、性功能障礙（性慾缺乏、陽痿）、女性（性趣缺乏、月經週期紊亂、停經）。

(3)精神病性症狀

幻覺（以假性幻覺爲主），妄想（自責、虛無、以被害妄想爲主），呆滯，患有 Schneider 一級症狀，發生於憂鬱症的嚴重期有情緒改變爲基礎，不會長期單獨存在。

(4)環性心境障礙

持續性心境不穩定，心境高漲與低落，會多次反覆地交替出現，但是程度較輕，而與性格基礎有關。

(5)心境惡劣障礙（Dysthymic Disorder）

持續性心境障礙、輕度憂鬱、未達憂鬱的發作程度、有自知力、間歇期小於兩個月。

（八）病程

間歇發作、交替發作、慢性躁症、慢性憂鬱。病程之發作持續時間爲：躁狂發作〔3 個月（平均）〕，憂鬱發作（Depression）〔6 個月（平均）〕，慢性憂鬱症（一次持續發作超過兩年），快速循環型（超過 4 次／年）。

（九）預後

大多數尚佳，發病年齡早者較差，發病年齡晚者較差，發病次數頻繁者較差，快速循環型較差，慢性憂鬱症者較差，精神性病者較差，自殺者大約爲 10 ～ 15%。

憂鬱障礙與焦慮症並存的症狀	
焦慮症	過度擔憂、神經系統的症狀（例如眩暈、震顫）、盜汗、口乾、坐立不安、呼吸急促
憂鬱障礙	憂鬱心境、無價值感與有罪惡感、有自殺的觀念
憂鬱障礙與焦慮症並存的症狀	食慾改變、睡眠障礙、心血管與消化系統的症狀、注意力障礙、易於激怒、精力減退

憂鬱發作	
情緒低落	高興不起來、總是憂愁傷感、甚至悲觀絕望。缺乏興趣和動力是情緒低落更為核心的症狀。自責、自罪、自殺；無助、無望、無價值感
思想遲緩	自覺腦子不好使，記不住事情，思考問題困難。嚴重者會有妄想（疑心病、虛無、罪惡）
意志活動減退	不愛活動，渾身發懶。走路緩慢，少語等。嚴重的可能不吃不動，生活不能自理：憂鬱性呆滯
身體的症狀	很常見，主要有睡眠障礙、體重下降、性慾減退、便秘、陽痿／閉經、乏力
其他的症狀	焦慮、強迫、疑心病、幻覺（幻聽）

臨床發作的其他類型	
雙相障礙	躁狂和憂鬱發作在1個患者身上：快速循環發作和混合性發作
環性心境障礙	1. 它是指情感高漲與低落反覆交替出現，但程度較輕，且均不符合狂躁或抑鬱發作時的診斷標準。輕度躁狂發作時表現為十分愉悅、活躍和積極，且在社會生活中會作一些承諾；但轉變為憂鬱時，不再樂觀自信，而成為痛苦的「失敗者」 2. 隨後可能回到情緒相對正常的時期，或者又轉變為輕度的情緒高漲 3. 一般心境相對正常的間歇期可以長達數月，其主要特徵是持續性心境不穩定，這種心境的波動於生活壓力無明顯的關係，於患者的人格特徵有密切關係，過去有人稱為「環性人格」
心境惡劣障礙	心境惡劣也稱為心境惡劣障礙，是情感性障礙的一個類型，類似於不嚴重的重性抑鬱症慢性形式，但是心境惡劣患者常有重性憂鬱症的發作。心境惡劣與重性憂鬱症相比，病程週期性變化不明顯，憂鬱狀態相對穩穩定，但程度較輕

心境惡劣障礙	一種以持久情緒低落狀態為主的輕度憂鬱
	常會伴隨著焦慮、身體不適感、失眠

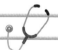

 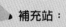 補充站：憂鬱發作之個案

　　鄭某，女性，49歲，自8月前搬入新居之後感覺上下樓不方便，並無愉快感。該房又位處天母使館區，物價較貴，患者總覺得錢不夠花，擔心在退休之後無經濟能力供孩子讀書，覺得日子要過不下去了。患者總覺得活著太累，見什麼都煩，常說：「我現在算什麼人呢，腦袋像木頭一樣，蒸饅頭煮飯都弄不熟了。」自述活著沒意思，經常想跳樓；總嘮叨過去的事情，認為自己過去做的事都不對，食慾明顯地下降，夜間入睡明顯地延遲。近一月來，患者自述腦袋壞了、自責，認為一家人都給她拖累了，曾企圖上吊自殺而未遂。

12-4 情感（心境）障礙患者的護理（四）

（十）診斷的依據
核心的症狀、病程的特色與參照的診斷標準。

（十一）診斷
1. 典型的躁症三高症狀爲：情感高漲、聯想加速、活動增多，躁症發作症狀持續超過 1 週，其核心症狀爲情感高漲。2. 典型的憂鬱症三低症狀爲：情感低落、思想遲緩、活動減少，其核心症狀爲憂鬱情緒、快感缺失與自我評價較低。

（十二）症狀評定量表
1. 躁症量表：Bech-Rafaelsen 躁症量表、Young 躁症量表。
2. 憂鬱量表：Hamilton 憂鬱量表、Bech-Rafaelsen 憂鬱量表、Zung 憂鬱自評量表。

（十三）鑑別診斷
1. 精神分裂症：心理活動協調與否，病程規律，分裂症狀與情感的關係。
2. 神經衰弱：容易興奮容易疲勞，情感症狀及體驗。
3. 反應性憂鬱：與心因相互一致，在心因去除之後，病情即會恢復。
4. 身體病症所導致的憂鬱：燥狂憂鬱與身體病症的關係。
5. 藥物所導致的憂鬱、躁症：憂鬱躁症與藥物的關係。

（十四）治療
躁症發作：1. 急性嚴重躁症：抗精神病藥物→情緒穩定劑，電子休克。2. 普通躁症：碳酸鋰、卡馬西平、丙戊酸鈉。

（十五）抗憂鬱劑的作用機制
1. 三環類：丙咪嗪，阿密替林，多慮平，氯丙咪嗪；2. 四環藥：馬普替林，米安舍林（脫爾煩）；3.SSRIs：氟西汀，帕羅西汀，舍曲林，西酞普蘭；4.SNRIS（雙重抑制劑）：萬拉發新；5.NaSSA（去甲腎上腺素能和特異性五羥色胺能抗憂鬱劑）：米氮平（Mirtazapine）；6.5-HT 拮抗回收抑制劑：曲唑酮；7. 單胺氧化酶抑制劑：嗎魯貝胺。

（十六）治療的篩選
1. 心境惡劣障礙：多慮平，SSRIs；2. 激越性憂鬱：阿密替林、脫爾煩、曲唑酮、帕羅西汀、米氮平；3. 遲鈍性憂鬱：丙咪嗪、SSRIs；4. 精神病性憂鬱：三環類、SSRIs 和抗精神病藥物；5. 雙相型：單用鋰鹽或其他抗躁症劑，或與抗憂鬱劑合併使用；6. 快速循環型：卡馬西平；鋰十卡馬西平；鋰十丙戊酸鈉，不使用抗憂鬱劑。

（十七）藥物治療的期限
1. 急性期治療：至症狀緩解爲止；2. 繼續治療：症狀緩解之後的繼續治療大約 6 個月；3. 維持治療：視情況而定，3 次以上發作者可以使用維持治療；4. 首次發病者：症狀消失之後再使用治療量 4 週左右，改用維持量（1/2 量或接近治療量）6 個月；5. 多次發作者：一般藥物維持治療超過 2 年至 5 年。

（十八）電子休克治療
1. 嚴重憂鬱，伴隨著明顯自殺企圖者；2. 憂鬱性呆滯；3. 療效迅速；4. 在電子休克治療之後要做藥物維持治療。

憂鬱症與神經衰弱的鑑別重點

	神經衰弱	憂鬱症
憂鬱、悲哀情緒	較輕	為主要的特點
易興奮又易疲勞	為主要的特點	不明顯
精神運動遲緩	不明顯	多見、明顯
症狀誇大	多見	很少
厭世感	輕微	明顯
自殺	極少	多見
病程的特點	慢性、波動性	發作性
間歇期	部分症狀	正常，部分症狀
求治心	強烈	可有、可無

憂鬱症：抗憂鬱劑的作用機制

神經傳導系統	去甲腎上腺素	五羥色胺		
受體		5-HT1	5-HT2	5-HT3
三環類（TCAs）	+	+	+	+
萬拉法新（SNRIs）	+	+	+	+
米安舍林	+	O	−	−
SSRIs	O	+	+	+
尼法唑酮	O	+	−	+
瑞美隆（米氮平）	+	+	−	−

躁症發作的藥物治療

鋰鹽治療	常用的鋰鹽製劑是碳酸鋰。一般治療量為 600～2000mg／日。血鋰濃度要維持在 0.8～1.2mmol/L，維持治療為 0.4 mmol/ L～0.8 mmol/L。上限血鋰濃度不宜超過 1.4 mmol/L
抗精神病藥物治療	適用於精神運動性興奮症狀明顯的病人
抗癲癇藥物治療	卡馬西平、丙戊酸鈉，大多用於不能耐受碳酸鋰的，快速循環型

12-5 情感（心境）障礙患者的護理（五）

（十九）心理治療

1. 婚姻，家庭治療；2. 人際交往心理治療：認知並發現憂鬱的促發因素、解決人際交換問題；3. 認知一行為治療：協助認識糾正自身信念的錯誤與緩解情感的壓力。

（二十）自殺與憂鬱症

在憂鬱症患者之中有 15% 死於自殺；自殺者 30% 以上有憂鬱症；關於自殺的幾個名詞為自殺觀念和行為、自殺未遂、自殺姿態、擴大自殺。

（二十一）治療的方式

1. 憂鬱發作的藥物治療：⑴ SSRIS：氟西汀、帕羅西汀等。⑵ SNRIS：文拉法辛。

　　⑶ NaSSAS：瑞美隆。⑷ TCAS（三環類）阿米替林、丙米。

2. 電子抽搐治療

3. 心理治療：例如認知治療。

（二十二）心境障礙患者的護理

躁症發作的護理評估：

1. 生理評估：睡眠、營養的狀況、飲食、性慾。

2. 心理評估：情緒高漲、易於激怒、衝動行為。

3. 社會功能評估：社會功能、社會支援系統。

（二十三）主要的護理診斷

營養失調、睡眠紊亂、便秘、感知和思想過程障礙（幻覺、妄想、焦慮等）、自傷、衝動、出走等危險、自知能力不全、生活的自理能力下降。

（二十四）護理目標

不發生因為行為不當所造成的軀體或物品損害；學會控制和宣洩高亢或焦慮的心境；改善飲食和睡眠，生活自理；自知能力恢復，人際關係和行為方式改善。

（二十五）護理措施

1. 提供安全的生活環境。

2. 建立良好的護患關係。

3. 提供足夠的進食和水分。

4. 協助患者參與建設性的活動，以發洩過剩的精力。

5. 預防暴力行為的發生。

6. 保證藥物治療的順利執行，觀察藥物的副作用。

（二十六）憂鬱症的相關護理

護理評估包含：

1. 生理評估：睡眠、營養的狀況、飲食、性慾。

2. 心理評估：情緒低落、易於激怒、自殺意念、行為。

3. 社會功能評估：社會功能、社會支援系統。

情感（心境）障礙患者的護理

與憂鬱症有關的護理診斷

營養失調、睡眠紊亂、便秘、感知和思想過程障礙（焦慮、幻覺、妄想等）、個人的因應方式無效、自傷、自殺等危險、生活的自理能力下降、自我形象紊亂，低度的自尊心、自我的防護能力下降

護理目標

避免自殺、自傷等發生，恢復生活的自理，適當地表達個人的需求，恢復正常的人際關係和行為方式，對疾病有所認識，學會適當的因應方式

憂鬱狀態的護理

1. 保證營養的供給，呆滯病人的護理
2. 改善睡眠
3. 改善憂鬱症
4. 預防暴力行為的發生
5. 做好日常生活的護理

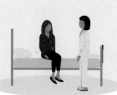

特殊的護理

1. 嚴密監護、觀察，防止自殺等意外
2. 有效隔離，及時搶救；建立良好的護患關係，鼓勵傾訴其內心想法，打斷負面的思想，教授新的因應方式
3. 遵照醫囑給藥，觀察作用和副作用

 補充站

 護理評估

    1. 是否會發生暴力行為？

    2. 是否學會控制異常情緒？

    3. 是否維持正常的生理功能？

    4. 睡眠是否得到改善？

    5. 自知力是否恢復？

    6. 人際關係與社會功能？

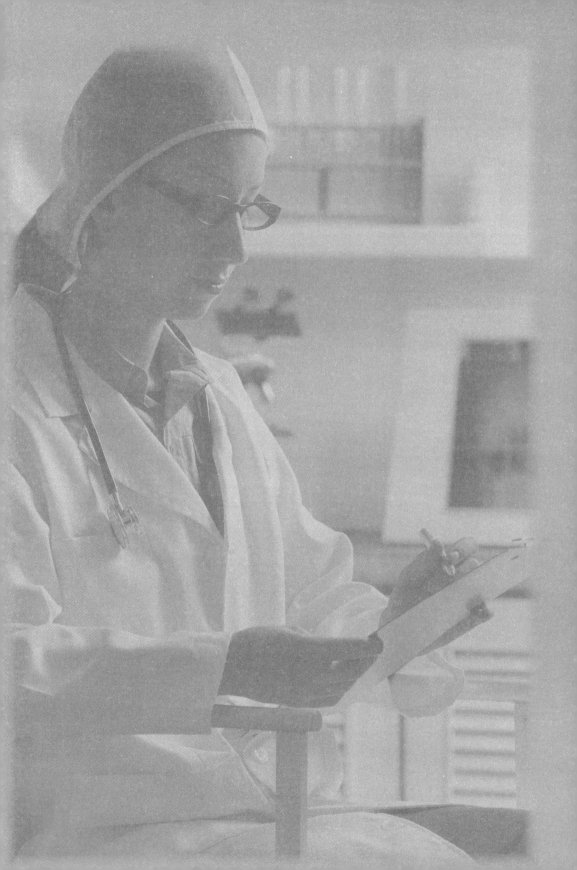

第 13 章
神經症及其護理

※ **本章學習目的** ※

1. 掌握神經症的共同特色

2. 了解神經症的分類

3. 掌握癔症、焦慮症和神經衰弱的臨床特色及診治原則

4. 了解其他神經症的臨床表現及處理原則

13-1　神經症及其護理

（一）總論

1. 歷史：庫連（W.Cullen, 1769），伯恩海姆（Bernheim, 1884）及佛洛依德（S.Freud）。
2. 流行病學之患病率：依據世界衛生組織之統計，國內為 22.21‰，國外為 50‰。
3. 分類學：神經症（Neuroses）分為癔症、焦慮性神經症、強迫性神經症、恐懼性神經症、憂鬱性神經症、疑病性神經症與神經衰弱。
4. 共同的特徵：(1)發病與心理因素有關；(2)病前具有個性的特徵；(3)並無相應的器質性病變；(4)社會功能相對地完好；(5)自知力相當充分。
5. 發病機制：(1)精神分析學說；(2)行為醫學理論；(3)認知學說。
6. 常見的症狀：(1)腦功能失調症狀（易興奮、易疲勞）；(2)情緒症狀（憂鬱、焦慮）；(3)強迫症狀（觀念、情緒）；(4)疑病症狀；(5)慢性疼痛；(6)植物神經症候群；(7)頭昏、心悸；(8)睡眠障礙；(9)性功能障礙。
7. 治療的原則：心理治療（建立醫患治療關係、認知治療、行為治療）、藥物治療、生活技能訓練。

（二）個論

1. 焦慮症：(1)臨床表現：焦慮的情緒體驗；焦慮的行為表現；焦慮的植物神經症狀。(2)分類：廣泛性焦慮；驚恐發作。(3)診斷與鑑別診斷。(4)治療：Valium、Buspiron，放鬆療法、生物回饋。
2. 恐懼症：(1)臨床表現：空間恐懼（場所恐懼症）；物體恐懼症；社交恐懼症。(2)治療：行為療法；對症藥物。(3)預防。
3. 強迫症：(1)個性特徵：不安全感、不確定感、不完美感。(2)臨床表現：強迫觀念；強迫情緒；強迫衝動／行為。(3)治療：Cloimipramine；行為療法。
4. 疑心病症：(1)個性特徵：敏感、多疑、固執。(2)臨床表現：過度關注自身健康狀況；疑患某種嚴重疾病；對正常的生理現象作出病理性的解釋。(3)治療：心理治療、藥物治療。
5. 神經衰弱：(1)學術的爭論：CFS。(2)臨床表現：腦功能易興奮、易疲勞；情緒易激惹、易煩惱、易緊張；心理生理症狀：失眠、疼痛。(3)診斷。(4)治療：心理治療、藥物治療。
6. 憂鬱性神經症：(1)學術爭論：憂鬱症。(2)臨床表現：自我評價過低；興趣下降、快感缺失；體力／精力疲勞。(3)鑑別診斷：憂鬱症。(4)治療：SSRIs、三環類、其他；認知療法。
7. 癔症：(1)學術爭論：是否為異類？(2)個性的特徵：暗示性較高；情感豐富、易變、表演色彩；以自我為中心；富於幻想。(3)臨床表現：癔症性精神障礙（遺忘症、漫遊症、多重人格、假性痴呆、情感爆發）；癔症性身體障礙（運動、感覺）；其他（流行性、賠償性、職業性）。(4)診斷與鑑別診斷。(5)治療：誘導療法。

神經症常見的症狀

腦功能失調症狀	精神易興奮、精神易疲勞
情緒症狀	焦慮、恐懼、易於激怒
憂鬱症狀	

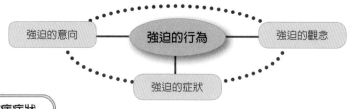

強迫的意向 ── 強迫的行為 ── 強迫的觀念

強迫的症狀

疑心病症狀

| 身體不適的症狀 | 慢性疼痛、頭昏、自主神經症狀、睡眠症狀 |
| 癔症的常見症狀 | 分離症狀；轉換症狀 |

壓力的相關障礙及其護理

| 壓力障礙的臨床特色 | 急性壓力障礙、創傷之後的壓力障礙、適應障礙 |
| 治療 | 心理治療；身體治療（藥物；ECT） |

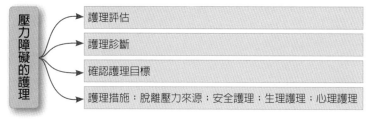

壓力障礙的護理

→ 護理評估

→ 護理診斷

→ 確認護理目標

→ 護理措施：脫離壓力來源；安全護理；生理護理；心理護理

補充站：精童青少年精神障礙及其護理

兒童青少年精神障礙及其護理分為精神發育遲滯、孤獨症、注意缺陷多動障礙、兒童少年期情緒障礙。

1. 精神發育遲滯：病因和危險因素、臨床表現（語言能力；學習能力；社會能力）、治療（以預防為主）、護理（日常生活能力訓練和安全）。

2. 兒童孤獨症：臨床表現、社交障礙、語言障礙、刻板行為、智能障礙、治療（教育訓練；心理治療；藥物）。

3. 兒童青少年情緒障礙：(1)常見的表現：分離性焦慮症、兒童恐懼症、社交恐懼症。
   (2)護理：關愛、溫和；消除人為因素；保證醫囑的執行；健康教育。

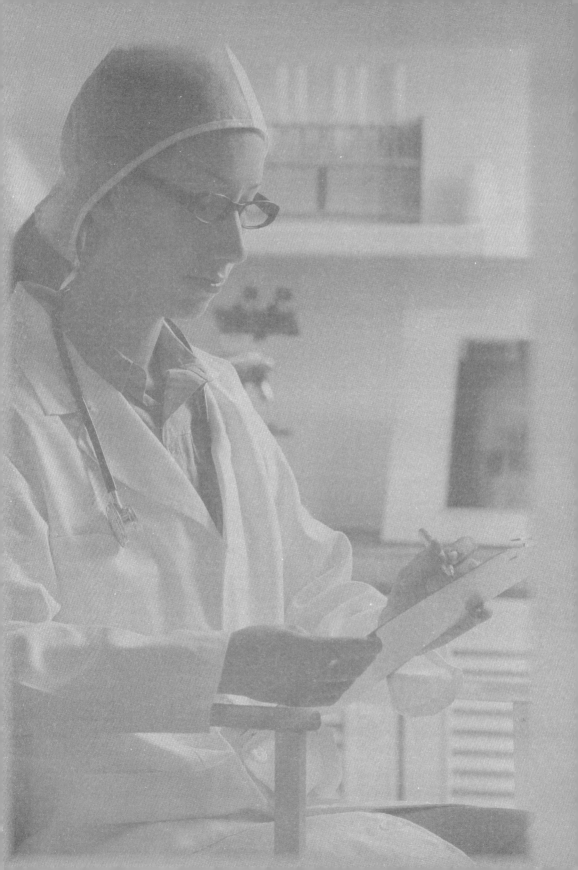

第 14 章
兒童、青少年期精神障礙患者的護理

※ **本章學習目的** ※

1. 了解兒童期常見的精神障礙的種類及其特徵

2. 掌握精神發育遲滯的主要病因，分級及其臨床特徵

3. 掌握兒童好動症候群的臨床表現及診治原則

兒童精神障礙患病率正在逐年提高。目前兒童、青少年精神障礙的患病率已經達到了 10% 至 12%。其中，重症患者占 3%。孩子的一些日常行為往往是患病的前兆，常見發病有好動症、孤獨症、抽動症、情緒障礙等。目前尚未查明兒童期精神障礙的發病原因，因此治療仍以控制症狀為主。性格決定命運，7 歲以前是人格健全形成的重要時期，如果不及時治療，在成年之後將存在重大隱憂。整體來看，兒童、青少年的精神障礙的患病率能夠達到 10% 至 12%，也就是 100 個孩子裡，可能會有 10 至 12 人其心理健康會出現這樣或者那樣、或輕或重、或長或短的心理健康問題。當然，這個心理障礙和精神障礙是一個廣義的概念，和一般民眾所說的精神病是完全不一樣的。精神病是指精神障礙中最嚴重的一類，它不是全部的。目前，在兒童精神障礙中，嚴重的比率大概能占到 3% 左右。常見高發病症有精神分裂症、憂鬱症、兒童雙向情感障礙等。

14-1 兒童、青少年期精神障礙患者的護理

（一）兒童、青少年期精神障礙概論及分類

定義：兒童（少年）精神醫學是研究發生於兒童時期的各種精神障礙的發病原因、發病機制、臨床表現、治療和預防的一門新興的跨學門整合性學科，發展不到 100 年，迅速涉及許多的領域，例如生命科學（腦發育）、社會學（社會因素，家庭功能，親子關係）與兒童發展心理學。

（二）流行病學

兒童青少年精神衛生是整體健康的一部分，荷蘭之患病率為 26%，加拿大為 18.1%，在青少年中，自殺成為第三大死因，憂鬱症常在青少年期發病，可以預測成人的社會適應不良和自殺風險。

（三）問題的嚴重性

Light 與 Bailey 於 1998 年的長期追蹤研究發現，大約一半兒童期患精神障礙者在成年期罹患相似的障礙。品行障礙持續到青少年和成人期，出現物質濫用、青少年違法、成人犯罪、反社會行為、婚姻問題、失業、人際關係問題，以及身體健康問題。這些問題造成國家巨大的經濟負擔，依據 Leibson 於 2001 年的報導，在 9 年之中，ADHD 兒童所花費醫療費用為美金 4,306 元，包括多次因為急診住院或看門診，遠高於無 ADHD 者（美金 1,944 元）。

（四）兒童發展綱要（2001～2010 年）的主要目標

加強兒童衛生保健教育，提供各種形式的兒童心理健康諮詢及不良心理矯正服務。其策略措施為：重視兒童心理衛生知識的普及，在學校開展心理健康課程，逐步在大、中型城市和其他有條件的地方建立兒童心理健康諮詢及矯正服務機構。

（五）社會對心理健康的需求增加

心理素質對成材的重要性：情緒智商（Emotional Quotient, EQ）心理素質：控制情緒、樂觀、堅韌、不屈、忍耐挫折、抵制誘惑、恒心、毅力、建立良好的人際關係、創造性、獨立性。

（六）展望

1. 開展公眾教育。
2. 建立兒童精神衛生服務網路。
3. 學校心理衛生：將兒童心理衛生工作納入學校品質的考核指標，將心理健康教育作為素質教育的一部分。
4. 特殊教育服務：在各地開辦特殊教育學校，開辦建教合作學校。
5. 加強人材的訓練，團隊的建構。

（七）兒童精神障礙的分類

國際：ICD-10，DSM-Ⅳ分為三大類，即精神發育遲滯、心理發育障礙、通常發病於童年和少年期的行為障礙和情緒障礙，凡是僅見於兒童的問題要單獨分類診斷，既見於兒童，又見於成人的問題，則均置於成人相關項目之下。

國內精神障礙分類及診斷標準（CCMD-3）有關兒童的分類

7	精神發育遲滯與童年和少年期心理發育障礙
8	童年和少年期好動障礙、品行障礙、情緒障礙
71	71.1 特定言語構音障礙、71.2 表達性語言障礙、71.3 感受性語言障礙
72	72.1 特定閱讀障礙、72.2 特定拼寫障礙、72.3 特定計算技能障礙、72.4 混合性學習技能障礙
73	特定運動技能發育障礙
74	混合性特定發育障礙
75 廣泛性發育障礙	75.1 兒童孤獨症、75.2 非典型孤獨症、75.3 Rett 症候群、75.4 兒童期瓦解性障礙、75.5 Asperger 症候群
80 好動障礙	80.1 好動與注意缺陷障礙（兒童好動症）、80.2 好動症合併品行障礙
81 品行障礙	81.1 反社會性品行障礙、81.2 對立違抗性障礙
82	品行與情緒混合障礙
83 特發於童年的情緒障礙	83.1 兒童分離性焦慮症、83.2 兒童恐懼症、83.3 兒童社交恐懼症、83.91 兒童廣泛性焦慮症
84 兒童社會功能障礙	84.1 選擇性緘默症、84.2 兒童反應性依戀障礙
85 抽動障礙	85.1 短暫性抽動症、85.2 慢性抽動症、85.3 Tourette 症候群
86 其他或待分類的童年和少年期的行為障礙	86.1 非器質性遺尿症、86.2 非器質性遺糞症、86.3 嬰幼兒和童年餵食障礙、86.4 嬰幼兒和童年異食癖、86.5 刻板性運動障礙、86.6 口吃

補充站

1. 兒童精神障礙的分類：精神發育遲滯、心理發育障礙、行為障礙、情緒障礙。
2. 開展兒童心理保健的意義：國泰、家安、身體健康。

14-2 精神發育遲滯（一）

1. 定義：精神發育遲滯（mental retardation, MR）是一組由生物和社會因素所導致的疾病，其臨床特徵為智力發育低落和社會適應困難，會同時伴隨著其他的精神障礙或身體疾病。

2. 流行病學：國際文獻資料報導大多在 1～10‰ 之間，世界衛生組織調整結果為嚴重的精神發育遲滯為 4‰，輕度高達 30‰，精神發育遲滯是導致人類殘疾的主要原因，也是社會的嚴重問題。

3. 病因學（Etiology）的研究

   (1)遺傳因素：染色體畸變〔Down 症候群（21-三體症候群）〕、脆性 X 症候群、單基因遺傳病（結節性硬化、苯丙酮尿症、半乳糖血症、黑朦性痴呆症）、多基因遺傳疾病（肢體畸形、小頭畸形、腦積水、神經營養缺陷）。

   (2)孕期不良的因素：(a) 感染：風疹、巨細胞、弓形體；(b) 中毒：抗癌藥、鎮痛解熱劑、抗癲癇藥、磺胺藥、抗精神病藥、類固醇、抗菌素等；(c) 孕婦酒精中毒、吸毒、吸菸；(d) 鉛中毒或其他急住和慢性中毒；(e) 營養不良：缺碘——先天性甲狀腺功能減低；(f) 物理和化學因素：電離輻射、強烈雜訊、震動、射頻輻射等。

（一）產時損害之病因學

產時損害的病因為窒息、產傷、顱內出血、感染、早產兒或極低體重兒、核黃疸。

（二）產後損害之病因學

新生兒和嬰幼兒時期：中樞神經系統嚴重感染（腦炎、腦膜炎、新生兒敗血症、肺炎引起發高燒、昏迷、抽搐）、鉛中毒、腦外傷。

（三）社會心理因素之病因學

在嬰、幼兒發育階段為嚴重的社會隔離、缺乏社會交往，缺乏良好的環境刺激，喪失與缺乏學習的機會、貧困，其原因不明。

（四）臨床的特徵

精神發育遲滯的臨床表現與智力缺陷程度密切相關，智商（IQ）是指個人透過某種智力量表所測得的智齡與實際年齡之比。臨床將精神發育遲滯分為 4 個等級：輕度（智商為 50～69）、中度（智商為 35～49）、重度（智商為 20～34）、極重度（智商為 20 以下）。

（五）精神發育遲滯身體特徵

中、重度智力缺陷者常會有先天性異常體徵，小頭、面部畸形、耳低位、唇裂、齶裂、四肢和生殖器官畸形等，視覺、聽覺障礙，先天性心臟損害。

兒童、青少年期精神障礙患者的護理

生活護理	營養、睡眠、個人衛生
安全護理	1. 提供安全的環境，檢查危險物品和隱患 2. 觀察病情變化，防止危險和意外
心理護理	關愛、支持與鼓勵患兒
社會功能護理	教育和訓練
藥療護理	觀察療效與不良反應
健康教育	重點針對家長與老師
教育和訓練：依智力低下程度，制定適宜的訓練計畫	1. 輕度：進行多方面的訓練 2. 中度：強調個別化的訓練計畫，以不斷回饋強化為原則 3. 重度、極重度：有個體化的訓練計畫並有專人看護與督促，防止衝動、攻擊傷人
教育和訓練的內容	1. 基本生活技能訓練 　(1)日常生活習慣及一般生活自理能力的訓練 　(2)安全教育與技能訓練 2. 語言功能及社會交往技能的訓練 　(1)簡單的工作技能訓練和職業技能訓練 　(2)道德品質和個性品質教育

兒童孤獨症、注意缺陷與多動障礙的主要臨床表現與護理

兒童孤獨症	1. 主要臨床表現 　(1)三大基本特徵：社會交往障礙（核心症狀）；語言交流障礙；興趣狹窄、行為刻板；(2)智能障礙：約半數患兒智商低於 50；(3)其他的症狀：注意力不集中、好動、飲食與睡眠障礙、抽動症狀、強迫症狀、焦慮恐懼、攻擊破壞行為等 2. 護理 　(1)生活護理與安全護理；(2)心理護理：關愛、支持與鼓勵；(3)社會功能護理：教育訓練：a 生活自理能力訓練；b 語言能力訓練；c 人際交流能力訓練；d 行為矯正訓練；e 陽性、陰性強化法；系統脫敏療法；作業療法；(4)藥療護理：耐心、細心；(5)健康教育與支援系統建立
注意缺陷與多動障礙	1. 主要的臨床表現 　(1)注意障礙：為最主要、基本的症狀；(2)活動過度：與年齡不相稱；(3)情緒不穩，好衝動；(4)學習困難：智力會正常或偏低；(5)神經和精神發育異常：精密協調動作笨拙；(6)行為問題：品行障礙 2. 護理 　(1)生理方面護理：保證營養、睡眠、排泄的正常，協助個人衛生；(2)安全方面護理：確保環境安全，避免接觸危險物品；防範患兒因多動和衝動行為而遭到他人的威脅或傷害

14-3 精神發育遲滯（二）

（六）診斷

1. 詳細地蒐集病史：母孕期有否有高危險的因素，患兒的發育史和以往的病史，家族有無遺傳史、父母是否有近親的婚配。
2. 體格檢查：生長發育的狀況，例如身高、體重、頭圍、頭形有無畸形、視力、聽力、皮膚、毛髮有無異常，神經系統檢查。
3. 實驗室檢查：腦電圖、腦誘發電位，頭顱影像學，生化檢驗，遺傳細胞學檢查。
4. 心理學診斷：包括智力測驗、發育評估。(1) Gesell 發育量表：適用 0 ～ 3 歲半兒童；(2) Bayley 嬰兒發育量表：適用於 2 ～ 30 個月；(3)畫人實驗：適用於 4 歲以上；(4) Peabody 圖片辭彙篩查實驗：2 歲以上；(5)修訂 Wech1er 兒童智力量表（W1SC－RC）：6 ～ 16 歲的兒童；(6) Wech1er 學齡前期和學齡初期智力量表：4 ～ 6.5 歲的兒童；(7)社會適應能力評量：兒童適應行為評量量表用於 3 ～ 12 歲兒童，該量表的結構與美國智力低落協會的適應行為量表類似，分為 8 個適應技能領域（分量表），為獨立能力、認知功能、社會／自製 3 個因子，智力低落兒童診斷的輔助工具。

（七）診斷的標準

1. 發病於 18 歲以前。
2. 智商低於 70 有不同程度的社會適應困難（可以使用社會適應量表來評量）。

（八）鑑別診斷

1. 兒童孤獨症：發病於嬰幼兒期，有嚴重的內向性孤獨，對他人缺乏情感的反應，言語發育不良或發育遲緩，行為活動要求保持同樣狀態和對某些物體的依戀，一般並無明顯呆滯面貌等可以區別。
2. 兒童精神分裂症：發病於學齡前的精神分裂症往往表現為孤獨、退縮、言語障礙、智力減退，在發病之前有正常的發育，情感冷漠、不協調，行為異常，幻覺妄想、思想障礙。
3. 好動症候群：因為注意力不集中而影響學習，易被認為是智力問題，以注意力渙散、好動、任性衝動、情緒不穩定為特徵，學業成績波動率相當大，發育正常，智力大多為正常。

（九）治療

治療的方針以照護、訓練教育促進康復為主，並整合病因和實際的病情來採取藥物治療，其中包括病因治療和對症治療。關鍵在於早期發現、早期干預。藥物治療包括三個層面：1. 病因治療；2. 促進或改善腦細胞功能的治療；3. 對症治療。

（十）預防

開展遺傳諮詢，加強婚前檢查，限制近親結婚，產前診斷，早期診斷（新生嬰兒的發育篩查），實行免疫法預防傳染病，改善生活的條件，廣泛地宣導衛生健康的基本知識，加強環境的保護和監測，加強婦幼衛生的保健工作。

臨床表現

 1. 不同程度的智力低落：智商（IQ）小於 70

 2. 社會適應能力不良

 3. 伴隨精神症狀：注意缺陷、情緒易於激動、衝動、刻板、強迫行為

 4. 相關身體疾病的症狀和徵象

各級的臨床表現

輕度	發育遲緩，智力可以達到小學的水準，語言交流並無明顯的障礙，訓練之後可以從事簡單的非技術性工作
中度	語言發育較差，能夠掌握日常生活用語，但是難以表達完整的意思，就讀小學不能適應，在指導和幫助下可以完成簡單的工作（但是品質較差、效率較低）、簡單地生活、學會自理
重度	發育明顯落後，僅能說簡單的詞句；不能學習 和接受訓練，無社會行為能力，生活需要照料；常合併較重的腦部損害
極重度	完全無語言的能力；不認識親人、不避危險、 僅有原始的反應、會有暴力行為；生活完全需要照顧；常合併嚴重的腦部損害，伴隨軀體畸形

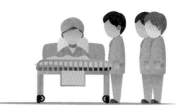

 補充站

 1. 精神發育遲滯的臨床分級按照智商（IQ），以身體、神經系統表現、運動發育、語言和學習能力、工作和生活能力分為四級。

2. 精神發育遲滯的鑑別診斷：孤獨症、精神分裂症、ADHD。

14-4 注意缺陷好動障礙（一）

1. 定義：注意缺陷好動障礙（Attention Deficit Hyperactivity Disorder, ADHD）是以注意力不集中、活動過度、衝動行為為主要特徵的兒童期常見的行為障礙。其行為特徵與年齡並不相稱。
2. 沿革：1949 年 Gesell 輕微腦損傷（Minimal Brain Damage, MBD）；1962 年輕微腦功能失調（Minimal Brain Dysfunction, MBD）；ICD-10「兒童好動症」（Hyperkinetic Disorders）；DSM-III（1980）「注意缺陷障礙」（ADD）；DSM-III-R（1987）「注意缺陷好動障礙」；DSM-IV（1994）注意缺陷／好動障礙（AD/HD）。
3. 患病率：國外（學齡期兒童患病率為 3～10%），國內為 1.5～13.4%；男孩明顯多於女孩，門診男女之比為 9：1，流行病調查為 4：1。

（一）臨床表現

1. 注意缺陷（Inattention）：上課易於分心，做事粗心、拖拖拉拉，心不在焉，似聽非聽，做事容易半途而廢，易於遺忘日常活動，經常丟三落四。
2. 活動過度（Hyperactivity）：在應安靜的場合活動過多，上課小動作過多，話多，插嘴，過度喧鬧。
3. 衝動性（Impulsivity）：情緒不穩，易於激惹，缺乏自我控制的能力；行為衝動，不顧後果；不守紀律與規則。

（二）ADHD 與共患的疾病

1. 學習障礙（LD）：合併率 10～92%。
2. 對立違抗性障礙（ODD）：合併 54～93%。
3. 品行障礙（CD）：42.7%～92.7%。

（三）綜合性診斷

多方面地了解病史，對兒童加以觀察、交談以評量兒童的症狀、體徵，體格檢查（包括感覺缺陷、神經系統問題或其他身體問題），認知功能（智能和學習能力），行為評量量表，神經心理測驗。

（四）診斷

1. 症狀的標準：有注意障礙、好動、衝動三大臨床主症。
2. 嚴重的標準：對學業成績、人際關係產生不良的影響。
3. 病程的標準：發病於 7 歲之前，符合症狀的標準和嚴重的標準至少已經達到六個月。

ADHD 的病因學研究

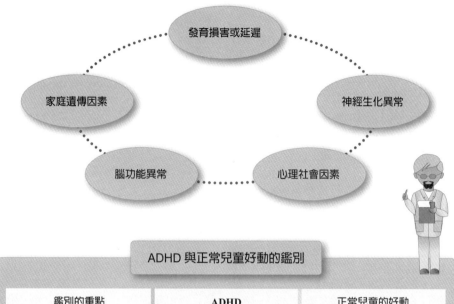

發育損害或延遲

家庭遺傳因素

神經生化異常

腦功能異常

心理社會因素

ADHD 與正常兒童好動的鑑別

鑑別的重點	ADHD	正常兒童的好動
場合	在應安靜的場合表現有好動，多場合	在適當的場合表現好動
好動的性質	行為唐突、衝動、冒失、過分惡作劇	行為有目的性
社會功能	受損	不受損

與 ADHD 共患的疾病

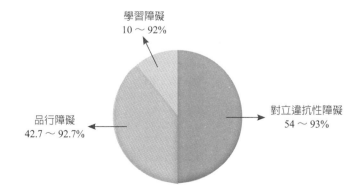

學習障礙
10 ～ 92%

品行障礙
42.7 ～ 92.7%

對立違抗性障礙
54 ～ 93%

14-5 注意缺陷好動障礙（二）

（五）鑑別診斷

　　其他引起注意不集中的問題為：情緒障礙（症狀發生先後、體驗：緊張、焦慮、憂鬱）、精神發育遲滯（生長發育史：語言、運動發育延遲；IQ 在 70 以下；社會能力普遍低落）、兒童精神分裂症（一般發病的年齡較晚，會發現一些精神分裂症的特殊症狀）。

（六）治療

　　心理治療加上藥物治療即為多重層面治療。

　1. 藥物治療

　　⑴精神興奮劑（首選）：
　　　a. 呱醋甲酯（MPH）經由促進多巴胺的釋放、減少多巴胺的再攝取及抑制單胺氧化酶活性而發揮功能。
　　　b. 可以改善注意障礙、好動及衝動的症狀。
　　　c. 可以使得行為矯正、家庭治療和補救的教育得以進行下去。
　　⑵MPH 副反應與劑量有關：
　　　a. 常會見到食慾減退、失眠、急躁、噁心、嘔吐、情緒改變、心率和／或血壓的增高。
　　　b. 處理的辦法為早晚餐吃好，睡前加餐。
　　　c. 對身高體重的影響報導不一。
　　　d. 部分的患兒會出現激越、焦慮的症狀，要及時地減量或停藥。
　　⑶抗憂鬱劑常用的兩種藥物：
　　　a. 可樂錠在興奮中樞 $\alpha 2$ 腎上腺受體或透過刺激 GABA 釋放而發揮功能。
　　　b. 托莫西汀（Atomoxetine）是一種新的、特異的去甲腎上腺素再攝取抑制劑。其運作機制是阻斷突觸前膜去甲腎上腺素轉運體。

　2. 心理治療。

小博士解說

　　1. ADHD 的主要臨床特點
　　　⑴注意缺陷。
　　　⑵好動衝動。
　　2. ADHD 的鑑別診斷
　　　⑴正常的兒童好動。
　　　⑵學習困難。
　　　⑶焦慮障礙。
　　　⑷精神發育遲滯。

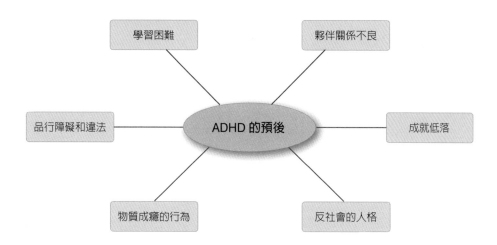

精神發育遲滯的臨床表現與分型

學習困難

夥伴關係不良

品行障礙和違法

ADHD 的預後

成就低落

物質成癮的行為

反社會的人格

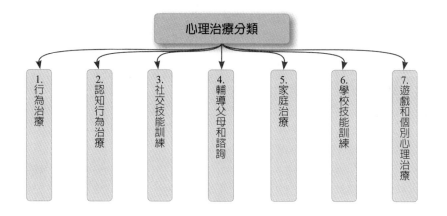

心理治療分類

1. 行為治療

2. 認知行為治療

3. 社交技能訓練

4. 輔導父母和諮詢

5. 家庭治療

6. 學校技能訓練

7. 遊戲和個別心理治療

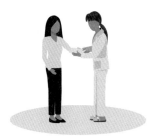

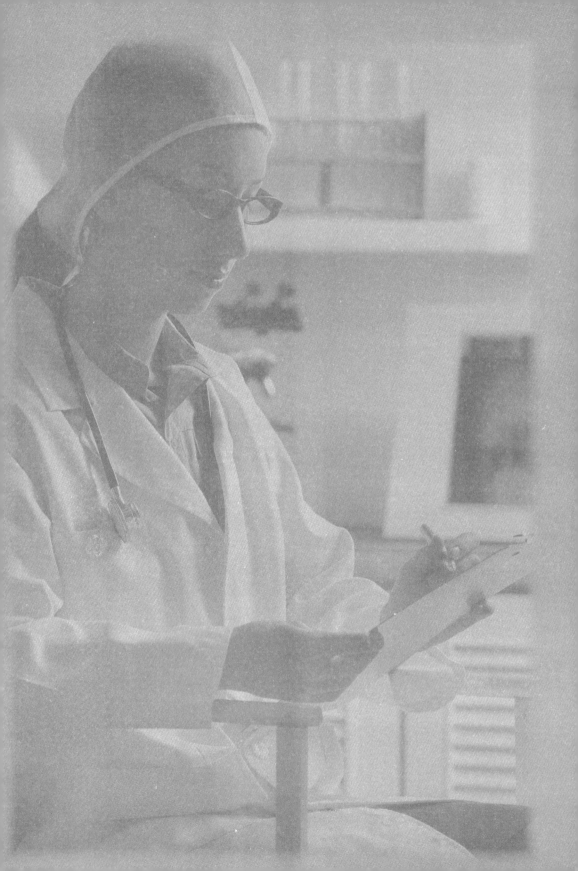

第 15 章
精神疾病的身體與藥物治療

※ **本章學習目的** ※

1. 了解精神疾病的主要治療方法

2. 掌握抗精神病藥物、抗躁症藥物、抗憂鬱藥物及抗焦慮藥物的適應症、禁忌症，藥物不良反應及其處理

生病吃藥這個觀念在人們心中已根深柢固，因此，人們患有失眠症，都採用最簡單的辦法：吃藥；但是失眠等精神疾病異於身體疾病，該類疾病採用藥物治療時間緩慢，而且有很大的副作用，不節制地服用藥物（安眠藥），是會產生心理依賴的！

15-1 精神疾病的身體與藥物治療（一）

（一）精神障礙的身體治療

精神障礙的身體治療（Somatotherapy）主要包括藥物治療和電抽搐治療。藥物治療是改善精神障礙，尤其是嚴重精神障礙的主要和基本措施。電抽搐治療在精神障礙急性期的治療中具有一席之地，而曾經廣泛應用過的胰島素休克治療和神經外科療法等，現在已經很少或限制使用。

（二）精神藥物的概念

1. 精神藥物的定義：其作用爲中樞神經系統，使異常的精神活動（知、情、意）變成正常，消除精神（心理）症狀，恢復正常的精神功能。

2. 精神藥物的分類：根據主要適應症分爲：抗精神病藥（Antipsychotics）、抗憂鬱藥（Antidepressants）、抗躁症藥物或心境穩定劑（Antimanic drugs or mood stabilizers）、抗焦慮藥（Antianxiety drugs, anxiolytics）、精神興奮劑（Stimulants）。

3. 給患者與家屬的治療諮詢：藥物早期的不良反應（例如頭暈、口乾等）、治療起效與顯效出現的時間（起效緩慢的情況）、最早改善的症狀、常見的不良反應、可能的嚴重不良反應、服藥的持續時間。

（三）抗精神病藥物

藥物能夠緩解精神運動性興奮、有效地控制精神病性（分裂症狀）、神經阻滯劑、強鎮靜藥。

1. 藥理作用與機制：⑴抗精神病的功能（治療功能，多巴胺受體拮抗劑）：消除幻覺、妄想、思想障礙等；⑵鎮靜的功能（拮抗 NE 受體，治療功能與副功能兼而有之）：減少激越與精神運動性興奮（鎮靜、嗜睡、影響認知活動）；⑶不需要的功能（不良反應）：基底 DA 阻滯（EPS），抗膽鹼能與腎上腺素的拮抗功能。2. 抗精神病藥的適應症：精神分裂症（急性治療期與預防復發維持治療）、分裂情感障礙、躁症的急性興奮狀態、精神病性憂鬱的急性期治療。3. 常用抗精神病藥的類別：⑴傳統的抗精神病藥（以第一代，DA 拮抗爲主）：吩噻嗪類：氯丙嗪（C.P.Z.）、奮乃靜、三氟拉嗪等、硫雜蒽類（泰爾登，Chlorprothixene）、丁醯苯類（氟呱啶醇，Haloperidol、Substituted Benzamide）（舒必利，Sulpiride）；⑵非典型抗精神病藥（第二代，DA 與 5-HT 拮抗或多受體拮抗）：氯氮平（Clozapine），利培酮（Risperidone），奧氮平（Olanzapine），奎硫平（Quetiapine）。4. 用法與用量：⑴從低劑量開始，1～2 週逐漸加至有效治療劑量；⑵急性期治療：6～8 週；⑶穩定鞏固治療：在症狀消失之後保持治療劑量4～8 週；⑷維持期治療：使用 1/2 或 1/4 的治療劑量持續兩年以上以預防再發；⑸兒童、老年、腦損傷患者的治療劑量要低一些。5. 不良反應與處理：⑴錐體外繫症狀（EPS）；⑵急性肌張力障礙：扭轉痙攣，動眼危象，角弓反張；⑶不能靜坐：不擰腿，伴隨著明顯的焦慮，想死；⑷類帕金氏症候群：震顫，肌張力增高，運動減少；⑸遲發性運動障礙（TD）：不自主運動、舞蹈狀的動作等；⑹較少引起 EPS 的藥物：氯氮平，非典型抗精神病藥物；⑺血泌乳素升高：泌乳，月經紊亂，男性乳房女性化（氯氮平、奎硫平、奧氮平較少引起）。

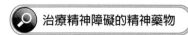 治療精神障礙的精神藥物

按照臨床功能特色的分類

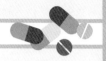

抗精神病藥物
抗憂鬱藥物
心境穩定劑或抗躁症藥物
抗焦慮藥物
用於兒童注意缺陷和多動障礙的精神振奮藥（Psychostimulants）和改善腦循環及改善神經細胞代謝的腦代謝藥（Nootropic drugs）

補充站：藥物治療概論

　　精神障礙的藥物治療是指透過應用精神藥物來改變病態行為、思想或心境的一種治療方式。由於對大腦及其障礙的了解有限，精神障礙的藥物治療可以說仍然是對症性的、經驗性的。在 1950 年代初，第一個治療精神障礙的合成藥物氯丙嗪的出現，開創了現代精神藥物治療的新紀元。近十多年來，精神障礙的藥物治療學是臨床醫學領域內發展迅速的學科之一，品種繁多、結構各異的各類新精神藥物正在不斷地開發上市。多數精神藥物是親脂性化合物，易於腸道吸收和透過血腦屏障，最終到達腦部而發揮功能。除了鋰鹽之外，多數精神藥物血漿蛋白結合率高，過量中毒不易採用血液透析方法清除。精神藥物主要透過肝臟代謝，導致極性增強、親水性增加，有利於腎臟排泄。精神藥物可以透過乳汁排泄，故服藥的哺乳期婦女有時需要放棄哺乳。肝臟的藥物代謝酶（例如細胞色素 P450 酶，英文縮寫為 CYP，有不同的子型，例如 CYPlA2、CYP2D6 等）的活性，存在個體和種族差異，並且會受到某些合用藥物的抑制或誘導，因此劑量的個人化和藥物之間互動是臨床實務中值得重視的問題。一般來說，精神藥物的半衰期較長，尤其在疾病穩定期或維持治療期間，往往採用一日一次的給藥方式即可。兒童和老年人代謝與排泄藥物的能力降低，藥物清除半衰期可能延長，藥物劑量要比成人適當地減少。

　　除了鋰鹽之外，大部分精神藥物所作用的受體部位，也是內源性神經遞質的作用部位。多數精神藥物治療指數較高，用藥安全，但是鋰鹽的治療指數較低，安全性較小，需要密切監測濃度。長期使用某些精神藥物，例如苯二氮草類可以導致耐受性，使藥效下降。藥物的藥效學相互作用可以引發毒性不良反應。例如，單胺氧化酶抑制劑與三環抗抑鬱劑，或選擇性 5-HT 再攝取抑制劑合併使用，可以促發 5-HT 症候群；抗精神病藥物、抗膽鹼能藥物和三環抗抑鬱劑合併使用，可以引起膽鹼能危象。

　　慢性疾病患者普遍存在藥物治療依從性較差，精神病患者更是如此。掌握精神藥物治療的原則、提高患者和家屬對服藥必要性的認識、減少藥物不良反應的發生，以及長效緩釋製劑的使用，是解決依從性較差的有效方式。

15-2 精神疾病的身體與藥物治療（二）

⑻腎上素阻斷功能：體位性低血壓，反射性心悸，抑制射精（奮乃靜和氟呱啶醇較少引起）；⑼抗膽鹼能的功能：口乾，尿液瀦留，便秘，青光眼加重（除了氯氮平之外，其他藥物較少引起）；⑽其他：ECG 異常改變（QT 間期延長），體重增加（氯氮平和奧氮平多見），過敏性皮疹，阻塞性黃疸，轉氨酶升高，癲癇發作與粒細胞缺乏症（後二者是氯氮平的嚴重不良反應）；⑾惡性症候群：一種罕見但是嚴重的不良反應，其表現有 EPS 加重，發高燒，心悸，盜汗，血壓明顯地波動，肌肉僵硬，WBC 與血液 CPK 明顯地升高，意識障礙，嚴重者會出現身體併發症而死亡。

6. 對抗精神病藥物的歸納：⑴為傳統抗精神病藥；⑵對陽性症狀有效；⑶價格低廉；⑷高 EPS 和高泌乳素血症；⑸需要逐漸增加調整劑量；⑹對陰性症狀的療效不理想；⑺為第二代抗精神病藥；⑻陽性症狀療效與傳統藥相類似；⑼對陰性症狀優於傳統的藥物；⑽ EPS 和高泌乳素血症發生率較低；⑾安全性較高；⑿使用方便；⒀價格較為昂貴。

（四）按照化學結構的分類

抗精神病藥物的化學結構分類對藥物開發和臨床應用均有意義。如果某個抗精神病藥物在充足劑量、充足療程下效果不佳，則可以換用不同化學結構的藥物。根據化學結構，可以將抗精神病藥物分為：1. 吩噻哖類（Phenothiazines）；2. 硫雜蒽類（Thioxanthenes）；3. 丁醯苯類（Butyrophenones）；4. 苯甲醯胺類（Benzamides）；5. 二苯二氮卓類（Bibenzodiazepines）；6. 其他。

小博士解說

目前認為，抗精神病藥物主要通過阻斷腦內多巴胺和 5- 羥色胺受體，而具有抗精神病的功能，同時還對腦內多種受體具有阻斷作用而產生種種副作用。傳統抗精神病藥主要有 4 種受體阻斷作用，如 D_2、α_1、M_1 和 H_1 受體。新型的非典型抗精神病藥以 5-HT_2 ／D_2 受體的阻斷作用為標誌，一部分藥物為多受體阻斷作用，例如氯氮乎、奧氮平、硫平，而利培酮受體阻斷作用相對地簡單。

抗精神病藥物的藥理作用廣泛，除了上述與受體阻斷有關的功能之外，還具有加強其他中樞抑制劑的效應、鎮吐、降低體溫、誘發癲癇，以及對心臟和血液系統的影響等功能。

抗精神病藥物受體阻斷的功能特色

多巴胺受體阻斷作用

1. 主要是阻斷 D_2 受體，腦內多巴胺能系統有 4 條投射通路
2. 中腦邊緣和中腦皮質通路、抗精神病作用有關；黑質紋狀體通路與錐體外繫之副作用有關；下丘腦至垂體的結節漏斗通路與催乳素水準所導致的副作用有關

5- 羥色胺受體的阻斷功能

1. 主要是阻斷 $5-HT_{2A}$ 受體
2. 5-HT 阻斷劑具有潛在的抗精神病作用，$5-HT_2$ / D_2 受體阻斷比值高者，錐體外繫之症狀發生率低，並能夠改善陰性反應的症狀

腎上腺素能量受體的阻斷功能

主要是阻斷 α_1 受體，會產生鎮靜作用以及體位性低血壓、心動過速、性功能減退、射精延遲等副作用

膽鹼能和組胺受體阻斷作用

1. 主要是阻斷 M_1 受體，會產生多種抗膽鹼能副作用，例如口乾、便秘、排尿困難、視物模糊、記憶障礙等
2. 組胺受體則主要是阻斷 H_1 受體，會產生鎮靜作用和體重增加的副作用

 按照藥理作用的分類

典型抗精神病藥物

1. 又稱為傳統抗精神病藥物，或稱為多巴胺受體阻滯劑
2. 其主要藥理作用為阻斷中樞多巴胺 D_2 受體，在治療中可以產生錐體外繫副反應和催乳素水準升高
3. 代表的藥為氯丙嗪、氟呱啶醇等
4. 傳統的抗精神病藥物可以進一步按照臨床作用的特色分為低效價和高效價兩類
5. 前者以氯丙嗪為代表，鎮靜作用較強，抗膽鹼能作用相當明顯，對心血管和肝臟毒性較大，錐體外繫副作用較小、治療劑量較大；後者以氟呱啶醇為代表，抗幻覺妄想作用突出，鎮靜作用較弱，對心血管和肝臟的毒性較小，錐體外繫副作用較大，治療劑量較小

非典型抗精神病藥物

1. 又稱為非傳統抗精神病藥物，其主要藥理作用為 $5-HT_{2A}$ 和 D_2 受體阻斷作用
2. 治療劑量較少或不產生錐體外繫症狀和催乳素水準升高
3. 代表的藥物為氯氮平、利培酮、奧氮平、喹硫平（奎的平）等

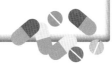

15-3 精神疾病的身體與藥物治療（三）

（六）臨床的應用

抗精神病藥物的治療功能可以歸納於三個層面：抗精神病功能，即抗幻覺、妄想功能（治療陽性症狀）和啓動功能（治療陰性症狀）；非特異性鎮靜功能；預防疾病的復發功能。

1. 適應症與禁忌症：抗精神病藥物主要用於治療精神分裂症和預防精神分裂症的復發、控制躁狂發作，還可以用於其他具有精神病性症狀的非器質性或器質性精神障礙。嚴重的心血管疾病、肝臟疾病、腎臟疾病及有嚴重的全身感染時禁用，甲狀腺功能減退和腎上腺皮質功能減退、重症肌無力、閉角型青光眼、以往同種的藥物過敏史也禁用。白血球過低、老年人、孕婦和哺乳期婦女等要慎用。

2. 用法和劑量

    ⑴藥物的選擇：藥物的選擇主要取決於副功能的差別。在劑量充足的情況下，傳統抗精神病藥物之間的治療效應並沒有多大的差異。興奮躁動者宜選用鎮靜功能強的抗精神病藥物或採用注射製劑（氟呱啶醇、氯丙嗪等）治療。如果病人無法耐受某種藥物，可以換用其他類型的藥物。目前，新型非典型抗精神病藥物在臨床應用中有取代傳統藥物的趨勢。長效製劑有利於解決患者的服藥不合作的問題，從而減少復發，但是發生遲發性運動障礙的可能性較大。

    ⑵急性期的治療：在用藥之前必須排除禁忌症，做好常規體格和神經系統檢查以及血液常規檢查、血液生化檢查（包含肝腎功能）和心電圖檢查。首次發作、首次發病或復發、加劇患者的治療，均要視爲急性期治療。此時患者往往以興奮躁動、幻覺妄想、聯想障礙、行爲怪異，以及敵對攻擊等症狀爲主。對於合作的病人，給藥方法以口服爲主。在多數的情況下，尤其症狀較輕者，通常採用逐漸加量法。一般 1 ～ 2 週逐步加至有效治療劑量。急性症狀在有效劑量治療 2 ～ 4 週之後會開始改善。不同的患者，症狀的緩解程度不一，恢復的時間長短不定。應以有效劑量持續治療，使病情進一步緩解。在症狀獲得較爲徹底緩解的基礎上，仍要繼續以原來的有效劑量鞏固治療數週，一般爲 6 ～ 8 週，然後可以緩慢減量進入維持治療。以氯丙嗪爲例，大多從 50mg 每天 1 ～ 2 次開始，逐漸增加劑量，分 2 ～ 3 次飯後服用，若無嚴重的副作用，1 週內加至治療劑量 300 ～ 600mg ／天。實際上，只有少數病人需加至較大劑量。出現療效後，繼續原有劑量治療。待病情充分緩解 6 ～ 8 週之後，才會緩慢地減至維持劑量，例如氯丙嗪 200mR ／天左右。劑量要整合每一位病人的實際情況，實行個人化治療。門診病人的用藥原則，要注意加重緩慢、總日量相對小。老年、兒童和體弱患者的用量參照藥物劑量範圍酌情減少。對於興奮躁動較嚴重、不合作或不肯服藥的患者，常採用注射給藥。注射給藥應短期使用，在注射時要固定好病人體位，避免折針等意外，並採用深部肌肉注射。通常使用氟呱啶醇或氯丙嗪。

🔍 藥物的選擇

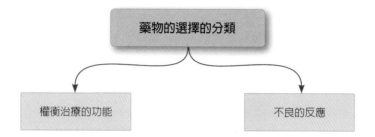

藥物的選擇的分類

權衡治療的功能　　　　　　　不良的反應

| 以控制幻覺妄想為主 | 所有抗精神病藥（主要考量不良反應的差異） |

| 控制興奮、敵意、攻擊 | 優先考慮具有鎮靜的藥物，C.P.Z、氯氮平、C.P.Z 和氟呱啶醇可以肌肉注射達到快速鎮靜 |

| 以陰性反應症狀為主 | 選擇使用舒必利，第二代抗精神病藥物 |

| 對老年患者或伴隨著身體疾病的患者 | 選選擇使用奮乃靜、第二代抗精神病藥（氯氮平除外） |

| 對服藥依從性較差的患者 | 選擇使用長效注射劑或第二代抗精神病藥 |

| 對難治性精神分裂症 | 氯氮平（血象監測防止粒細胞缺乏症） |

補充站

1. 一般來說，肌注氟呱啶醇 5～10mg 或氯丙嗪 50～100mg，在必要時 24 小時之內每 6～8 小時重複一次，也可以採用靜脈注射或靜脈滴注給藥。患者應臥床護理，出現肌張力障礙可以注射抗膽鹼能藥物東莨菪鹼 0.3mg 來對抗。

2. 由於治療的目的是使病人安靜，也可以使用苯二氮䓬類藥物來注射給藥，例如地西泮（安定）和氯硝西泮等。此時可以減少合併使用的抗精神病藥物的劑量。

15-4 精神疾病的身體與藥物治療（四）

3. 維持治療：抗精神病藥物的長期維持治療可以顯著地減少精神分裂症的復發。相關資料證實，持續 2 年的維持治療可以將精神分裂症患者的復發降至 40%，而兩年的安慰劑對照治療卻有 80% 的精神分裂症患者復發。一般維持劑量比治療劑量低，傳統藥物的維持劑量可以減至治療劑量的 1/4 ～ 2/3。但過低的維持劑量仍有較高的復發率。維持治療的時間，根據不同的病例有所差別。對於首發的、緩慢起病的精神分裂症患者，維持治療時間至少需要 2 ～ 3 年。急性發作、緩解迅速徹底的病人，維持治療時間可以相應地較短。反覆發作、經常波動或緩解不全的精神分裂症患者常需要終身治療。長效製劑在維持治療上有相當程度的優勢，只要 1 ～ 4 週給藥一次，從而減輕了給藥的負擔，並且肌注能保證藥物進入體內發揮治療的功能。

4. 不良的反應和處理：鑑於抗精神病藥物具有許多藥理的功能，所以副作用較多，特異質反應也常見。處理和預防藥物的不良反應與治療原發病同等重要。長效製劑有利於解決患者的服藥不合作的問題，從而減少復發，但是發生遲發性運動障礙的可能性較大。

⑴錐體外繫反應：係傳統抗精神病藥物治療最常見的神經系統副作用，包括 4 種表現：(a) 急性肌張力障礙（Acute Distonia）：出現最早。男性和兒童比女性更常見。呈現不由自主的、奇特的表現，包括眼上翻、斜頸、頸後傾、面部怪相和扭曲、吐舌、張口困難、角弓反張和脊柱側彎等。常去急診部門就診，易誤診為破傷風、癲癇、癔症等，服抗精神病藥物史常有助於確立診斷。處理：肌注東莨菪鹼 0.3mg 會即時緩解。有時需要減少藥物劑量，加服抗膽鹼能藥苯海索，或換服錐體外繫反應較低的藥物。(b) 靜坐不能（Akathisia）：在治療 1 ～ 2 週後最為常見，發生率大約為 20%。表現為無法控制的激動不安、不能靜坐、反覆走動或原地踏步。易於誤診為精神病性激越或精神病加劇，故而錯誤地增加抗精神病藥劑量，而使症狀進一步惡化。處理方式：苯二氮卓類藥和 β 受體阻滯劑，例如普萘洛爾（心得安）等有效，而抗膽鹼能藥通常無效。有時需要減少抗精神病藥的劑量，或選用錐體外繫反應低的藥物。(c) 類帕金森氏症（Parkinsonism）：最為常見。治療的最初 1 ～ 2 月發生，發生率會高達 56%。女性比男性更為常見，老年病人常見並因為冷漠、憂鬱或痴呆而誤診。其表現可以歸納為：運動不能、肌張力高、震顫和自主神經功能紊亂。最起始的形式是運動過緩，在徵象上主要為手足震顫和肌張力增高，嚴重者有協調運動的喪失、昏迷、佝僂姿勢、慌張步態、面具臉、粗大震顫、流涎和皮脂溢出。處理方式：服用抗膽鹼能藥物鹽酸苯海索，抗精神病藥物的使用應緩慢加藥或使用最低的有效量。沒有證據證實一般性使用抗膽鹼能藥物會防止錐體外繫症狀的發展，反而易於發生抗膽鹼能副作用。如果給予抗膽鹼能藥物，應該在幾個月後逐漸停用。常用的抗膽鹼能藥物是鹽酸苯海索（安坦），劑量範圍為 2 ～ 12mg／天。

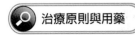 **治療原則與用藥**

顱腦外傷急性階段的治療主要由神經外科處理

1. 危險期過後,應積極治療精神症狀

2. 處理外傷性譫妄的原則與其他譫妄相同,但是對尚有意識障礙者應慎用精神藥物,對於幻覺、妄想、精神運動性興奮等症狀,可以給予苯二氮卓類藥物或抗精神病藥物口服或注射

3. 智慧障礙患者應首先做神經心理測試,再根據實際的情況訂出康復訓練計畫

對人格改變的病人可以嘗試行為治療,並向病人家屬及同事說明正確認識及接納病人的行為,嘗試讓他們參與治療計畫

1. 對於腦外傷之後所伴發的精神病性症狀,可以根據情況採用抗精神病藥物治療。其用法和劑量與治療功能性精神障礙的原則相同

2. 對於外傷後神經症患者應避免不必要的身體檢查和反覆的病史採集。支持性心理治療、行為或認知一行為治療配合適當的藥物治療(例如抗憂鬱藥、抗焦慮藥),都是可行的治療方法

3. 若症狀遷延不癒,應弄清楚是否存在社會心理因素,例如工作問題和訴訟賠償問題等

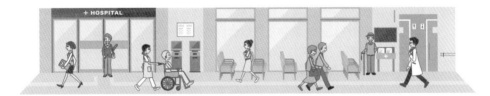

 補充站:藥類的使用

1. 長效抗精神病藥的療效與不良反應與其母體藥基本相同,但是由於其半衰期較長,劑量改變後大約需要 3 個月才會產生血藥濃度的症變,加藥速度不能太快,因此一般不用於急性期治療,而主要用於維持性治療,但是也可以用於服藥依從性差的非住院急性期病人。

2. 第一次注射的劑量宜小,其目的是實驗病人使用全量時,是否會發生嚴重的不良反應;以後根據病情及不良反應調整劑量或注射間隔時間,在調整期間為迅速控制病情波動,可以短期加用口服抗精神病藥。

3. 注射長效抗精神病藥後,約半數以上出現錐體外繫不良反應,常在注射之後 2～4 天最嚴重,以後會逐漸減輕。

15-5 精神疾病的身體與藥物治療（五）

(d) 遲發性運動障礙（Tardive Dyskinesia, TD）：大多見於持續用藥的幾年之後，極少數可能在幾個月之後發生。其用藥時間越長，則發生率越高。女性稍高於男性，在老年和腦器質性患者中比較多見。TD 是以不自主的、有節律的刻板式運動為特徵。其嚴重程度波動不定，在睡眠時會消失、在情緒激動時會加重。TD 最早的徵象常常是舌或口唇周圍的輕微震顫。處理方式：尚無有效治療藥物，關鍵在於預防、使用最低有效量或換用錐體外繫反應較低的藥物，例如氯氮平。抗膽鹼能藥物會促進和加重 TD，要避免使用。早期發現、早期處理會有可能逆轉 TD。

⑵其他神經系統的不良反應：(a) 惡性症候群（Malignant Syndrome）：是一種少見的、嚴重的不良反應。其臨床特徵是：意識障礙、肌肉強直、發高燒和自主神經功能不穩定。最常見於氟呱啶醇、氯丙嗪和氟奮乃靜等藥物治療時。藥物加量過快、用量過高、脫水、營養不足、合併軀體疾病，以及氣候炎熱等因素，可能與惡性症候群的發生、發展有關。可以發現肌磷酸激酶（CPK）濃度升高，但不是確診的指徵。處理是停用抗精神病藥物，給予支持性治療。可以使用肌肉鬆弛劑硝苯呋海因和促進中樞多巴胺功能的溴隱亭治療。(b) 癲癇發作：抗精神病藥物能降低抽搐閥門（Valve Gate）值而誘發癲病，多見於氯氮平、氫丙嗪和硫利達嗪治療時。氟呱啶醇和氟奮乃靜等在治療伴有癲病的精神病人中可能較為安全。(c) 自主神經的副作用：抗膽鹼能的副作用表現為：口乾、視力模糊、排尿困難和便秘等。硫利達嗪、氯丙嗪和氯氮平等多見，氟呱啶醇、奮乃靜等少見。嚴重的反應包括尿瀦留、麻痺性腸梗阻和口腔感染，尤其是抗精神病藥物合併抗膽鹼能藥物及三環類抗憂鬱藥物治療時更易發生。腎上腺素能阻滯功能表現為：體位性低血壓、反射性心動過速，以及射精的延遲或抑制。體位性低血壓在治療的頭幾天最為常見，氯丙嗪肌肉注射時最容易出現。患者由坐位突然站立或起床時，會出現暈厥無力、摔倒或跌傷。囑咐病人起床或起立時動作要緩慢。有心血管疾病的患者，劑量增加應緩慢。處理方式：讓病人頭低腳高位臥床；嚴重病例應輸液並給予去甲腎上腺素、阿拉明等升壓，禁用腎上腺素。(d) 代謝內分泌的副作用：催乳素分泌增加多見，雌激素和睪丸酮水準的變化也有報導，婦女中常見溢乳、閉經和性快感受損。吩噻嗪可以產生妊娠實驗假陽性反應。男性比較常見性慾喪失、勃起困難和射精抑制。生長激素水準降低，但是在用吩噻嗪或丁醯苯維持治療的兒童中未見生長發育遲滯。抗利尿激素異常分泌也有報導。氯丙哚等可以抑制胰島素分泌，導致血糖升高和尿糖陽性。體重增加較為多見，與食慾增加和活動減少有關。其機制較為複雜，包括組胺受體阻斷以及通過下丘腦機制仲介的糖耐量和胰島素釋放的改變。患者要節制飲食。氟呱啶醇的體重增加功能比吩噻嗪類少。

抗精神病藥物的副作用

1. 許多的抗精神病藥物都會產生過度鎮靜，此種鎮靜功能通常很快會因為耐受而消失

2. 頭暈和遲鈍常是由於體位性低血壓所引起

3. 呱哚類吩噻嗪、苯甲醯胺類和利培酮有輕度啟動或振奮功能，會產生焦慮、激動

4. 藥物對精神分裂症患者認知功能的影響與疾病本身的認知缺陷交織在一起

5. 功能較強的吩噻嗪類傾向於抑制精神運動和注意，但是一般並不會影響高階的認知功能

6. 若加上抗膽鹼能藥物，則記憶功能可能會暫時地受到影響

7. 抗精神病藥物是否會引起憂鬱目前尚不十分清楚

8. 不論是否用藥，精神分裂症患者都可以出現明顯的情感波動

9. 精神分裂症發病初期和恢復期均會出現憂鬱症狀，自殺在精神分裂症中並不少見

10. 錐體外繫副作用，例如運動失能，可能會被誤認為是憂鬱症

11. 抗膽鹼能功能強的抗精神病藥物，例如氯氮平、氯丙嗪等較易出現撤藥反應，例如失眠、焦慮和不安，要多加注意

 引起椎體外繫反應的藥物

抗精神病藥	1. 氯丙嗪、三氟拉嗪、氟奮乃靜、氟呱啶醇、奮乃靜、碳酸鋰、三環類抗抑鬱藥等 2. 一般而言，本類藥物所致的錐體外繫反應發生率最高，並且與藥物的劑量、療程和個人有關
甲氧氯普胺	與用藥劑量和時間有關，若將劑量控制在每日 30mg 以下，短期使用，發生率會顯著地減少
心血管藥物	據報導，硝苯地平、桂利嗪、氟桂利嗪、左旋多巴、利血平（大劑量）均會引起錐體外繫反應
其他	多潘立酮、西咪替丁、卡馬西平、噴托維林（咳必清）、乙胺丁醇等也偶爾見到引起錐體外繫反應

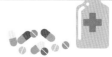

15-6 精神疾病的身體與藥物治療（六）

(e) 其他的副作用

① 抗精神病藥物還有許多不常見的副作用。

② 精神病藥對肝臟的影響常見的為穀丙轉氨酶（ALT）升高，大多為一時性、會自行恢復，一般並無自覺症狀，輕者不必停藥，合併護肝治療；重者或出現黃疸者要立即停藥，加強護肝治療。膽汁阻塞性黃疸罕見，有時可以同時發生膽汁性肝硬化。

③ 其他罕見的變態反應包括藥疹、伴隨著發燒的哮喘、水腫、關節炎和淋巴結病。嚴重的藥疹會發生剝脫性皮炎，要立即停藥並主動地處理。

④ 粒細胞缺乏相當罕見，氯氮平發生率較高，氯丙嗪和硫利達嗪有偶發的病例。

⑤ 呱嗪類吩噻嗪、硫雜蒽和丁醯苯未見報導。如果白血球數目較低，要避免使用氯氮平、氯丙嗪、硫利達嗪等，並且在使用這些藥物時要常規性定期檢測血象。

⑥ 吩噻嗪尤其是硫利達哮易產生心電圖異常，可能是改變心肌層中鉀通道的結果。

⑦ 尤其在老年人中，藥物引起的心律失常會危及生命。氯丙疇等吩噻嚓可以在角膜、晶狀體和皮膚上形成紫灰色素沉著，陽光地帶和女性中較為多見。

(f) 過量地中毒

① 精神分裂症患者常常企圖服過量抗精神病藥物自殺。

② 意外過量見於兒童。

③ 抗精神病藥物的毒性比巴比妥和三環類抗憂鬱劑低，死亡率低。

④ 過量的最早徵象是激越或意識混濁。會見到肌張力障礙、抽搐和癲癇發作。

⑤ 腦電圖顯示突出的慢波。常會有嚴重低血壓以及心律失常、低體溫。

⑥ 抗膽鹼能功能（尤其是硫利達嗪）會使預後惡化；毒扁豆鹼可以用作解毒藥物。

⑦ 由於過量藥物本身的抗膽鹼能功能，錐體外繫的反應通常並不明顯。

⑧ 治療基本上是對症性的。

⑨ 大量的輸液，要注意維持正常體溫，使用抗癲癇藥物控制癲癇。

⑩ 由於多數抗精神病藥物蛋白結合率較高，血液透析用處不大。

⑪ 抗膽鹼能功能使胃排空延遲，所以在過量數小時之後都要洗胃。

⑫ 由於低血壓和腎上腺素能受到受體的同時阻斷，只能夠作用於受體的升壓藥，例如阿拉明和去甲腎上腺素等升壓，禁用腎上腺素。

藥物之間的互動功能

某些藥物對 TCAs 的血藥濃度有所影響

> 1. 卡馬西平、酒精、吸菸、口服避孕藥、苯妥英、苯巴比妥可誘導藥物代謝酶，增加 TCAs 代謝，使其血漿濃度下降

> 2. 西咪替丁、呱醋甲酯（利他林）、氯丙哮、氟呱啶醇、甲狀腺素、雌激素、奎於等會抑制 TCAs 的代謝，使其血漿濃度增高

TCAs 對其他藥物的影響表現為

> 拮抗胍乙啶、可樂錠的抗高血壓功能，加重酒精、安眠藥等中樞抑制，與擬交感藥合併使用會導致高血壓、癲癇發作，增強抗膽鹼能藥、抗精神病藥的抗膽鹼副作用，促進單胺氧化酶抑制劑的中樞神經毒性作用

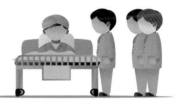

 補充站：藥物之間的互動功能

1. 抗精神病藥物可以增加三環類抗憂鬱藥的血藥濃度、誘發癲病、加劇抗膽鹼副作用；可以加重抗膽鹼藥的抗膽鹼副作用；可以逆轉腎上腺素的升壓功能；可以減弱抗高血壓藥胍乙啶的降壓功能，增加 β 受體阻斷劑及鈣離子通道阻斷劑的血藥濃度而導致低血壓；可以加強其他中樞抑制劑，如酒精以及利尿劑的功能。

2. 抗酸藥會影響抗精神病藥物的吸收。吸菸可以降低某些抗精神病藥，例如氯氮平的血藥濃度。

3. 卡馬西平透過誘導肝臟藥物代謝酶，會明顯地降低氟呱啶醇、氯氮的血漿濃度而使精神症狀惡化；或增加氯氮平發生粒細胞缺乏的危險性。

4. 某些選擇性 5- 羥色胺再攝取抑制劑（SSRIs），例如氟西汀、帕羅西汀和氟伏沙明會抑制肝臟藥物代謝酶，增加抗精神病藥物的血藥濃度，導致不良反應的發生或加劇。

15-7 精神疾病的藥物治療（一）

（一）常用的抗精神病藥物

　　藥物的使用頻率在不同時期和不同地區有所區別。目前，非典型抗精神病藥物的使用在先進國家已占據主導的地位。

　　1. 氯丙嗪：既有較強的鎮靜功能，又有抗幻覺、妄想功能。大多為口服給藥，也有注射製劑可以用於快速有效地控制病人的興奮和急性精神病性症狀。較易於產生體位性低血壓、錐體外繫反應、抗膽鹼能反應（例如口乾、便秘、心動過速等）、催乳素水準升高以及皮疹。**2. 硫利達嗪**：與氯丙嗪相類似，但是抗膽鹼能功能更強。常用於治療伴隨著焦慮情緒的精神分裂症病人。該藥主要副作用為抗膽鹼能功能，會引起心電圖改變，在治療中需要監測心電圖。**3. 奮乃靜**：內臟毒性功能較少。適用於老年或伴隨著器官（例如心、肝、腎、肺）等身體疾患者。主要副作用為錐體外繫症狀。**4. 氟奮乃靜**：口服給藥或肌肉注射長效製劑，後者使用較為普遍。主要副作用是錐體外繫症狀。長期用藥會導致遲發性運動障礙及藥源性憂鬱。**5. 氟呱啶醇**：注射劑常用於處理精神科的急診問題。也適用於老年或伴隨著有身體疾患的興奮躁動的精神病人。小劑量也可以用於治療兒童好動症及抽動穢語症候群。其主要的副作用為錐體外繫症狀。長效製劑錐體外繫的副作用比口服用藥輕。**6. 五氟利多**：為口服長效製劑，可以每週只給藥一次。該藥在碾碎之後易溶於水，無色無味，給藥方便，在家人的協助下常用於治療不合作病人。主要的副作用為錐體外繫症狀，少數病人會發生遲發性運動障礙和憂鬱症。**7. 舒必利**：低劑量（200 ～ 600mg ／天）具有抗憂鬱的效果；200 ～ 600ms ／天靜脈滴注（溶於生理鹽水中）7 ～ 10 天，能夠很好地緩解病人的緊張性症狀。治療精神分裂症需要較高劑量。主要的副作用為引起內分泌變化，例如體重增加、泌乳、閉經、性功能減退。**8. 氯氮平**：治療精神分裂症的療效相當滿意，尤其是難治性病例。易於出現體位性低血壓、鎮靜功能強，故起始劑量宜低。粒細胞缺乏症發生率高，在臨床使用中要進行血液常規監測。易於出現體重增加。心動過速、便秘、排尿困難、流口水等較為多見。此外，還可以見到體溫升高、癲癇發作。藥源性高燒症候群（惡性症候群）亦有所報導。該藥物幾乎不引起錐體外繫反應及遲發性運動障礙。目前，國內外專家仍然主張要慎用氯氮平。**9. 奧氮平**：其化學結構和藥理功能與氯氮平相類似。對認知功能障礙和伴發的憂鬱症狀也有效。對血象並無明顯的影響。其半衰期較長，故可以一天一次給藥。錐體外繫反應較為少見，治療依從性較好。主要的副作用為引起頭暈、愛睡、便秘、體重增加等。**10. 利培酮**：對精神分裂症陽性、陰性反應的症狀，以及認知功能障礙和伴發的憂鬱症狀有效。治療劑量 2 ～ 6mg ／天，70% 以上的病人治療劑量為 3mg 以下，較大劑量可能會出現錐體外繫反應，要緩慢加重。由於有效劑量較小、用藥方便、錐體外繫反應較輕、抗膽鹼能功能及鎮靜功能較小，治療依從性較好。適於治療急性和慢性病人。主要的不良反應為頭暈、激怒、失眠等。

抗精神病的常見藥物有哪些？

第一代抗精神病藥

1. 舒必利	與氯丙嗪比擬，錐外副作用較輕 因為口服後吸收不十分可靠、因人而異，故療效較不不亂。治療劑量為600 到 1400 毫克。女性服用後，往往泛起月經異常
2. 氟呱啶醇	在新藥臨床實驗時，往往被認作是尺度的抗精神病藥。與氯丙 比擬，錐外副作用較重。泛起 TD 的可能性好像也比氯丙嗪較多。治療劑量為 6 到 20 毫克
3. 奮乃靜	療效不見得比氯丙 更好，只是嗜睡較輕。與氯丙嗪比擬，錐外副作用較重。泛起肝功能異常較少。治療劑量 20 到 60 毫克
4. 氯丙嗪	是最老牌的抗精神病藥。其作用機制很廣泛，所以副作用比較多。嗜睡較多，錐外副作用不太嚴峻。治療劑量是天天 400 到 600 毫克。服藥久了，有的會泛起肝功能異常

以上這些第一代抗精神病藥，因為有泛起各種副作用的可能，所以在臨床應用時，往往要逐步地增加劑量，以期能夠逐步適應

第二代抗精神病藥

1. 齊拉西酮	治療劑量為 80 到 160 毫克。療效不理想，錐外副作用不少。對心臟有可能產生不良反應，必需予以留意。其長處是體重增加較少
2. 阿立呱唑	療效不理想，副作用較少。治療劑量 10 到 30 毫克。在加大劑量之後可否增加療效，沒有研究可以作此證實，所以誰也不敢超過 30 毫克

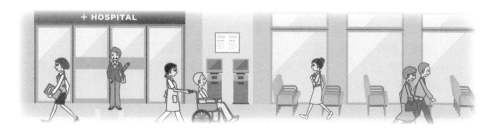

15-8 精神疾病的藥物治療（二）

（二）抗憂鬱的藥物

抗憂鬱藥物（Antidepressant Durgs）是一類治療各種憂鬱狀態的藥物，並不會提高正常人情緒。部分抗憂鬱藥對強迫、驚恐和焦慮情緒都有治療效果。目前將抗憂鬱藥物分爲四類：三環類抗憂鬱藥（Tricyclic Antidepressants, TCAs），包括在此基礎上開發出來的雜環或四環類抗憂鬱藥；單胺氧化酶抑制劑（Monoamine Oxidase inhibitors, MAOIs）；選擇性 5- 羥色胺再攝取抑制劑（Selective Serotonin Reuptake Inhibitors, SSRIs）；其他遞質機制的抗憂鬱藥。前二類屬傳統抗憂鬱藥物，後二類爲新型抗憂鬱藥物。

1. 定義：治療憂鬱障礙、緩解憂鬱心境的藥物，但是不提高正常人的情緒，並不是精神興奮劑。
2. 藥物的種類：三環類抗憂鬱藥、單胺氧化酶抑制劑、新一代抗憂鬱藥：SSRIs，SNRIs，NaSSA。
3. 作用機制：⑴三環類與四環抗憂鬱藥：非選擇性抑制 5-HT 和去甲腎上腺素的再攝取；⑵ MAOIs：抑制 MAO 酶的活性，使單胺神經遞質的降解減少；⑶ SSRIs：選擇性抑制 5-HT 的再攝取（Selective Serotonin Reuptake Inhibitors）；⑷ SNRIs：選擇性抑制 5-HT 和去甲腎上腺素的再攝取（selective 5-HT and noradrenaline reuptake inhibitors）。
4. TCA 的常用藥物與適應症：⑴阿米替林（Amitriptyline）：具有鎮靜的功能，大多用於伴隨焦慮、激動、失眠的憂鬱症病人；⑵丙米嗪（Imipramine）：較少鎮靜但是有啓動的功能，大多用於精神運動性遲滯的憂鬱症病人，避免夜間服用而引起失眠；⑶氯丙米嗪（Clomipramine）：具有抗憂鬱和抗強迫功能，是治療強迫症的第一線用藥。
5. 用法與用量：⑴低劑量開始，1～2 週逐漸加至有效治療劑量；⑵急性期治療有效劑量：150～300mg/d，口服 4～8 週；⑶穩定鞏固期治療：在症狀消失之後保持治療劑量 4～6 週；⑷維持期治療：使用 1/2 或 1/4 的治療劑量持續 6 個月以上，以預防再發；⑸兒童、老年、腦損傷患者的治療劑量要低一些。
6. 不良的反應：⑴抗膽鹼能的不良反應：包括自主神經系統與心血管系統；⑵自主神經系統：口乾，尿瀦留，便秘，加重青光眼；⑶心血管系統：心悸、心律失常、低血壓、ECG 異常、房室傳導阻滯；⑷神經系統：震顫，共濟失調，癲癇發作；⑸其他少見的有：皮疹，黃疸，粒細胞減少。
7. 過量中毒：⑴心血管：室顫，傳導阻滯，低血壓；⑵呼吸系統：呼吸抑制；⑶ CNS：激動，驚厥，譫妄，昏迷；⑷嚴重的抗膽鹼能不良反應。
8. TCA 抗憂鬱藥的禁忌症：⑴粒細胞減少症；⑵青光眼；⑶心臟疾患；⑷前列腺肥大；⑸嚴重的肝臟疾患。
9. 單胺氧化酶抑制劑：只作爲第二線的抗憂鬱藥，因爲與藥物和食物的互動功能而引起高血壓危象（酪胺效應）與肝臟毒性。

🔍 抗憂鬱的藥物不良的反應及其處理

抗膽鹼能的副作用	1. 是 TCAs 治療中最常見的副作用 2. 出現的時間早於藥物發揮抗憂鬱效果的時間 3. 表現為口乾、便秘、視物模糊等 4. 患者一般隨著治療的延續可以耐受，症狀將會逐漸減輕 5. 嚴重者會出現尿瀦留、腸麻痺 6. 處理的方式：原則上要減少抗憂鬱藥物的劑量，在必要時可以加上擬鹼能藥來物對抗副作用
中樞神經系統的副作用	1. 多數 TCAs 具有鎮靜的功能，這一作用與其組胺受體結合力相平行 2. 若中樞神經系統不穩定，可減少劑量或換用抗憂鬱藥物，或採用 β 受體阻滯劑（如普　洛爾）治療 3. TCAs 可以誘發癲癇。在癲癇患者或有癲癇病史的患者中，該類藥物容易促發癲癇發作，特別是在開始用藥或加量過快和用量過大時 4. TCAs 導致的藥源性意識模糊或譫妄，老年患者之中易於出現，並且與血藥濃度密切相關 5. TCAs 誘導的腦電圖異常也與血藥濃度密切相關 6. TCAs 還有誘發睡前幻覺、精神病性症狀及躁症的報導
心血管的副作用	1. 心血管的副作用是主要的不良反應 2. 腎上腺受體的阻斷會發生體位性低血壓、心跳過速、頭暈等，老年人和患有充血性心力衰竭的病人更為多見 3. TCAs 的奎尼丁樣作用可能與藥物所導致的心律不整有關 4. TCAs 還會引起 P-R 間期和 QRS 時間延長，引起危險的 II 度和 III 度傳導阻滯，因而不可用於具有心臟傳導阻滯的病人
性方面的副作用	1. 因為憂鬱症本身和抗憂鬱藥物均會引起性功能障礙，故應詳細詢問病史，弄清楚是疾病的表現還是藥物的副作用 2. 與三環類抗憂鬱藥物有關的性功能障礙包括陽痿、射精障礙、男性和女性性趣和性快感降低 3. 性功能障礙會隨著憂鬱症狀的好轉和藥量的減少而改善
體重增加	1. 可能與組胺受體阻斷有關 2. 有些病人會出現外圍性浮腫，此時要限制鹽的攝取
過敏反應	1. 輕度皮疹，經過對症治療可以繼續用藥；對於較嚴重的皮疹，應當逐漸減、停藥物 2. 進一步的治療，要避免使用已發生過敏的藥物。偶爾有粒細胞缺乏發生，一旦出現要立即停藥，而且以後禁用
過量中毒	1. 超量服用或誤服會發生嚴重的毒性反應，而危及生命 2. 死亡率較高，一次吞服米帕明 1.25g 即會致死 3. 臨床表現為昏迷、癲癇發作、心律不整三聯症，還會有高熱、低血壓、腸麻痺、瞳孔擴大、呼吸抑制、心跳驟停 4. 處理的方式：試用毒扁豆鹼緩解抗膽鹼能作用，每 0.5-1 小時重複給藥 1mg-2mg。及時洗胃、輸液，積極地處理心律不整、控制癲癇發作 5. 由於三環類藥物的抗膽鹼能作用使胃內容物排空延遲，即使過量服入後數小時，仍然要採取洗胃的措施

補充站：

　　三環抗憂鬱藥的大多數副作用較輕，但是有時也足以影響治療。發生的頻率及嚴重程度與劑量和血藥濃度呈現正相關，同時與身體狀況亦有關。

15-9 精神疾病的藥物治療（三）

10. 選擇性 5-HT 再攝取抑制劑：其優點（與 TCAs 比較）為幾乎無抗膽鹼能的不良反應，抗組胺功能，若鎮靜功能較少，則不增加食慾，無拮抗 alpha1 腎上腺受體的不良反應，很少會引起體位性低血壓、心悸、ECG 異常、房室傳導阻滯，極少有藥物過量的危險性，每天服藥 1 次，很少需要調整劑量，使用起來相當方便，適用的族群相當廣泛。

11. 常用藥物與適應症：⑴氟西丁（Fluoxetine）：憂鬱障礙、強迫症、神經性貪食症；⑵帕羅西汀（Paroxetine）：憂鬱障礙、強迫症、驚恐發作、社交恐懼症；⑶舍曲林（Sertraline）：憂鬱障礙、強迫症、驚恐發作；⑷西酞普蘭（citaprolam）：憂鬱障礙、強迫。

12. SSRIs 的不良反應：⑴消化道 5-HT 興奮症狀：噁心、嘔吐、腹瀉、口乾；⑵CNS：神經質、激動、失眠、震顫、頭痛；⑶性功能障礙：抑制性興奮；⑷高 5-HT 症候群（SSRIs 與 MAOI 或高劑量的 TCAs 合併使用時發生）：激動、不安、肌陣攣、反射亢進、大量出汗、手抖、震顫、腹瀉、腹痛、共濟失調、驚厥、昏迷、甚至死亡。

13. 治療強迫症的藥物：⑴TCAs：僅有氯丙米嗪；⑵所有的選擇性 5-HT 再攝取抑制劑；⑶治療劑量高於抗憂鬱的劑量；⑷鞏固治療的時間更長，容易再發。

（三）抗躁症藥（心境穩定劑）

1. 定義：用於治療躁症，並對躁症與憂鬱復發具有預防功能，不會引起躁症與憂鬱兩種臨床互相轉變的藥物。

2. 主要的藥物有：碳酸鋰（Lithium Carbonate），抗驚厥藥包括：卡馬西平（Carbamazepine）與丙戊酸鹽（Valproate Sodium or Magnesium）。

3. 適應症：⑴治療躁症與輕躁症；⑵與抗精神病藥或苯二卓類藥聯合使用治療急性躁症興奮；⑶預防雙相障礙躁症與憂鬱的復發；⑷與抗憂鬱藥聯合使用治療雙相憂鬱，並預防抗憂鬱藥所引起的轉躁。

4. 鋰鹽的劑量與血鋰濃度監測：⑴鋰鹽的治療劑量與中毒劑量接近，因此在治療期間需要監測血鋰濃度，以調整劑量；⑵在治療頭 3 週需要根據血鋰來調整劑量；⑶在早晨服藥前取血測定血鋰的濃度；⑷急性期治療有效濃度範圍為 0.8 ～ 1.2mmol/L；⑸預防復發的血鋰濃度範圍為 0.5 ～ 0.8mmol/L；⑹中毒血鋰濃度為 >1.4mmol/L；⑺服藥的方法：逐漸增加劑量至有效血鋰濃度，在飯後服藥，以減少碳酸鋰對胃的刺激，減少消化道的反應；⑻小孩與老年的劑量要較低。

5. 碳酸鋰的不良反應：⑴早期不良反應：口乾、多飲、多尿、震顫、疲勞乏力；⑵後期的不良反應：手細震顫（粗大震顫是鋰中毒的先兆）、多尿及腎濃縮功能減弱，甲狀腺增大與甲低、記憶損害、ECG 改變（T 波低平，QRS 增寬）。

6. 碳酸鋰的中毒症狀：⑴嚴重噁心、嘔吐、腹瀉；⑵手與肢體的粗大震顫；⑶共濟失調、拼音不清；⑷肌束震顫、反射亢進；⑸意識模糊、昏迷；⑹驚厥；⑺腎功能衰竭；⑻心臟功能紊亂。

新型的抗憂鬱藥物

氟西汀	半衰期最長，其活性代謝產物的半衰期可達 7～15 天。最理想的劑量是 20mg／天，隨著劑量增加副作用也有所增加。在強迫症和貪食症及減肥的治療中，劑量相對較大。對肝臟 CYP2D6 酶抑制作用較強，與其他有關藥物合併使用時有所禁忌
帕羅西汀	對伴隨著焦慮的憂鬱症較為適合。起始劑量為 20mg，根據情況每次加 10mg，間隔時間應不少於 1 週。停藥太快有撤藥反應，因此撤藥要緩慢地進行。和氟西汀一樣，帕羅西汀對 CYP2D6 等酶的抑制作用也較強
舍曲林	適用於各種憂鬱病人。抗憂鬱的開始劑量為 50mg／天，可以酌情加量。舍曲林對肝臟細胞色素 P450 酶抑制作用弱，故很少與其他藥物發生配藥禁忌
氟伏沙明	適應症和副作用與其他 SSRIs 相類似。每日劑量大於 100mg 時，可以分為 2 次服用。氟伏沙明對肝臟 CYP1A2 酶抑制作用強，應注意相應的藥物配合禁忌
西酞普蘭	適應症與其他的 SSRIs 類似。西酞普蘭對肝臟細胞色素 P450 酶的影響在 SSRIs 中最小，因此幾乎不帶有藥物配對的禁忌

補充站

1. 新型抗憂鬱藥物

傳統抗憂鬱藥物 TCAs 和 MAOIs 由於毒副作用使其應用受到一定的限制。新型抗憂鬱藥物與傳統藥物相比療效相當，毒的副作用較小，使用安全。

選擇性 5- 羥色胺再攝取抑制劑：是 1980 年代開發並試用於臨床的一類新型抗憂鬱藥物。目前已用於臨床的 SSRIs 有 5 種：氟西汀、帕羅西汀、舍曲林、氟伏沙明和西酞普蘭。這類藥物選擇性抑制突觸前膜對 5-HT 的回收，對 NE 影響很小，幾乎不影響 DA 的回收。其中的帕羅西汀、氟伏沙明有輕度的抗膽鹼能功能。

這類藥物的適應症包括憂鬱症、強迫症、驚恐症和貪食症，但是不同的 SSRIs 對不同標靶症狀的劑量、起效時間、耐受性和療效不同。臨床特點有：抗憂鬱作用與 TCAs 相當，但對嚴重憂鬱的療效可能不如 TCAs；半衰期較長，多數只需要每天給藥 1 次，療效在停藥較長時間之後才會逐漸消失；心血管和抗膽鹼副作用輕微，在過量時較為安全，前列腺肥大和青光眼患者可用；其副作用主要包括噁心、腹瀉、失眠、不安和性功能障礙，多數副作用持續的時間較短、過性（Transient）、可以產生耐受；與其他抗憂鬱藥合併使用常常增強療效，但是應避免與 MAOIs 等合併使用，否則易導致 5-HT 過多的症候群。

2. 藥物的選擇

氯米帕明鎮靜作用較弱，適用於遲滯性憂鬱以及兒童遺尿症。氯米帕明和選擇性 5-HT 再攝取抑制劑一樣，既能改善憂鬱也是治療強迫症的有效藥物。阿米替林鎮靜和抗焦慮作用較強，適用於激越性憂鬱。多塞平抗憂鬱作用相對較弱，但鎮靜和抗焦慮作用較強，常用於治療惡劣心境障礙和慢性疼痛。

15-10 精神疾病的藥物治療（四）

7. 鋰中毒的預防與治療：(1)定期監測血糖的濃度，特別是高危險族群；(2)避免低鹽飲食；(3)一旦中毒，立即停藥，補水補鈉促進鋰的排泄，對嚴重的病例做透析，對症處理。

8. 卡馬西平與丙戊酸鹽：主要用於：(1)鋰鹽治療無效的雙相患者；(2)快速循環的雙相患者（對鋰鹽不敏感）；(3)不能耐受鋰鹽的患者；(4)丙戊酸鹽的安全性相對比卡馬西平高。

9. 不良的反應：(1)卡馬西平：頭暈、嗜睡、噁心、嘔吐、複視、粒細胞缺乏症；(2)丙戊酸鹽：鎮靜，疲勞，震顫，消化道反應。

10. 抗焦慮藥：苯二氮卓類藥，其藥理的功能爲抗焦慮、鎮靜催眠、抗驚厥、肌肉鬆弛的功能。

11. 治療焦慮的藥物：(1)基本的抗焦慮藥：苯二氮卓類藥、丁螺環酮；(2)其他具有抗焦慮功能的藥物：一些 TCAs，SSRI、b 受體拮抗劑（心得安等）。

12. 如何使用 BZs：(1)抗焦慮之短效功能（小於 12 小時）：蘿拉西泮（Tid）；(2)抗焦慮之長效功能（超過 24 小時）：安定（Diazepam），氯硝安定（Chlorazepate），阿普唑侖（Alprazolam; Bid 或 Tid）；(3)用於催眠：短效（三唑侖，米噠唑侖；用於入睡困難），長效（硝基安錠，氟安錠；用於易醒和早醒）。

13. 不良的反應：(1)嗜睡，眩暈；(2)運動協調性，大劑量會影響駕駛及操作機器；(3)撤藥的症狀：焦慮，失眠，震顫，感覺過敏，抽搐（相當罕見）。

14. 丁螺環酮：5-HT1A 受體弱激動劑，與 BZ 受體無親和力，不會引起鎮靜和依賴，起效較慢。

（四）單胺氧化酶抑制劑

單胺氧化酶抑制劑（MAOIs）主要分爲兩大類型。一類稱爲不可逆性 MAOIs，即以胺類化合物及反苯環丙胺爲代表的老一代 MAOIs，因爲副作用較大，禁忌較多，在臨床上已經基本上不用；另一類爲可逆性 MAOIs，是以嗎氯貝胺爲代表的新一代 MAOIs。MAOIs 爲第二線的藥物，主要用於三環類或其他藥物治療無效的憂鬱症。此外，對伴隨著睡眠過多、食慾和體重增加的非典型憂鬱、輕度憂鬱或焦慮憂鬱混合狀態效果較好。嗎氯貝胺的禁忌較老一代 MAOIs 少。在治療起始時，劑量爲 300 ～ 450mg／天，分 3 次服用。從第 2 週起，逐漸地增加劑量，最大可以達到 600mg／天。

鋰鹽的作用機制

1. 鋰鹽的作用機制目前尚未明朗，主要集中在電解質、中樞神經遞質、環磷酸腺苷幾個方面。鋰鹽能置換細胞內鈉離子，降低細胞的興奮性
2. 能與鉀、鈣和鎂離子相互作用，改變其細胞內外分布，取代這些離子的某些生理功能
3. 鋰鹽能抑制腦內去甲腎上腺素、多巴胺和乙醯膽鹼的合成和釋放，並增加突觸前膜對去甲腎上腺素和 5- 羥色胺的再攝取
4. 鋰鹽還能促進 5- 羥色胺的合成和釋放。鋰鹽能抑制腺苷酸環化酶，使第二信使環磷酸腺苷（cAMP）生成減少，降低標靶細胞生理效應

碳酸鋰的適應症

1. 碳酸鋰的主要適應症是躁狂症，它是目前治療躁狂症的首選藥物，對躁狂症和雙相情感障礙的躁狂或憂鬱發作有預防的功能
2. 分裂情感性精神病也可以用鋰鹽治療。對精神分裂症伴有情緒障礙和興奮躁動者，可以作為抗精神病藥物治療的增效藥物

碳酸鋰的用法和劑量

1. 常用碳酸鋰每片 250mg，飯後給藥，一般開始每次給 250mg，每天 2～3 次，逐漸增加劑量，有效劑量範圍為 750～1500mg ／天，偶爾可達 2000mg ／天
2. 鋰鹽的中毒劑量與治療劑量接近，有必要監測血鋰濃度，可以據此調整劑量、確定有無中毒及中毒程度。在治療急性病例時，血鋰濃度宜為 0.8～1.0mmol ／ 1，超過 1.4mmol ／ 1 易產生中毒反應，尤其老年人和有器質性疾病患者易發生中毒
3. 鋰鹽治療一般在 7～10 天起效。為儘快控制急性躁症症狀，會在治療開始時，與氯丙嗪或氟哌啶醇或苯二氮草類藥物合併使用
4. 待興奮症狀控制後，應逐漸將抗精神病藥物和苯二氮卓類藥物撤去，否則長時間合併使用可以掩蓋鋰中毒的早期症狀

鋰鹽的維持治療

1. 鋰鹽的維持治療適用於雙相情感障礙及躁症的反覆發作者。鋰鹽能夠減少再發次數和減輕發作的嚴重程度。維持治療的時間為 1 年，甚至更長的時間
2. 維持治療量為治療量的一半，即每天 500～750mg，保持血鋰濃度約為 0.4～0.8mmol ／ L
3. 一般在首次發病治癒之後，可以不用維持治療

補充站

　　心境穩定劑（Mood Stabilizers，也譯為情緒穩定劑），又稱為抗躁症藥物（Antlmanic Drugs），是治療躁症以及預防躁症或憂鬱發作的藥物。主要包括鋰鹽（碳酸鋰）和某些抗癲癇藥，如卡馬西平、丙戊酸鹽等。此外，抗精神病藥物如氯丙嗪、氟呱啶醇等以及苯二氮卓類藥物，又例如氯硝西泮、蘿拉西泮等，雖然不是心境穩定劑，但是對躁症發作也有相當程度的療效。

15-11 精神疾病的藥物治療（五）

（五）鋰鹽的副作用

鋰在腎臟與鈉競爭重新吸收，缺鈉或腎臟疾病容易導致體內鋰的蓄積中毒。其副作用與血鋰濃度有關。一般發生在服藥之後 1～2 週，有的出現較晚。常飲淡鹽水可以減少副作用。**1. 早期的副作用：**無力、疲乏、愛睡、手指震顫、厭食、上腹不適、噁心、嘔吐、稀便、腹瀉、多尿、口乾等。**2. 後期的副作用：**由於鋰鹽的持續攝取，病人持續多尿、煩渴、體重增加、甲狀腺腫大、黏液性水腫、手指細震顫。粗大震顫顯示血藥濃度已接近中毒水準。鋰鹽干擾甲狀腺素的合成，女性病人會引起甲狀腺功能減退。類似低鉀血症的心電圖改變亦會發生，但是為可逆的，可能與鋰鹽取代心肌鉀有關。**3. 鋰中毒的先兆：**表現為嘔吐、腹瀉、粗大震顫、抽動、呆滯、困倦、眩暈、拼音不清和意識障礙等。要即刻檢測血鋰濃度，若血鋰超過 1.4mmol/l 時要減量。若臨床症狀嚴重要立即停止鋰鹽治療。血鋰濃度越高，則腦電圖改變越明顯，因而監測腦電圖有一定的價值。

（六）鋰中毒及其處理

引起鋰中毒的原因很多，包括腎鋰廓清率下降、腎臟疾病的影響、鈉的攝取減少、患者自服過量、年老體弱，以及血鋰濃度控制不當等。中毒症狀包括：共濟失調、肢體運動協調障礙、肌肉抽動、言語不清和意識模糊，重者昏迷、死亡。一旦出現毒性反應必須立即停用鋰鹽，大量給予生理鹽水或高滲鈉鹽加速鋰的排泄，或進行人工血液透析。一般並無後遺症。

（七）具有心境穩定功能的抗癲癇藥物

有數種抗癲癇藥物可以作為心境穩定劑。常用的是卡馬西平和丙戊酸鹽。近年開發的一些新型抗癲癇藥物，例如加巴噴丁（gabapentin）、拉莫三嗪（1amotngme）和托吡酯（topiramate）等也用於情感性精神障礙的治療。**1. 卡馬西平（carbamazepine）：**對治療急性躁症和預防躁症發作均有效，尤其對鋰鹽治療無效的、不能忍耐鋰鹽副作用的，以及快速循環發作的躁症患者，效果較好。卡馬西平與鋰鹽合併使用可以預防雙相患者復發，其療效比鋰鹽與抗精神病藥物合併使用好。青光眼、前列腺肥大、糖尿病、有酒癮者要慎用，白血球減少、血小板減少、肝功能異常及孕婦禁用。起始劑量 400mg／天，分 2 次口服，每 3～5 天增加 200mg，劑量範圍 400～1600mg／天，血漿水準要達到 4～12mg／l。劑量增加太快，會導致眩暈或共濟失調。卡馬西平具有抗膽鹼能的功能，在治療期間會出現視物模糊、口乾、便秘等副作用。偶爾會引起白血球和血小板的減少及肝損害。要監測血象的改變。**2. 丙戊酸鹽（valproate）：**常用的有丙戊酸鈉和丙戊酸鎂。丙戊酸對躁症的療效與鋰鹽相當，對混合型躁症、快速循環型情感障礙，以及鋰鹽治療無效者可能療效更好。肝臟和胰腺疾病者慎用，孕婦禁用。起始劑量 400～600mg／天，分 2～3 次服用，每隔 2～3 天增加 200mg，劑量範圍 800～1800mg／天。治療濃度應達 50～100mg/l。常見副作用為胃腸刺激症狀以及鎮靜、共濟失調、震顫等。轉氨酶升高較多見，造血系統不良反應少見，極少數病人出現罕見的中毒性肝炎和胰腺炎。

藥物治療在精神疾病臨床應用之適應症和禁忌症

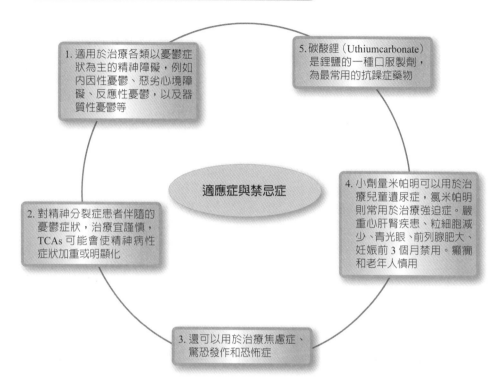

1. 適用於治療各類以憂鬱症狀為主的精神障礙，例如內因性憂鬱、惡劣心境障礙、反應性憂鬱，以及器質性憂鬱等

5. 碳酸鋰（Uthiumcarbonate）是鋰鹽的一種口服製劑，為最常用的抗躁症藥物

適應症與禁忌症

4. 小劑量米帕明可以用於治療兒童遺尿症，氯米帕明則常用於治療強迫症。嚴重心肝腎疾患、粒細胞減少、青光眼、前列腺肥大、妊娠前 3 個月禁用。癲癇和老年人慎用

2. 對精神分裂症患者伴隨的憂鬱症狀，治療宜謹慎，TCAs 可能會使精神病性症狀加重或明顯化

3. 還可以用於治療焦慮症、驚恐發作和恐怖症

 補充站

知識

　　進一步的研究發現，抗憂鬱藥物對遞質再攝取的抑制作用是立即發生的，而長期用藥後則可以降低受體的敏感性（下調作用），這與抗憂鬱藥物的臨床效應滯後（用藥 2～3 週後起效）密切相關。NE 再攝取的阻斷使得突觸間隙內源性 NE 濃度增加，進而可以降低突觸前 α_2 腎上腺素受體的敏感性，長期使用還能減少中樞 α_2 受體的數目。5-HT 再攝取的抑制，首先也是增加胞體部位突觸間隙內源性 5-HT 濃度，透過下調突觸前胞體膜上的 5-HT$_{1A}$ 受體，增加末梢釋放 5-HT，進而下調突觸後膜受體，最終達到抗憂鬱的功能。

　　除了阻滯 NE 和 5-HT 再攝取發揮治療的功能之外，三環類抗憂鬱藥和傳統抗精神病藥一樣也具有 M_1、α_1 和 H_1 受體阻斷作用，在臨床應用中同樣可以導致口乾、便秘、視物模糊、頭暈、體位性低血壓、鎮靜、嗜睡和體重增加等副作用。經過急性期的抗憂鬱治療，憂鬱症狀已經緩解，此時要以有效的治療劑量繼續鞏固治療 6 個月。隨後進入維持治療階段。維持劑量通常低於有效治療劑量，可以視病情及副作用情況逐漸減少劑量，一般維持 6 個月或更長時間。最終緩慢逐步減、停藥物。反覆頻繁發作者要長期地維持，發揮預防再發作的功能。

15-12 精神疾病的藥物治療（六）

（八）抗焦慮藥物

抗焦慮藥物（Anxiolytics）的使用範圍相當廣泛，種類較多，具有中樞或外圍神經系統抑制作用的藥物都曾列入此類，並用於臨床。目前，應用最廣泛的爲苯二氮革類，其他還有丁螺環酮、β 腎上腺素受體阻滯劑普萘洛爾，以及部分三環類抗憂鬱藥和抗精神病藥等。苯二氮革類除了抗焦慮的功能之外，常作爲鎮靜催眠藥物使用，因此被濫用現象較爲嚴重，如何適度地使用還是值得注意的問題。

1. 苯二氮革類（Benzodiazepines）：目前有 2,000 多種衍生物，國內常用的只有 10 餘種。苯二氮革類藥物作用於 γ- 氨基丁酸（GABA）受體、苯二氮革受體和氯離子通道的合成物。通過增強 GABA 的活性，進一步開放氯離子通道，氯離子大量進入細胞內，引起神經細胞超極化，從而發揮中樞的抑制功能。實際的表現爲 4 類藥理作用：抗焦慮作用，可以減輕或消除神經症病人的焦慮不安、緊張、恐懼情緒等；鎮靜催眠作用，對睡眠的各期都有不同程度的影響；抗驚厥作用，可以抑制腦部不同部位的癲癇病灶的放電不向週邊擴散；骨骼肌鬆弛作用：係抑制脊髓和脊髓上的運動反射所導致。

(1)適應症和禁忌症：苯二氮革類既是抗焦慮藥也是鎮靜催眠藥。臨床的應用相當廣泛，用於治療各類神經症、各種失眠以及各種軀體疾病伴隨出現的焦慮、緊張、失眠、自主神經系統紊亂等症狀，也可以用於各類伴焦慮、緊張、恐懼、失眠的精神病，以及激動性憂鬱、輕性憂鬱的輔助治療。還可以用於癲癇治療和酒精急性戒斷症狀的替代治療。凡有嚴重心血管疾病、腎病、藥物過敏、藥物依賴、妊娠前 3 個月、青光眼、重症肌無力、酒精及中樞抑制劑在使用時要禁用。老年、兒童、分娩之前及分娩之中慎用。

(2)藥物的選擇：一般臨床醫生對神經症患者均千篇一律地給予地西泮，或者兩種甚至 3 種苯二氮革類藥物同時使用，這是不合理的。在選擇藥物時，既要熟悉不同藥物的特性，又要整合患者的特色。若患者有持續性焦慮和身體的症狀，則以長半衰期的藥物爲宜，例如地西泮、氯氮卓。若患者焦慮呈現波動的形式，則要選擇短半衰期的藥物，例如奧沙西泮、蘿拉西泮等。阿昔唑侖具有抗憂鬱的功能，伴隨著憂鬱的患者可以選擇使用此藥。對睡眠障礙經常使用氟西泮、硝西泮、艾司唑侖、氯硝西泮、眯達唑侖等。氯硝西泮對癲癇有較好的效果。在戒酒時，地西泮替代最好。緩解肌肉緊張可以使用蘿拉西泮、地西泮、硝西泮。

(3)用法和劑量：多數苯二氮革類的半衰期較長，所以無須每天 3 次給藥，每天 1 次即可。或因爲病情的需要，開始可以每天 2 ～ 3 次，在病情改善之後，可以改爲每天 1 次。苯二氮革類治療開始時可以使用小劑量，3 ～ 4 天加到治療量。急性期病人在開始時劑量可以稍大些，或靜脈給藥，以控制症狀。

(4)維持治療：神經症患者，病情常因爲心理社會因素而波動，症狀時重時輕。因此，苯二氮革類藥物在控制症狀之後，無須長期使用，長期地使用也不能預防疾病的再發。且長期使用易於導致依賴性。撤藥宜逐漸而緩慢地進行，在緩慢減藥之後仍然可以維持較長時間的療效。

其他遞質機制的新型抗憂鬱藥物

曲唑酮（Trazodone）和奈法唑酮（Nefazodone）

1. 藥理作用既阻滯 5-HT 受體又選擇性地抑制 5-HT 再攝取
2. 這二種藥物透過 CYP2D6 酶介導而生成一個共同的代謝產物 m 氯苯呱哮（mCPP）
3. 曲唑酮和奈法唑酮適用於伴隨焦慮、激越、睡眠障礙的憂鬱患者，以及對 SSRIs 治療不能耐受、出現性功能障礙或無效的憂鬱患者
4. 5-HT 阻滯所導致的副作用為愛睡、視像存留（少見）和乏力
5. CYP2D6 缺乏或抑制時，mCPP 生成增多，導致頭暈、失眠、激動、噁心等
6. 起始用藥出現激動和流感狀症狀，表明致焦慮的 mCPP 產生較多
7. 曲唑酮鎮靜作用較強，還會引起陰莖異常勃起
8. 換用或加用 SSRIs 需要謹慎，缺乏 CYP2D6 酶者要慎用

米安色林（Mlanserln）和米氮平（M-rtazapme）

其藥理作用主要是拮抗突觸前 α_2 腎上腺素受體，以增加去甲腎上腺素能的傳遞。還對 5-HT$_2$ 和 H$_1$ 受體具有阻斷作用。因此，除了抗憂鬱的功能之外，還有較強的鎮靜和抗焦慮的功能。有體重增加、鎮靜副作用，少有性功能障礙或噁心腹瀉。米安色林有引起粒細胞減少的報導，要監測血象

萬拉法新（Venlafaxine）

該藥具有劑量依賴性單胺藥理學特徵，低劑量僅有 5-HT 再攝取阻滯，中至高劑量有 5-HT 和 NE 再攝取阻滯，非常高的劑量有 DA 以及 5-HT 和 NE 再攝取阻滯。中至高劑量用於憂鬱、嚴重憂鬱和難治性憂鬱的病人，低劑量時與 SSRIs 沒有多大差別，可以用於遲滯、睡眠過多、體重增加和非典型憂鬱。低劑量時副作用與 SSRIs 類似，例如噁心、激動、性功能障礙和失眠；中至高劑量時副作用為嚴重的失眠、激動、噁心，以及頭痛和高血壓。撤藥反應常見，例如胃腸反應、頭暈、出汗等

安非他酮（Buproplon）

又稱為布普晶，既有 DA 再攝取抑制作用，又具有激動 DA 的特性，長期大劑量服用可使 β 腎上腺素受體下調。適用於遲滯性憂鬱、睡眠過多、認知緩慢或假性痴呆症及對 5-HT 能藥物無效或不能耐受者，還可用於注意缺陷障礙、戒菸、興奮劑的戒斷和渴求。常見的副作用有坐立不安、失眠、頭痛、噁心和出汗。有誘發癲癇的報導

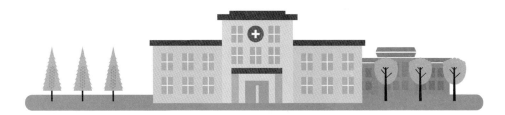

15-13 精神疾病的藥物治療（七）

(5)副作用：苯二氮革類藥物的副作用較少，一般皆能很好地耐受，偶爾會有嚴重併發症。最常見的副作用為嗜睡、過度鎮靜、智力活動受到影響、記憶力受損、運動的協調性減低等。

上述的副作用常見於老年或有肝臟疾病者。血液、肝和腎方面的副作用較為少見。偶爾會見到興奮、夢魔、譫妄、意識模糊、憂鬱、攻擊、敵視行為等。

在妊娠前 3 個月服用時，有引起新生兒唇裂、齶裂的報導。苯二氮革類藥物的毒性作用很小。

有自殺目的服入過量藥物者，如果同時服用其他的抗精神病藥物或酒精易於導致死亡。

單獨服藥過量者常會進入睡眠，會被喚醒，血壓略微下降，在 24～48 小時之後會轉醒。

處理的方式主要是洗胃、輸液等綜合性措施。血液透析往往無效。

(6)耐受與依賴：苯二氮革類可以產生耐受性，在使用數週之後需要調整劑量，才能取得更好的療效；在長期使用之後會產生依賴性，包括身體依賴和精神依賴，與酒精和巴比妥可發生交叉依賴。軀體依賴症狀多發生在持續 3 個月以上者。突然中斷藥物，將引起戒斷症狀。戒斷症狀大多為焦慮、激動、易於激動、失眠、震顫、頭痛、眩暈、多汗、煩躁不安、耳鳴、人格解體及胃腸症狀（噁心、嘔吐、厭食、腹瀉、便秘）。嚴重者會出現驚厥，此現象罕見但是會導致死亡。因此，苯二氮革類藥物在臨床應用中要避免長期使用。停藥宜逐步緩慢進行。

2. 丁螺環酮（Buspirone）：是非苯二氮革類新型抗焦慮藥物，化學結構屬於阿桼呱隆類（Azapirones），係為 5-HT$_{1A}$ 受體的部分激動劑。在通常的劑量下並沒有明顯的鎮靜、催眠、肌肉鬆弛功能，也無依賴性的報導。主要適用於廣泛性焦慮症，還可以用於伴隨著焦慮症狀的強迫症、酒精依賴、衝動攻擊行為以及憂鬱症。對驚恐發作療效不如三環抗憂鬱藥。與其他的鎮靜藥物、酒精並沒有互動。並不會影響患者的機械操作和車輛駕駛。孕婦、兒童和有嚴重心、肝、腎功能障礙者要謹慎使用。抗焦慮治療的劑量範圍 15～45mg／天，分 3 次口服。其起效比苯二氮革類慢。在用於憂鬱症時劑量要大些，劑量範圍為 60～90mg／天。不良的反應較少，例如口乾、頭暈、頭痛、失眠、胃腸功能紊亂等。

抗焦慮藥物的製劑及用法

鹽酸氯丙嗪 （Chlorpromazine Hydrochloride）	一般口服量 12.5 ～ 50mg ／次，2 次／日。肌内注射，25 ～ 50mg ／次。治療精神病宜從小劑量開始，輕症 300mg ／日，重症 600 ～ 800mg ／日，好轉後逐漸減用維持量（50 ～ 100mg ／日）。拒服藥者使用 50 ～ 100mg ／次，加於 25% 葡萄糖溶液 20ml 内，緩慢靜脈注射
奮乃靜 （Perphenazine）	一般 2 ～ 4mg ／次，3 次／日。5 ～ 10mg ／次，肌内注射。治療精神病：輕症 20 ～ 30mg ／日，重症 40 ～ 60mg ／日，分 2 次肌内注射
鹽酸三氟拉嗪 （Trifluperazine Hydrochloride）	10 ～ 30mg ／次，分 3 次服用
鹽酸氟奮乃靜 （Fluphenazine Hydrochloride）	2 ～ 20mg ／日
氟奮乃靜癸酸酯 （Fluphenazine Decanoate）	每 2 週 25mg，肌内注射
氟普噻噸 （Chlorprothixene）	輕症 150mg ／日，重症 300 ～ 600mg ／日，口服
氟呱啶醇 （Haloperidol）	口服 2 ～ 10mg ／次，3 次／日，肌内注射，5mg ／次
氟呱利多 （Droperidol） 治療精神分裂症	10 ～ 30mg ／日，分 1 ～ 2 次，肌内注射。神經安定鎮痛：每次 5mg，加入芬太尼 0.1mg，在 2 ～ 3 分鐘内緩慢靜脈注入，5 ～ 6 分鐘内若未達一級淺麻狀態，可以追加半量至一倍量。麻醉前給藥：在手術之前半小時要肌内注射 2.5 ～ 5mg
鹽酸米帕明 （Imipramine Hydrochloride）	25 ～ 75mg ／次，3 次／日。年老體弱者每日自 12.5mg 開始，逐漸增量
阿米替林 （Amitriptyline）	75 ～ 150mg ／日，分 3 次口服。碳酸鋰（Lithium Carbonate）由小劑量開始，0.5g ／日，遞增至 0.9 ～ 1.8g ／日，分 3 ～ 4 次口服

▶ 補充站

 知 識

1. 藥物禁忌：本類藥物相對較安全，除對藥物過敏和有依賴性者外，無特殊禁忌症。有嚴重心血管、肝、腎疾病及嗜酒者慎用。
2. 焦慮：焦慮是多種精神病的常見症狀，焦慮症則是一種以急性焦慮反覆發作為特徵的神經官能症，並伴有植物神經功能紊亂。發作時，患者多自覺恐懼、緊張、憂慮、心悸、出冷汗、震顫及睡眠障礙等。無論是焦慮症或焦慮狀態，臨床多用抗焦慮藥治療。常用的為苯二氮類。

15-14 電子抽搐治療

1. 電量的調節
   ⑴原則上以引起痙攣發作的最小量為準。
   ⑵根據不同電子抽搐機類型來選擇電量。
   ⑶若未出現抽搐發作或發作不完全，大多為電極接觸不好或通電時間不夠，要盡快地在正確操作下重複治療一次，否則，要在增加電量 10mA 或酌情增加通電時間情況下來進行治療。

2. 治療的次數
   ⑴一般每天 1 次過渡到隔天 1 次，或者一開始就隔天 1 次，一個療程大約為 6 ～ 12 次。
   ⑵一般躁症的狀態 6 次左右即可；幻覺妄想狀態大多需要 8 ～ 12 次；憂鬱狀態介於兩者之間。

3. 抽搐發作
   ⑴抽搐發作與否與病人年齡、性別、是否服藥，及以往是否接受過電子抽搐治療有關。
   ⑵一般年輕的男性、未服鎮靜催眠和抗癲癇藥者，較易於發作。
   ⑶抽搐發作類似於癲癇大發作，可以分為四期：潛伏期、強直期、痙攣期和恢復期。

4. 抽搐之後的處理方式
   ⑴在抽搐停止、呼吸恢復之後，要將病人安置在安靜的室內，病人側臥更好。
   ⑵若呼吸的恢復不好，要及時執行人工呼吸。
   ⑶至少休息 30 分鐘，要專人護理，觀察生命的徵象和意識恢復情況，躁動者則要防止跌傷。待病人意識清醒之後，酌情起床活動進食。

5. 併發症及其處理的方式
   ⑴常見的併發症有頭痛、噁心、嘔吐、焦慮、可逆性的記憶減退、全身肌肉痠痛等，這些症狀無需處理。由於肌肉的突然劇烈收縮，關節脫位和骨折也是較為常見的併發症。
   ⑵脫位以下頷關節脫位為多，在發生之後要立即復位。
   ⑶骨折以 4 ～ 8 胸椎壓縮性骨折較為多見，要立即加以處理。
   ⑷年齡較大、治療期間使用具有抗膽鹼能作用藥物的病人，較易於出現意識障礙（程度較輕，晝輕夜重，持續的定位障礙，會有視幻覺）和認知功能受損（思想及反應遲鈍、記憶和理解能力下降）。
   ⑸此時，要停用電子抽搐治療。死亡極為罕見，大多與潛在的身體疾病有關。

電子抽搐治療之前的準備與操作的方法

治療之前的準備

詳細的體格檢查，包括神經系統檢查。再必要時，要做實驗室檢查和輔助性檢查，例如血液常規檢查、血液生化檢查、心電圖、腦電圖、胸部和脊柱攝影

→ 獲取知情同意 →

在治療之前 8 小時停服抗癲癇藥和抗焦慮藥，或治療期間避免使用這些藥物，禁食禁水 4 小時以上。在治療期間所使用的抗精神病藥、抗憂鬱藥或鋰鹽，要採用較低的劑量

通常於治療之前 15 ～ 30 分鐘皮下注射阿托品 0.5 ～ 1.0mg，防止迷走神經過度興奮，減少分泌物。若第一次治療呼吸的恢復情況不好，可以於以後每次治療之前 15 ～ 30 分鐘，皮下注射洛貝林 3.0 ～ 6.0mg

← 在治療之前要測量體溫、脈搏、血壓。若體溫在 37.5℃以上，脈搏 120 次／分鐘以上或低於 50 次／分鐘，血壓超過 150 ／ 100mmHg 或低於 90 ／ 50mmHg，要禁用

← 準備好各種急救藥品和儀器

→ 排空大小便，取出活動假牙，解開衣帶、領扣，取下髮夾等

操作的方法

病人仰臥在治療臺上，四肢保持自然伸直姿勢，在兩肩胛之間相當於胸椎中段處墊一個沙枕，使脊柱前突。為了防止咬傷，使用纏有紗布的壓舌板放置在病人一側上下臼齒間，或用專用牙墊放置兩側上下臼齒間。用手緊托下頷，防止下頷的脫位。另由助手保護病人的肩肘、髖膝關節及四肢

→ 電極的安置：將塗有導電凍膠或生理鹽水的電極緊密置於病人頭的頂部和非優勢側顳部或雙側顳部。非優勢側者的副作用較小，雙側者的抽搐效果較好

補充站

1. 為了減輕肌肉強直、抽搐，避免骨折、關節脫位等併發症的發生，目前已經推廣使用無抽搐電子休克治療。
2. 無抽搐電子休克治療的禁忌症比傳統的電子抽搐治療少，例如老年患者可以使用。
3. 無抽搐電子休克治療併發症的發生率比傳統的電子抽搐治療低，而且程度較輕。但是若出現麻醉意外、延遲性窒息、嚴重的心律不整，要立即給予心肺復甦術。

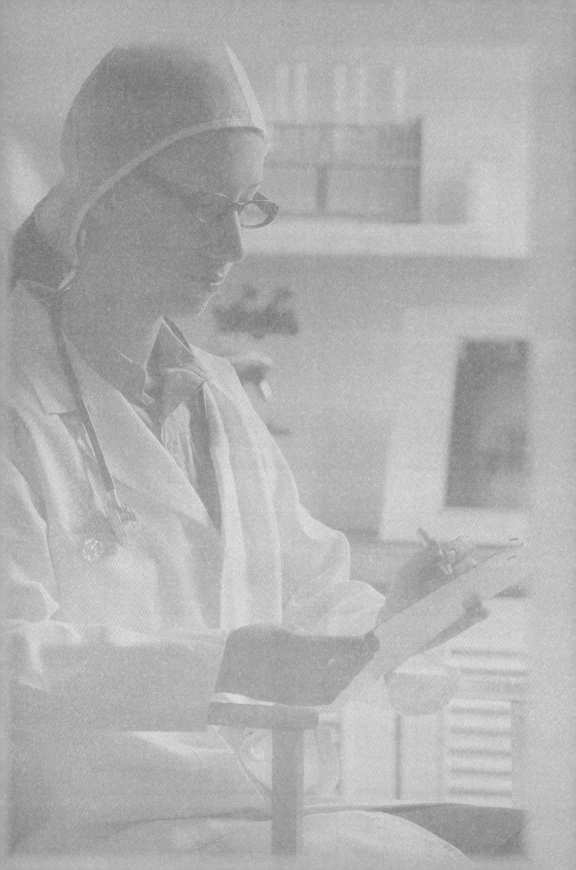

第 16 章
精神障礙的病因及症狀學

※本章學習目的※

1. 了解精神障礙的病因。

2. 了解精神障礙的症狀學。

3. 了解精神障礙的症狀：感覺障礙、知覺障礙、思想障礙、記憶障礙、智能障礙、情感障礙、意志行為障礙、意識障礙等類別。

16-1 精神障礙的病因與精神疾病的症狀學

（一）精神障礙的病因

　　按照致病因素的性質及其作用機制，將精神障礙的病因分為生物因素、心理因素和社會因素三大類，分別反映個人從三個不同的層面接受各種有害因素的影響。

1. 生物學因素
   ・遺傳因素　　　　　　　　　　・化學因素
   ・感染　　　　　　　　　　　　・性別因素
   ・腦和內臟器官疾病因素　　　　・年齡因素

2. 心理因素
   ・性格因素
   ・心理壓力因素

3. 社會因素
   ・環境因素
   ・文化因素

（二）精神疾病的症狀學

1. 專門研究精神症狀規律性的科學稱為精神疾病的症狀學。

2. 精神障礙的症狀也按照心理的三個流程歸納為感覺障礙、知覺障礙、思想障礙、記憶障礙、智慧障礙、情感障礙、意志行為障礙、意識障礙等類別。

   ⑴感覺、知覺障礙

   　a.感覺障礙：感覺是人對外界客觀事物個別屬性的感知（例如光、聲、物體的形狀、軟硬度）和身體的各種感覺（例如疼痛感、溫度感等）。

   　・感覺過敏（Hyperesthesia）：指對外界一般強度的刺激感受性增高。例如對陽光感到耀眼，微風的聲音感到震耳，開門聲感到如雷貫耳，普通的氣味感到異常濃郁刺鼻，皮膚的觸覺和痛覺也都非常敏感。大多見於神經症、癔症、感染後的虛弱狀態等。

   　・感覺減退（Hypoesthesia）：意指對外界刺激的感受性降低。例如對強烈的疼痛或者難以忍受的氣味都只有輕微的感覺。在嚴重時會對外界刺激不產生任何感覺，稱為感覺消失（Anesthesia）。見於各種程度的意識障礙、憂鬱狀態、僵硬狀態、催眠狀態等。感覺消失較多見於癔症。

   　・感覺倒錯（Paraesthesia）：意指對外界刺激產生與正常人不同性質或相反的異常感覺，例如對冷的刺激會產生灼熱感，在使用棉球輕觸皮膚時，病人會產生麻木感或疼痛感。大多見於癔症。

   　・內感性不適（體感異常，Senestopathia）：意指身體內部產生某種不舒適的感覺。此種感覺是異樣的，性質難以表達，定位的描述相對地模糊。例如感到某種牽拉、擠壓、撕扯、遊走、溢出、蟲爬等特殊感覺，往往成為疑病觀念的基礎。大多見於神經症、精神分裂症、憂鬱的狀態、顱腦外傷性精神障礙。

🔍 知覺障礙

錯覺（Illusion）

1. 對實際存在的客觀事物歪曲的知覺。例如將路旁的樹看成人，將電線看成蛇等

2. 正常人在光線暗淡、疲憊、恐懼、緊張、期盼的心理狀態下也會產生錯覺，但是經過驗證，一般可以很快地被糾正和消除。例如杯弓蛇影、草木皆兵等

幻覺（Hallucination）

1. 是在沒有實際刺激作用於感官的情況下而出現虛幻的知覺

2. 例如在周圍無人的情況下，患者會聽到有人命令他出去的聲音或看到某人在窗外

3. 幻覺是常見的知覺障礙，常與妄想同時出現

🔍 幻覺

聽幻覺	1. 又稱為幻聽，內容多樣化 2. 最多見的是言語性幻聽
視幻覺	1. 又稱為幻視，內容也相當豐富、多樣化，形象會清晰、明顯和具體化，但是有時也比較模糊 2. 常見於譫妄狀態、精神分裂症等
嗅幻覺	又稱為幻嗅，是指病人聞到一些令人不愉快的難聞氣味，常見於精神分裂症
味幻覺	1. 又稱為幻味，是指病人嘗到食物中有某種特殊的或奇怪的味道，因而拒食 2. 見於精神分裂症
觸幻覺	1. 又稱為幻觸，是指病人感到皮膚或黏膜上有蟲爬感、針刺感、麻木感等，也會有性接觸感 2. 可見於精神分裂症或腦刺激性精神病
內臟性幻覺	1. 病人感到自己的某一個內臟器官或部分扭轉、穿孔、破裂，或有昆蟲在腹腔內遊走等 2. 較多見於精神分裂症、憂鬱症

16-2 **精神疾病的症狀學（一）**

（二）精神疾病的症狀學

　　b.感知綜合障礙：是指對事物的本質能夠正確感知，但是對它們的個別屬性產生了與實際情況不相符合的知覺。例如形狀、大小、比例、距離等。

　　在臨床上常見下列幾種表現型式：

　　　・視物變形症：患者對某個物體的形狀、大小、顏色產生了錯誤的感知。

　　　・空間感知綜合障礙：病人感到周圍事物的距離、大小與方位發生變化，不能準確地判斷。

　　　・非眞實感（現實解體）：病人感到外界事物或周圍的一切變得模糊暗淡、不清晰、缺乏眞實感。常見於精神分裂症，中毒性或顱腦損傷所導致的精神障礙。

　　　・自我感知綜合障礙：病人感到自己的身體或某一部分發生了長短、粗細、大小等明顯改變。常見於精神分裂症、癲癇性精神障礙。

　(2)思想障礙

　　思想障礙是精神障礙患者的常見症狀，臨床表現多樣化，主要可以分爲思想形式障礙和思想內容障礙兩大類。

　　a.思想形式障礙：分思想聯想過程障礙和思想邏輯障礙。

　　　・思想奔逸

　　　・思想遲緩

　　　・思想貧乏

　　　・病理性贅述

　　　・思想鬆弛

　　　・思想破裂

　　　・病理性象徵性思想

　　　・語詞新作

　　　・邏輯倒錯性思想

　　　・詭辯性思想

　　　・持續言語

　　　・重複言語

　　　・刻板言語

　　　・模仿言語

　　b.思想內容障礙：最常見的症狀是妄想症。妄想（Delusion）是一種在病理基礎上產生歪曲的信念、病態的推理和判斷。其特點爲既不符合實際的情況，也與病人所受的教育程度及處境極端不符合，但是病人對此堅信不移，無法說服，也不能以親身體驗和經歷加以糾正。

　　　・妄想的分類：被害妄想、關係妄想、誇大妄想、罪惡妄想、疑病妄想、鍾情妄想、嫉妒妄想、影響妄想、內心被揭露感。

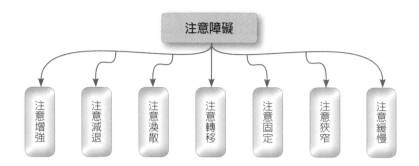

注意障礙

注意增強　注意減退　注意渙散　注意轉移　注意固定　注意狹窄　注意緩慢

記憶障礙

記憶增強

記憶減退

遺忘：1.順行性遺忘、2.逆行性遺忘、3.進行性遺忘、4.心因性遺忘

錯構

虛構

似曾相識症

舊事如新症

智能障礙

智能障礙可以分為精神發育遲滯和癡呆兩大類型

精神發育遲滯	1.精神發育遲滯（Mental Retardation）是指由於先天因素、生產期因素或在生長發育成熟之前，由於各種致病因素，例如遺傳、缺氧、感染、中毒、外傷、內分泌異常等，導致大腦的發育不良或受阻滯，使智能發育停留在低於同齡人士的水準。
癡呆	1.癡呆（Dementia）是指大腦智力發育成熟以後，由於各種後天的因素，例如感染、中毒、外傷、神經退行性病變等所導致的以智力嚴重減退為主的症候群。 2.癡呆分為全面性癡呆、部分性癡呆、假性癡呆（心因性假性癡呆和童狀癡呆）

16-3 精神疾病的症狀學（二）

（二）精神疾病的症狀學

(3)情感障礙
- ・情感高漲
- ・欣喜
- ・情感低落
- ・焦慮
- ・情感脆弱
- ・易於激怒
- ・情感遲鈍
- ・情感冷漠
- ・情感倒錯
- ・恐懼
- ・病理性心境惡劣

(4)意志行爲障礙
- a.意志活動障礙
  - ①意志增強
  - ②意志減退
  - ③意志缺乏
  - ④意向倒錯
- b.運動及行爲障礙
  - ①精神運動性興奮：協調性、不協調性
  - ②精神運動性抑制
  - ③強迫性動作
    - ・僵硬
    - ・緘默症
    - ・違拗症
    - ・刻板的動作
    - ・模仿的動作

(5)意識障礙
  對周圍環境的意識障礙
- ・嗜睡
- ・意識混濁
- ・昏睡
- ・昏迷
- ・朦朧狀態
- ・走動性自動症
- ・譫妄狀態

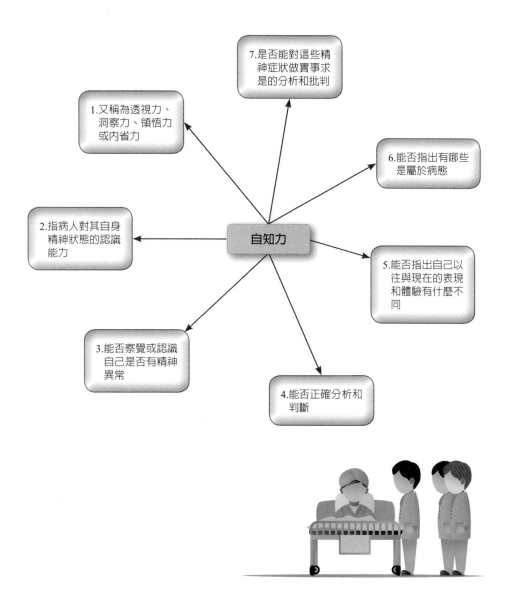

1.又稱為透視力、洞察力、領悟力或內省力

7.是否能對這些精神症狀做實事求是的分析和批判

6.能否指出有哪些是屬於病態

2.指病人對其自身精神狀態的認識能力

自知力

5.能否指出自己以往與現在的表現和體驗有什麼不同

3.能否察覺或認識自己是否有精神異常

4.能否正確分析和判斷

補充站：精神疾病症狀學的定義

　　精神疾病是指在內外各種疾病因素的影響下，大腦功能活動發生紊亂的現象，引起認知、情感與意志行為的過程出現不同程度的障礙。各種精神障礙的具體臨床表現，即為精神症狀。

　　研究精神症狀的規律性的科學稱為精神疾病症狀學，或臨床精神病理學。

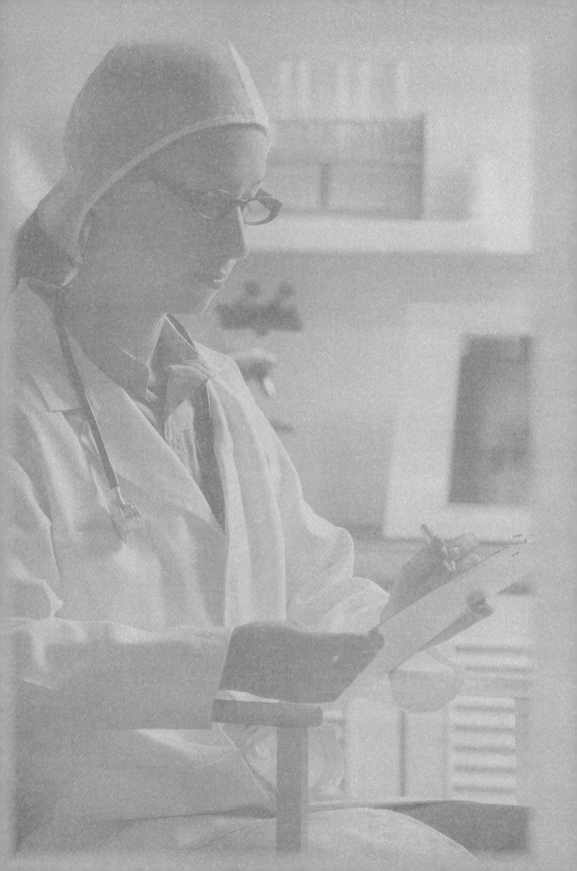

第 17 章
焦慮障礙病人的護理

17-1　概　論

（一）基本概念

焦慮（Anxiety）是個人受到內在或外在的威脅而產生的一種模糊的、不安的、不愉快的，甚至可怕的主觀感覺。

焦慮障礙（Anxiety Disorder）是指一系列以焦慮為主要症狀，並產生行為、情緒和生理等強烈反應的精神疾病。

1. **輕度焦慮（Mild Anxiety）**：人的警覺性增加並且感覺範圍加大，此類焦慮能夠促進學習和發育，激發創造性。

2. **中度焦慮（Moderate Anxiety）**：只能集中注意於目前的事件，感覺範圍變窄，處於高度警覺狀態，情緒高昂，聲音顫抖，心跳加快，呼吸加快，身體顫動。

3. **重度焦慮（Severe Anxiety）**：感覺範圍顯著降低，只傾向於注重特定細節而不思考任何其他事情，身體症狀較多而且相當明顯，例如血壓上升、心悸、頭暈、噁心、胃腸不適、尿頻、肌肉緊張。

4. **極度焦慮（Panic）**：又可以稱為恐慌，與懼怕、恐懼和驚駭相關，完全失去自我控制，活動增加，溝通能力嚴重地降低，感覺扭曲，喪失理性思考。

（二）流行病學的特色

在美國，每年大約有四分之一的人受到焦慮障礙的困擾。

（三）常見焦慮障礙病人的護理

常見焦慮障礙病人的護理分為恐慌症病人的護理、強迫症病人的護理、恐怖症病人的護理、廣泛性焦慮症病人的護理。

病歷：王女士，30歲，藥劑師，單身，一直和母親住在一棟12層的公寓裡，一人照顧年邁的母親。母親在1年前死於突發性心臟病之後，王女士開始經歷緊張、煩躁和睡眠障礙。好幾次，由於呼吸痙攣而半夜醒來，伴隨著心跳加速，高達每分鐘110次以上，並感到眩暈，有壓迫感，似有一條帶子纏繞在胸前，有將要死去的感覺。每次她都想要逃出去，馬上！跑！這樣她才可以活下去。她的理智覺得自己沒有理由跑走，但卻無法抗拒心中想要逃走的念頭。她跑出公寓，穿過大廳，用手掌重複拍擊電梯按鈕，希望得到立即的反應，「為什麼電梯不能馬上來？在哪一層？」她拼命地想要知道，但是並沒有發現電梯下來。電梯下來了，王女士急忙跑進去，急速吸氣，恍惚聽到後面有人問到，「你不舒服嗎？」她無法回答，仍然不能正常呼吸，握住電梯的扶手，以免自己跌倒。當迫使自己吸氣時，她告訴自己「呼吸！」。她摸索去按電梯右邊的按鈕，那是到底層的，她不能按錯了，不能出錯！心臟狂跳，沒有空氣，跑！跑！！！電梯門終於打開了，她跑出去，然後彎腰向前，雙手扶膝，大約過了5分鐘，她意識到自己安全了，躺倒在長椅上，呼吸容易一些了，她長時間坐在那裏，等待心率減緩，疲憊而害怕。在這種情況下，王女士每次都會打電話給一個朋友，當她的朋友趕到時，均會發現王女士正在扭絞雙手，喃喃自語，表現出思維完全混亂。每次當王女士被朋友送到醫院接受檢查時，其診斷結果均完全正常。醫生初步診斷王女士患的是恐慌症。

焦慮障礙病人分類表

根據「美國精神障礙診斷與統計手冊」第4版（DSM-IV），將焦慮障礙病人分為以下類型：

DSM—IV	恐慌症、恐懼症、特定恐懼症、懼曠症
CCMD-III	恐懼症、焦慮症、驚恐障礙、廣泛性焦慮、強迫症、社交恐懼症、身體型式障礙、廣泛性焦慮症、神經衰弱、創傷後壓力障礙症、其他或待分類的神經症急性壓力障礙

 基本概念

恐慌症（Panic Disorder）

1.	又稱為急性焦慮障礙
2.	以病人突然出現嚴重的恐懼或恐慌發作（Panic Attack）為特徵
3.	持續幾分鐘至一小時

 護理評估

健康史	1.以往史：病人既往是否有重複且突發性地呈現極端的不安、恐慌的焦慮狀態 2.個人生活史：經歷婚姻壓力、近親逝世、工作壓力以及學習的壓力，會導致焦慮增高，引發驚恐發作 3.此次發病的情況：評估病人此次發作的原因、時間、嚴重程度及是否用藥情況
生理心理的狀況	1.身體的狀況：呼吸困難，窒息感，心悸，四肢發麻，出汗，睡眠障礙 2.情緒的反應：恐懼不安，有瀕死感，坐立不安，發抖 3.認知的改變：思想混亂，自我感覺分離（人格解體），脫離實際（喪失現實感），定位能力喪失，判斷力中斷，缺乏自知能力 4.自尊低落：無力、無助感，自我責備，消極評價自我，甚至考慮自殺；統計的結果證實：大約有20%的恐慌症病人企圖自殺
社會的狀況	1.迴避及妥協 2.工作能力降低或喪失

17-2 常見焦慮障礙病人的護理

（一）護理診斷
1. 有受傷的危險：與逃離壓力物體或情境、驚恐發作和判斷力改變有關。
2. 焦慮：與恐懼自我安全受到威脅、回憶創傷經歷有關。
3. 個人的應對無效：與恐懼的感受有關。

（二）護理目標
1. 護理診斷為「有受傷的危險」的護理目標：
   長期目標：
   (1)能認識驚恐發作的表現並正確運用因應方式。
   (2)最大程度地減少驚恐發作的次數。
   短期目標：
   (1)建立治療性病護關係，病人獲得安全感，心理和生理上的舒適感增加。
   (2)不發生自殺等自我傷害現象。
2. 護理診斷為「焦慮」的護理目標：
   長期目標：
   (1)能認識焦慮的表現和因應的方式。(2)能夠運用有效的因應機制控制焦慮。
   短期目標：
   (1)病人能識別焦慮源，減少對焦慮症狀的預期恐懼。
   (2)口頭表達內心焦慮的感受，降低焦慮程度。
3. 護理診斷為「個人因應無效」的護理目標：
   長期目標：
   (1)能夠說出恐懼的原因，自信心增強，敢於面對驚恐發作。(2)增加自我控制力，有效運用因應方法減輕恐懼。
   短期目標：
   (1)表達內心的感覺，感到恐懼時能主動尋求幫助。(2)發作間歇期能夠自理生活。

（三）護理措施
1. 護理人員的感覺與反應：當病人驚恐發作時，護士可能經歷挫折感或憤怒感，會受到病人影響出現焦慮和恐懼。
2. 確保安全和舒適。
3. 運用治療性溝通技巧：在驚恐發作時，由於病人不能夠了解冗長的句子，並且可能正在踱步以緩解壓力，護理人員要採取簡單和平靜的溝通方式。
4. 放鬆訓練。
5. 健康教育。

（四）基本概念
1. 強迫觀念（Obsession）指的是持續和重複發生且不能從頭腦中消除的思想、衝動或想像。
2. 強迫行為（Compulsion）是指人為降低焦慮而受到驅使完成的儀式性行為。

🔍 護理評估

健康史

1. 個人成長史：在孩子的成長過程中，若家庭對孩子要求過分嚴格，隨著年齡的增長，孩子的責任和壓力就越來越重，愈來愈多的儀式性行為將會干擾完成這些責任的能力

2. 以往史：病人的儀式性行為從許多年前開始，有些人開始於兒童期

3. 個人素質因素：72%的病人病前有強迫性人格症

4. 個人生活史：長期工作壓力過大，職場生涯屢受挫折，因而使個人長期思想緊張，焦慮不安，逐漸產生強迫症

5. 此次發病情況：此次發病的時間、程度、用藥等情況

生理心理狀況

1. 情緒反應：病人悲傷，緊張，焦慮，煩惱和煩躁。難以集中注意力，出現睡眠障礙，難以入睡，食欲下降，體重減輕

2. 強迫的觀念：例如強迫懷疑、窮思冥想、對立思想、強迫回憶、強迫情緒（強迫恐懼）、強迫意向（衝動感）

3. 強迫行為：常見的強迫行為有強迫檢查、強迫詢問和強迫清洗等

4. 自尊心低落

社會狀況

1. 家庭狀況：隨著家屬和朋友對儀式行為的厭倦，病人對家屬和朋友失去價值感

2. 人際關係狀況：隨著病人具有更多的焦慮和儀式行為，人際關係出現問題，親情和友情逐漸淡漠

3. 生活能力下降：隨著病人花費時間完成儀式行為的增加，病人成功完成生活角色的能力逐步降低。嚴重者由於不能完成日常生活行為，出現個人衛生的問題

17-3 強迫症病人的護理

（一）病例

陳女士，32歲，單親媽媽，她比最小的姐姐小12歲。陳女士小的時候，父母對她冷淡，缺少關心，要求完美，並在道德上要求嚴格，使她經常感覺自己是多餘的孩子。和姐姐一樣，她在大學主修企業管理系。大學4年級，陳女士懷孕了，由於她相信墮胎是不道德的，所以沒有進行流產，將孩子生了下來。孩子的父親感到壓力和憤怒，因而離開了她。陳女士認為回家會使自己尷尬，因此輟學工作以養活自己和孩子。她白天做祕書的工作，晚上在夜校上課，半年前，她開始在一間著名的律師事務所工作。幾週前當辦公室雇用了一位新的女祕書之後，她開始感到巨大的壓力和威脅，生活發生了改變。陳女士開始出現侵入性思想，認為有人要傷害她的女兒。

儘管她知道這些想法是沒有道理的，但是這種思緒持續存在，只有頻繁地檢查女兒是否處於安全狀態，她才能減輕焦慮感。她每小時給學校打好幾個電話，不讓女兒在運動場玩耍，審查女兒的朋友，監視女兒的活動，並且逐漸試圖控制女兒的一舉一動，女兒由於母親的檢查行為而感到十分困擾。陳女士到了幾乎難以進食的程度，由於需要不斷地到女兒的房間，查看女兒是否處於安全狀態，夜裏幾乎不能睡眠。她說她認為自己和姐姐一樣都很愚蠢，不能因應自己的生活，不能擺脫焦慮感。她的私人醫生將她送到精神科診所，醫生認為她患了強迫症。

（二）護理診斷

1. 焦慮：與強迫觀念的出現有關。
2. 個人的因應方式無效：與過分花費時間於強迫觀念和強迫行為有關。
3. 自尊低落：與無望感、不能控制自我生活有關。
4. 皮膚完整性受損：與過度洗手或剔除引起皮膚脫落有關。

（三）護理目標

1. 護理診斷為「個人因應無效」的護理目標
   長期目標：病人在有限的時間之內完成日常生活的活動。
   短期目標：病人減少用於強迫觀念和強迫行為的時間。
2. 護理診斷為「焦慮」的護理目標
   長期目標：病人顯示有效地運用放鬆技巧，將焦慮控制在可應對水準。
   短期目標：病人能夠主動轉移自我注意力，降低強迫觀念的出現頻率。
3. 護理診斷為「低自尊」的護理目標
   長期目標：病人與其他人討論自我感覺，顯示控制自我行為和生活的能力。
   短期目標：病人顯示與家屬、朋友相處和娛樂性活動的時間增加。
4. 護理診斷為「皮膚完整性受損」的護理目標
   長期目標：病人以其他活動來代替洗手的行為。
   短期目標：病人減少洗手次數，皮膚損傷逐漸修復。

護理措施

護理人員的感覺與反應

1. 護理人員可能難以理解為什麼病人不能夠停止實施干擾正常生活的奇怪行為，為什麼已經擦傷自己皮膚的洗手者仍然每小時準時洗刷疼痛的雙手

2. 護理人員應懂得病人的強迫行為是他們內心焦慮所採取的防衛機制，病人內心是痛苦的，所以應了解病人

使用治療性溝通

對病人提供鼓勵、支持和同情，幫助其因應焦慮，明確告知病人你相信他／她能夠改變行為，鼓勵病人談論自我感覺、強迫觀念和儀式行為

行為治療

1. 當病人的焦慮程度較低，能夠更有效學習時，護理人員應指導病人使用放鬆技巧

2. 在病人願意暴露自我感受並參與防止儀式性行為的情況下，護理人員可以與病人共同逐漸地糾正強迫行為

健康教育

使病人及其家屬認識到強迫症的本質，幫助病人和家屬公開談論強迫觀念、焦慮和儀式行為，降低病人保守祕密的需求，減輕病人負罪感，使家庭成員能夠更好地給予病人情感支援

基本概念

基本概念

1. 病人持續對特殊的物件、活動或情境產生不合理的恐懼，因而導致對特定物件、活動或情境的期望回避或真正回避稱為恐懼症（Phobic Disorder/Phobia）。

2. 恐懼症包括特定對象畏懼症、懼曠症和社交恐懼症等。

17-4 恐懼症病人的護理

（一）病例

　　郭先生，男性，28歲，未婚，IT公司的職員，為人謙和，人際關係很好，與同學、同事、朋友及領導相處十分融洽，生活態度曾經十分樂觀進取，得到許多人的好評。他休閒時間經常參加體育探險活動，例如打球、健身和跳傘運動，大學期間是學校健身協會的主要成員，畢業後參加了探險俱樂部，與俱樂部的會員相處得很好。在他8歲的時候，母親患病死亡，他的父親將他養大，二人相依為命，生活一直平靜、和諧。但是他的父親於5年前患了嚴重的心血管疾病，那時郭先生剛剛工作，正在國外參加新職員的培訓，父親怕他擔心，向他隱瞞了實情，他一直認為父親身體很好。父親靠吃藥維持身體，堅持上班，在2年前的某一天早晨，於工作的路上突然死亡。從那時起，郭先生越來越害怕外出，開始他害怕去遠距離的地方，慢慢地不能到外地出差，因而取消了每星期一次的俱樂部的聚會或跳傘，後來他又放棄了每週兩次的健身運動，逐漸不再參加朋友們的聚會，最終連到超市購物都感到恐懼，害怕離開家會死去。由於離家之後，屢次出現驚恐發作，他逐漸閉門不出。醫生初步診斷他患有恐懼症。

（二）護理評估

1. **健康史**：⑴個人成長史：早年嚴重的喪失（諸如雙親之一死亡）會為個體造成嚴重創傷，長大後易患恐懼症。⑵以往史：多數病人能追溯到與其發病相關的某一事件，有些學者認為恐懼症是由某些事物或情景與令人害怕的刺激多次同時出現所形成條件反射的結果。⑶家族遺傳史：研究發現恐懼症病人一級親屬較對照組恐懼症患病率高，顯示出遺傳因素有一定影響。⑷素質因素：性格膽小、羞怯、被動依賴、內向者易於罹患恐懼症。⑸此次發病情況：此次出現恐懼發作的時間、地點、誘因、恐懼物件及恐懼程度等。

2. **生理心理狀況**：⑴身體的狀況：往往伴隨有顯著的植物神經症狀，如頭暈、昏倒、心慌、顫抖和出汗等。⑵防衛性迴避：病人極力回避所害怕的物體或情形，他／她知道這種害怕是過分的、不應該的、不合理的，但是此種認知仍然不能防止恐懼發作。⑶特定對象畏懼症（Specific Phobia/Simple Phobia）：病人遭遇特定物件或情境，例如狗、蜘蛛、高處、暴風雨、水，或者看見血液、封閉的場所、隧道或橋樑時，會立即產生強烈的焦慮或恐懼反應。⑷懼曠症（Agoraphobia）：病人進入難以逃脫或感到窘迫的地點或情境時，或者感到驚恐發作時得不到幫助時，便產生強烈的、過度的焦慮或恐懼。⑸社交恐懼症（Social phobia）：病人面臨社交或演出場合時，產生強烈的焦慮或恐懼反應。

3. **社會狀況**
　　⑴日常活動受限：病人操縱環境並依賴於其他人，不敢面對恐懼性物體或情境，出現一些日常活動受限，害怕單獨外出、單獨在家。
　　⑵社會交往障礙：恐怖症的病人為了回避恐懼物件將放棄許多活動。
　　⑶常會伴隨著物質濫用：如果迴避和放棄過於頻繁時，病人會試圖透過酒精或毒品來降低焦慮感。

護理診斷

恐懼	與恐懼來源的刺激有關
焦慮	與不明的壓力來源、接觸令人恐懼的對象或情境有關
個人因應無效	與情境危機及不切實際的感受有關

護理目標

護理診斷為「恐懼」的護理目標	1.長期目標：承認和討論恐懼，運用有效的因應行為，積極參與治療，恢復正常的生活活動 2.短期目標：病人獲得安全感，與護理人員共同合作減輕恐懼感
護理診斷為「焦慮」的護理目標	1.長期目標：產生新的放鬆技能並能很好地使用，運用適當的個性化技巧阻斷焦慮發展為恐慌的程度 2.短期目標：確定焦慮的來源，口頭表示將焦慮降低到可以因應的程度
護理診斷為「個人因應無效」的護理目標	1.長期目標：有效認定並運用支援性資源，顯示對恐懼對象或情境的忍耐性提高 2.短期目標：建立治療性病護關係，能夠以口頭的方式來表達內心的焦慮

護理措施

護理人員的感覺與反應	當病人出現恐懼症狀時，護理人員可能從內心不能理解和接受，或受到病人的焦慮傳染，自我心理出現平衡失調，這時護理人員應檢查並調整心理狀態，去除焦慮，平靜面對病人，接受並了解病人
確定恐懼症的類型	讓病人列出令他/她恐懼的對象，找出與特定對象相關的特定性恐懼
運用各種治療方法	可以指導病人使用放鬆技巧，例如深呼吸訓練、沉思、進行性肌肉放鬆療法等，促進病人控制自我感覺和焦慮程度。系統脫敏法對於恐怖症病人十分有效，可以運用逐步暴露的方法，以預定的順序，即從最小到最大程度，逐漸引導恐懼症的病人接觸恐懼對象和情境
示範作用	角色示範為病人提供機會，使之觀察對於恐懼對象或情境的健康反應。在病人認為的恐怖情境下，護理人員為病人做出示範，顯示出無恐懼行為，並與之討論感受，逐漸使病人產生健康行為

17-5 廣泛性焦慮症病人的護理

（一）病例

　　曾女士，49歲，法律事務所祕書。她主訴「感到十分焦慮，好像自己要從皮膚中跳出來」。經常出現顫抖、發汗、瞳孔放大、脈搏加快、聲音顫動。她告訴護理人員「到這裏來可能很愚蠢，沒有人能夠了解我。」曾女士唯一的女兒正在期待自己的第一個孩子的到來，儘管懷孕一切正常，曾女士仍然憂慮孩子會出現問題，如果胎兒發育不完全怎麼辦？畸形怎麼辦？

　　於是表現出緊張、易怒，開始出現睡眠困難，不能夠集中精力工作，擔心工作中出錯，會從現在的位置被解雇，並會由此產生個人經濟問題。她常常說：「我僅僅是不能夠因應。」，女兒每天打幾次電話安慰她說胎兒一切良好，試圖減輕母親對曾女士的憂慮，並爲了使母親得到充分休息，開始做購物和家庭清掃等工作。醫生認爲曾女士患有廣泛性焦慮症。

（二）基本概念

　　病人至少在6個月或更長時間中有一半的時間過分憂慮並感到高度焦慮，則稱爲廣泛性焦慮症（Generalized Anxiety Disorder）。

（三）護理評估

　　1.健康史
　　　　⑴個人成長史：病人在成長的過程中，是否感到身體完整性或自我概念受到威脅。⑵此次發病情況：包括焦慮的誘因、持續時間、嚴重程度及用藥情況。
　　2.生理心理狀況
　　　　⑴身體的症狀：①病人面部表情呈現焦慮狀態；②忽視休息，睡眠障礙，例如難以入眠，難以持續睡眠，睡眠不充足。
　　　　⑵心理焦慮：①感覺精神高亢、緊張，難以集中注意力，或是頭腦一片空白，易怒；②是否強烈抱怨內心不安，難以控制憂慮，出現憂鬱，甚至企圖自殺。
　　　　⑶焦慮的行爲：坐立不安，來回走動，不能靜坐，易於疲倦。
　　3.社會狀況：焦慮困擾或生理症狀是否造成病人明顯的痛苦，是否損傷其社交、工作、學習、日常生活及其他重要功能。

（四）護理診斷

　　1.焦慮：與角色功能受到持續威脅有關。
　　2.個人因應無效：與焦慮反應、情境危機有關。
　　3.社交隔離：與精神狀態改變有關。
　　4.睡眠型態紊亂：與心理壓力和重複性思考有關。

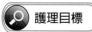 護理目標

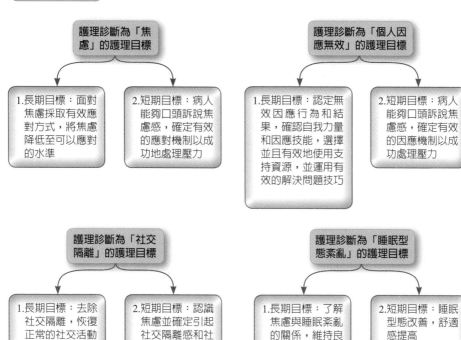

護理診斷為「焦慮」的護理目標

1.長期目標：面對焦慮採取有效應對方式，將焦慮降低至可以應對的水準

2.短期目標：病人能夠口頭訴說焦慮感，確定有效的應對機制以成功地處理壓力

護理診斷為「個人因應無效」的護理目標

1.長期目標：認定無效因應行為和結果，確認自我力量和因應技能，選擇並且有效地使用支持資源，並運用有效的解決問題技巧

2.短期目標：病人能夠口頭訴說焦慮感，確定有效的因應機制以成功處理壓力

護理診斷為「社交隔離」的護理目標

1.長期目標：去除社交隔離，恢復正常的社交活動

2.短期目標：認識焦慮並確定引起社交隔離感和社交功能受損的因素

護理診斷為「睡眠型態紊亂」的護理目標

1.長期目標：了解焦慮與睡眠紊亂的關係，維持良好睡眠型態，感覺休息良好

2.短期目標：睡眠型態改善，舒適感提高

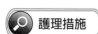 護理措施

護理人員的感覺與反應 ▷ 當病人過度焦慮時，護理人員可能經歷挫折感或憤怒感，會受到病人傳染出現焦慮和恐懼，護理人員應調整自己的心態，監測控制自我內心感覺，安慰病人，顯示接受和有能力幫助病人。

促進安全和舒適 ▷ 滿足病人的生理需求，恢復病人的正常睡眠及自我日常生活能力。護理人員要陪伴病人，保證他們的安全。

確定焦慮的來源 ▷ 鼓勵病人討論此次發病之前的情況，並與病人的行為和感覺相聯結，而確定焦慮的來源。

提昇病人的因應能力 ▷ 幫助病人確定以前曾經有效的焦慮緩解方法，讓病人寫出自我能力的評估。

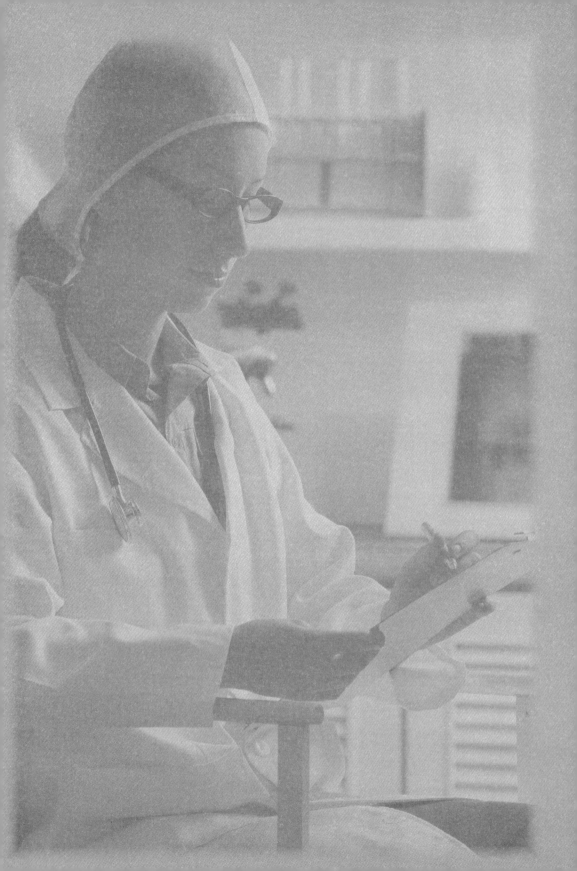

第 18 章
身體型式障礙病人的護理

※本章學習目的※

1. 了解常見身體型式障礙病人的護理

2. 了解常見身體型式障礙病人的護理診斷

3. 了解常見身體型式障礙病人的護理目標

4. 了解常見身體型式障礙病人的護理評估

5. 了解常見身體型式障礙病人的護理措施

6. 了解疑病症病人的護理護理評估

7. 了解其他身體型式障礙病人的臨床特徵及護理

18-1 概論及體化症病人的護理

(一) 基本概念

身體型式障礙（Somatoform Disorders）是指心理上的問題轉化爲身體症狀，但是在生理上又找不出任何病因的一種心理疾病。常有四種表現型式：①表現爲多樣化、經常變化的身體症狀；②或將正常出現的生理現象和異常感覺做出疑病性解釋；③或將心理問題轉爲身體感覺或運動系統的功能障礙；④或產生不能用生理過程或身體障礙予以合理解釋的持續、嚴重的疼痛。

(二) 體化症病人的護理

常見身體型式障礙病人的護理分爲體化症病人的護理、疑心病症病人的護理、其他身體型式障礙病人的臨床特徵及護理。

1. **病例**：劉女士，26歲，美容師，過量服用鎮靜劑入院治療。6個月前結婚，其丈夫年長她15歲。結婚前一直住在家中，與母親一起生活。她說她的病是由於得不到別人幫助所造成。在14歲時，父親死於瓣膜性心臟病。不久，她就表現出不適感，例如抽搐、昏厥、並偶爾發生左腿無力的症狀。1年前開始出現腹部疼痛、噁心和腹瀉等症狀。外科檢查揭示沒有任何的器質性病變，但這些症狀仍然不時出現。病人經歷經痛、月經過多已好幾年。最近在情緒痛苦事件之後，感覺心悸、胸部發緊。丈夫被妻子不斷地患病弄得心煩意亂，打算離婚，於是她痛苦萬分，企圖自殺，以結束人生的痛苦經歷。醫生建議住院短期治療。入院檢查後，仍然未發現任何病變，初步診斷爲體化症。

2. **基本概念**：體化症（Somatization Disorder）是一種以各式各樣、經常變化的身體症狀並伴隨著心理的痛苦爲主的身體化障礙。女性遠多於男性，大多在成年早期發病。儘管經過多次體格檢查未能提示病人具有器質性病變，但病人堅持並頻繁地尋求醫生的幫助。他們常過分關注或誇張自己的病情，而對別人的事沒有絲毫興趣。

3. **護理評估**
   (1)健康史：(a)個人成長史：①成長過程中的家庭是否充滿暴力或不和睦；②是否受到家長過度溺愛；③家庭社會經濟地位是否較低。(b)以往史：病人符合症狀標準至少已2年。(c)家族遺傳史：一級親屬中是否存在體化症病人。(d)此次發病的情況：此次發病的時間、病情是否與其生活事件相關。
   (2)生理心理狀況：(a)身體症狀：①可以涉及身體的任何系統或器官，最常見的是胃腸道不適；②異常的皮膚感覺；③呼吸循環系統症狀；④泌尿生殖系症狀；⑤生殖器及其周圍不適感。(b)人格因素：是否具有強迫性、操縱性、依賴性、不成熟、不穩定性人格，是否以自我爲中心。(c)心理狀況：①通常誇張地討論自我症狀；②是否存在明顯的憂鬱和焦慮，甚至會出現自殺的行爲。
   (3)社會狀況：病人因爲長年訴說身體有病，而又查不出根據，只關心自己，而不顧及別人的利益，所以常會伴隨著社會、人際關係及家庭行爲方面的嚴重障礙。

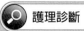 **護理診斷**

焦慮	與需要未得到滿足或互動方式受到威脅有關
個人應對無效	與無力應對情緒衝突有關
知識缺乏	與缺乏認識身體症狀和心理問題之關係的相關知識有關
身體形象紊亂	與自尊心低落有關

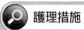 **護理目標**

護理診斷為「焦慮」的護理目標	1.長期目標：正確認識身體症狀與心理的關係，採取適宜的方式應對壓力。 2.短期目標：病人了解身體症狀與生活狀態、壓力事件、社會交往之間的關係。
護理診斷為「個人應對無效」的護理目標	1.長期目標：病人能夠面對並處理問題，並以正面的態度取代潛抑等病態的防衛機制。 2.短期目標：病人願意探討情緒和生理之間的關係。
護理診斷為「知識缺乏」的護理目標	1.長期目標：護理人員能夠擴大病人的生活範圍，使其需求透過不同的途徑得到滿足。 2.短期目標：建立治療性病護關係，找出自我需求。
護理診斷為「身體形象紊亂」的護理目標	1.長期目標：改變對事物的看法，減少心理壓力，執行正常的、獨立的自我護理。 2.短期目標：病人認識到自我誇大身體症狀，並藉助於內外科治療與護理來減除身體的症狀。

護理措施

護理人員的感覺與反應	當病人出現症狀時，護理人員可能從心裏不能理解、不能接受，或受到病人的焦慮傳染，自我心理出現平衡失調，這時護理人員應檢查並調整心理狀態，去除焦慮，平靜面對病人，了解並接受病人。
尊重病人	接受病人的身體症狀，保持非判斷性態度。滿足病人因身體症狀而引起的生理需求，運用內外科技術護理病人，減輕身體症狀，但是切勿造成過多的繼發增益。
收集病人與壓力相關的資料	運用治療性溝通技巧，了解構成壓力的生活事件，尋找生活事件與疾病發展的關係，例如工作、婚姻、事業或重要人物的喪失等。
評估病人的焦慮程度，探討應對壓力的方法	傾聽病人談話內容。幫助病人觀察症狀與壓力的關係。與病人共同計畫滿足需求的方式，改變以身體症狀為應對方式，減少壓力，因而減輕由於壓力引起的焦慮反應程度。

18-2 體化症病人的護理

（三）疑病症病人的護理

1. 病例：

　　徐先生，54歲，爲水電工人，一個鰥夫。他是在嚴格的宗教環境中長大，17歲參加海軍，儘管受到宗教教育，他在軍隊之中，曾與幾個妓女有過接觸。退伍之後不久他結婚了，其妻子3年前死於膀胱癌。當妻子被診斷患病之後，他開始懷疑是自己患病而傳染給妻子。每星期去一次性傳播疾病診所看病，請求做各種性傳播疾病的診斷試驗，已歷時2年。每一次他均被告知檢查結果陰性，沒有患病。除了兩個女兒每週探望他一次以外，他沒有其他的社會交往，甚至放棄了曾經喜歡參加的民俗俱樂部活動。最近，他懷疑自己患了愛滋病，他與護理人員討論自己患有性傳播疾病，卻得不到準確的診斷和治療，因而顯得非常焦慮。所以，性傳播疾病診所將其轉院至心理健康門診，醫生初步診斷其患有疑病症。

2. 基本概念：

　　疑病症（Hypochondriasis）是一種以持續擔心或相信患有嚴重身體疾病的觀念爲主的心理疾病。病人長期（至少6個月以上）過分地關注自身的健康或身體的某一部分，懷疑自己患了某種嚴重疾病，但是與實際健康狀況不符，無論醫生怎樣解釋及客觀檢查結果均不能消除病人的疑慮及疑病性解釋，病人的內心是痛苦的，常會伴隨著焦慮或憂鬱，甚至會有自殺的行爲。

3. 護理評估：⑴健康史：(a)個人成長史：①有些病人從小就對身體的症狀過分關注和焦慮；②另一些人是在得過一場危及生命的疾病後，開始過分懷疑身體有病。(b)個人生活史：病人依賴性很強，個性敏感，缺乏安全感。⑵**生理心理狀況：**(a)身體症狀：出汗，腹痛，心跳加速，咳嗽，肌肉疼痛和皮疹等，病人常伴有睡眠障礙。(b)疑病行爲：病人因爲某種症狀反覆就醫，各種醫學檢查陰性和醫生的解釋，均不能打消其疑慮。長期奔走於醫院之間，謀求「準確」的診斷檢查結果。(c)疑病的心理：病人對身體疾病過分擔心，並且強迫注意細節情況，伴隨有恐懼。⑶**社會狀況：**(a)工作狀況：①病人工作中毫無成績，他們只將之歸因於身體狀態；②由於曠工過多，他們常常失去工作。(b)家庭狀況：①因爲全神貫注地尋求治療，病人常常難以完成家庭角色，很少有朋友，參加社交活動的時間極短；②病人常透過身體症狀操縱與親屬或朋友的關係，認爲缺少支持和理解，家庭成員厭倦病人持續不斷的抱怨和拒絕接受醫療診斷。(c)人際交往狀況：病人只注重自己的身體症狀，而不思考個人特徵或能力，在穩定情緒或人際關係社交的能力方面受到相當大的限制，當被問及此類問題時會感到十分地痛苦。

（四）其他身體形式障礙病人的臨床特徵及護理

　　轉化症（Conversion Disorder）：又稱爲歇斯底里症（Hysteria），是指將心理問題轉爲身體感覺或運動系統的功能障礙。病人採取潛抑和轉化作爲應對機制，報告身體一部分的功能突然喪失，常見的功能喪失包括上肢或下肢癱瘓、失明或失聰。不能用生理過程或身體疾病做出合理解釋，醫學檢查未發現與主訴相應的身體病變。

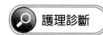 護理診斷

個人應對無效	與嚴重的焦慮和不實際的感覺有關
社會交往受損	與無力形成滿意的人際關係有關

 護理目標

護理診斷為「個人應對無效」的護理目標	1.長期目標：認識到身體症狀與心理問題的相互關係，面對壓力顯示適應性的應對策略，停止運用身體症狀作為應對反應。 2.短期目標：口頭表示改變功能失調的需求，報告身體症狀降低或緩解。
護理診斷為「社會交往受損」的護理目標	1.長期目標：自願與其他人一起參加小組活動，而停止關注自我或身體症狀。 2.短期目標：對他人感興趣，與其他人交往沒有明顯的不適感。

 護理措施

護理人員的感覺與反應	護理人員常常發現與疑病症的病人相處很困難，並且令人不愉快。護理人員記錄的客觀資料顯示病人的症狀缺乏病生理基礎，護理人員會感到護理這個沒有病的「病人」簡直是浪費寶貴的時間，真不如去照顧真正的病人。
建立病護治療的關係	耐心傾聽病人主訴身體不適，採取中立態度，認識到病人經常使用身體狀態掩蓋依賴性，只在關係開始階段滿足其基本需求。
提昇病人的應對技巧	鼓勵病人口頭表達感受，包括對於限制的憤怒感，幫助病人確認真正的憤怒源，提供釋放敵對態度的安全方法。
接受並限制病人	使用簡單、通俗易懂的語言與病人回顧實驗室和診斷結果，幫助病人確定病人是否患有生理疾病，若檢查結果正常，給予肯定的說明，若病人要求再檢查，應予以阻止，告知隔多久再做預防性檢查。
健康教育	與病人家屬建立治療性關係，指導他們認識疑病症的實質內容，鼓勵病人口頭表達內心的焦慮和痛苦，共同為病人提供支持和幫助，適時運用放鬆技巧，緩解和釋放病人內心的壓力，發揮家庭的責任和義務。

對轉化症病人的護理應重視

建立良好的治療性病護關係，耐心體貼地傾聽病人述說，注重降低病人的焦慮程度，而不是症狀本身，從事實出發，接受病人的症狀，鼓勵病人討論衝突，不要強迫病人承認自己患有心理疾病。
減少繼發性的增益，提供分散注意力的活動。
在獲得病人信任的基礎上，取得家庭成員的協助，綜合各種檢查的陰性結果，引導病人認識疾病的本質。

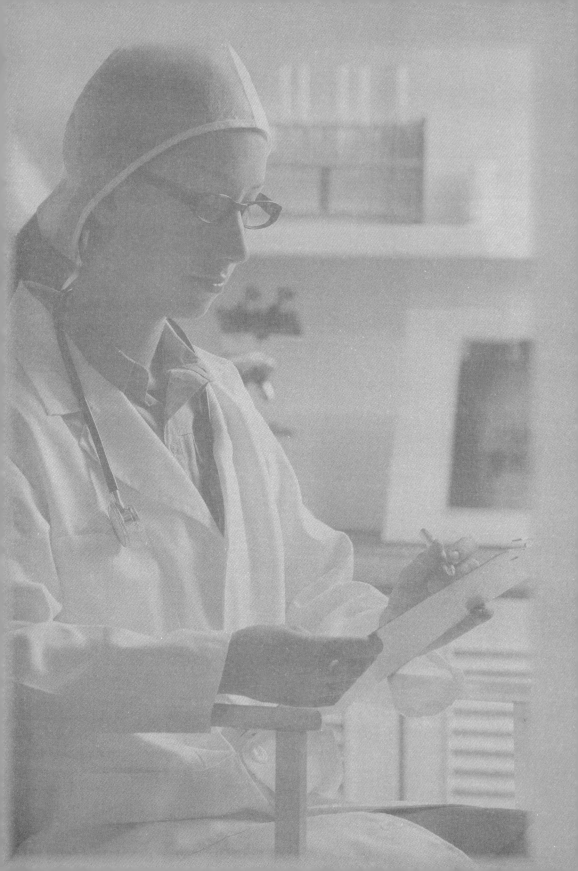

第 19 章
人格障礙病人的護理

19-1 概　論

1. 人格（Personality）是由氣質（脾氣）和性格兩個層面所構成的，具體地呈現在對人對事的態度、信仰、慾望、價值觀和行為方式等方面。
2. 人格障礙（Personality Disorder）是指人格的結構和人格特徵明顯偏離正常，病人形成了一貫的反映個人生活風格和人際關係的異常行為模式。

（一）人格障礙的特徵

1. **對外來壓力不能適應和應變**：人格障礙病人不能正確地認識和處理生活中的壓力，他們常常或是焦慮、緊張，或是恐懼、憂慮，或是固執、強行。
2. **在工作和愛情方面無能**：由於人格障礙病人對人對事在觀念上的與眾不同，以及行為上的古怪孤僻，他們很難與其他人建立持久的真正感情，最終在愛情和工作等方面始終存在著很大的障礙。
3. **易與他人發生爭吵**：在不穩定的人際交往之中，人格障礙病人總是有敵對和劇變的特徵，他們缺乏客觀地看待自己的能力，常常惹人討厭，招人反感。
4. **能夠在感情方面抓住他人**：人格障礙病人身上具有一種奇特的能力，他們為了某種目的，可以消除與別人的界線，在短時間內與別人建立難以置信的感情關係。

（二）流動病學的特點

人格障礙在民眾中有較高的患病率，大約為2%～15%，與其他精神疾病伴發或共患的機會更高，大約為10%～20%。

（三）病因與發病機制

1. **心理因素**：在兒童早期的發育階段，如果遭受嚴重的挫折和創傷，一定會對兒童的心理發育有嚴重的影響，因而導致成人人格障礙。
   ⑴缺乏應有的愛：兒童在愛、安全感、了解、尊重、成功等基本要求方面長期得不到滿足，不能像其他個人一樣擁有與社會相協調的身份，久而久之，在情感上變得冷漠，並與他人保持較遠的距離，不能將自己的情感溶於他人的心境，逐漸導致性格偏差，形成人格障礙。
   ⑵教育方式不當：父母親過分溺愛孩子，或父母及學校老師教育方法期望過高，易於使孩子形成人格扭曲。
2. **家庭和社會因素**：能夠引起人格障礙的家庭和社會因素包括家庭成員關係緊張，家庭成員酗酒、脾氣暴躁，缺乏正常的教養，社會下層的失業，受到偷盜、搶劫、賣淫、流氓活動、酗酒、吸毒以及不健康娛樂媒體節目的誤導及影響等。
3. **生物學因素**
   ⑴遺傳因素：經過研究證實，人格障礙的發生率與血緣關係有關，若血緣關係越近則發生率越高。
   ⑵腦病理分析：對人格障礙者腦電圖檢查發現，40%～50%病人腦電圖呈現類似於兒童腦電圖波型的散在慢波活動的型式，顯示有大腦發育的不成熟。

根據「美國精神障礙診斷與統計手冊」第4版（**DSM-IV**），將人格障礙分為如下的類型

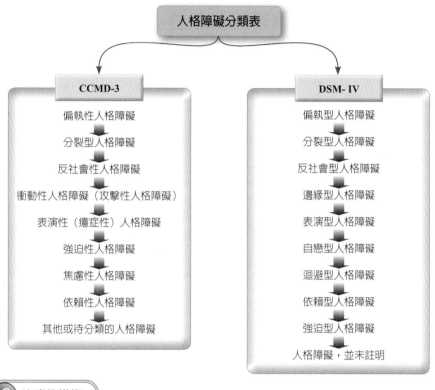

人格障礙分類表

CCMD-3	DSM-IV
偏執性人格障礙	偏執型人格障礙
分裂型人格障礙	分裂型人格障礙
反社會性人格障礙	反社會型人格障礙
衝動性人格障礙（攻擊性人格障礙）	邊緣型人格障礙
表演性（癔症性）人格障礙	表演型人格障礙
強迫性人格障礙	自戀型人格障礙
焦慮性人格障礙	迴避型人格障礙
依賴性人格障礙	依賴型人格障礙
其他或待分類的人格障礙	強迫型人格障礙
	人格障礙，並未註明

 治療的措施

心理療法　協助其認識人格上的缺陷，逐漸糾正不正常的行為模式。

藥物療法　藥物不能治療人格障礙本身，但是能夠有效地控制病人的某些症狀，便於更好地做心理治療。

補充站

　　治療的原則：對人格障礙之病人的治療原則是以心理治療和糾正行為為主，在必要時，要配合藥物的治療。

19-2 常見人格障礙病人的護理（一）

　　明顯地影響社會秩序及日常生活的人格障礙主要有偏執性人格障礙、反社會性人格障礙和邊緣型人格障礙等。

　　常見人格障礙病人的護理分為偏執性人格障礙病人的護理、反社會性人格障礙病人的護理、邊緣型人格障礙病人的護理。

（一）偏執性人格障礙病人的護理（病例）

　　劉某，男，18歲，高中生。在家長的堅持下被送入醫院。

　　劉某剛升入高中時，前半學期由於同學之間互不認識，由老師指定他暫任班長。半學期後由於與同學關係不和，被撤換班長之職。於是，劉某就疑心是某同學在老師那裏搞他的鬼，嫉妒他的才幹，認為自己受到了排擠和壓制，對班長撤一事耿耿於懷，認為同學與老師這樣對他不公平，指責他們，埋怨他們，隨後常與同學、老師為此發生衝突，曾經狀告到校長那裏，並要求恢復他的班長之職，否則要上告。大家都耐心苦口婆心地勸他，他總是不等別人把話說完就急於申辯，始終把大家對他的好言相勸視為是惡意、敵意。如此無理取鬧，與同學、老師的關係日益惡化，到高中畢業時，仍然無根本性的變化，他不能從中吸取教訓而加以改正。後來被家長送到醫院，經診斷為偏執性人格障礙。

1. 基本概念：偏執性人格障礙（Paranoid Personality Disorder）以極度的敏感和多疑為特點，男性多於女性。
2. 護理評估
   (1)健康史
   ・個人成長史：①在成長過程中（特別是幼年早期）是否遭受過重大精神創傷；②在幼年成長時期的家庭是否有教養不合理。
   ・家庭遺傳史：家族是否有偏執性人格障礙病人或其他精神障礙者。
   ・個人生活史：病人的生活和工作是否壓力過重。
   (2)生理心理狀況
   ・偏執懷疑：病人談話的方式及口氣似乎很嚴謹，常會流露出發洩和不滿，甚至憤怒，表現出不信任，疑心重重。
   ・運用防衛機制：病人談話中運用防衛機制，控制力很強，善於尋找別人的缺點和毛病，鑽牛角尖。
   ・偏執行為：待人處事謹慎小心，行動鬼鬼祟祟。
   (3)社會狀況
   ・家庭關係緊張：由於病人極度的敏感和猜疑，常會懷疑配偶有不忠誠問題，故造成家庭關係緊張。
   ・人際關係狀況：①人際關係不融洽，缺乏知心的朋友；②自傲自大，過度自信，凌駕於他人之上，故常常會疏遠人群。
3. 護理診斷
   (1)偏執多疑：與缺乏信任感有關。
   (2)社會功能障礙：與不能正確地自我評估和缺乏人際溝通技巧有關。

護理目標

| 護理診斷為「偏執多疑」的護理目標 | 1. 長期目標：
⑴能實際評估生活的情形；
⑵增加與他人（特別是家人或朋友）互相信任。
2. 短期目標：
⑴病人逐漸能接受護理人員及其他人員對他的接近和有利於身心健康的協助；
⑵陳述觀點逐漸在實際的範圍之內。 |

| 護理診斷為「社會功能障礙」的護理目標 | 1. 長期目標： 增加與他人的互動，提昇溝通的技巧，並能與他人相處共事。
2. 短期目標：
⑴病人能夠實際性地評價自我，說出影響社交活動的感覺；
⑵能夠與其他合適的人一起從事一些日常活動。 |

 護理措施

| 護理人員的感覺與反應 | 當接觸病人感到有相當程度的距離，缺乏感情，並且在病人感到高於一切的時候，護理人員會心煩意亂。 |

| 建立治療性信任關係 | 1.建立滿意的病護關係是消除病人多疑的第一步。
2.如果護理人員能以關心愛護的方式把握住病人，那麼在病人心目中護理人員便成為很重要的人物，透過與護理人員的交往，病人知道應該去信任他人。 |

| 指導病人以一種自己和他人都滿意的方式參與日常活動 | 護理人員應該首先幫助病人找出並表達影響社交的因素和感受，然後再糾正受到損害的社交技術。 |

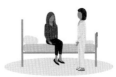

19-3 常見人格障礙病人的護理（二）

（二）反社會性人格障礙病人的護理（病例）

　　李某，男，21歲，高中畢業，未婚，無業，由警察局送入醫院。病人對於自己被強制住院感到非常的氣憤。

　　護理人員由了解他的生活經歷得知其父親是某大學知名教授，母親是某公司業務主任，兩人因都忙於事業，從小將其寄養在鄉下爺爺奶奶家中，並在農村讀完小學。李某從小受到溺愛，性格固執、頑皮，喜歡惡作劇。上學後，經常打架鬧事，欺負個子小的同學，辱罵老師。小學四、五年級時和鎮上的小流氓混在一起抽菸喝酒，並一起偷東西，學業成績低落。小學畢業之後上國中，因為和父母沒有感情，常和父母頂撞，多次和父母爭吵後回爺爺奶奶家。國中一年級尚能持續地上課，國二時結交了一些無業遊民，並多次到一所小學附近敲詐勒索小學生。國中畢業之後到某高職讀書，經常曠課，不參加考試，在學生宿舍之中經常欺負同學。讀高職一年之後自動退學。病人臨床檢查並未見到明顯的異常。自述從小任性，受到爺爺奶奶溺愛。上學後貪玩，成績下降。否認與父母頂撞，說一生氣就控制不住自己，事情過去就後悔了。

1. 基本概念：反社會性人格障礙（Antisocial Personality Disorder）的主要特徵是對抗社會或有犯罪行為，男性多於女性。
2. 護理評估
   ⑴健康史
   - 個人成長史：①在孩子生長發展過程中，是否在身體和精神方面缺乏關懷；②家庭和社會因素對反社會性人格障礙病人影響很大。
   - 家族遺傳史：家庭成員是否有反社會性人格障礙或其他精神障礙。
   - 個人生活史：由於個性的形成是不成熟的，因而反社會性人格障礙者也體會不到成熟的樂趣，其生活的樂趣是低俗的。
   ⑵生理心理狀況
   - 身體的狀況：由於反社會性人格障礙者常不能很好地調節壓力，故此病人的心率常比正常人心率偏快。
   - 內心憂慮：反社會行為可以被認為是極度的憂慮和長期的壓抑之防衛行為。
   - 缺乏內疚感：病人在犯罪後否認做錯了什麼。
   - 感情膚淺：反社會性人格障礙者在感情方面是膚淺的，雙方往往由於感情的隔閡和缺乏交流而最終導致分手。
   - 犯罪行為：反社會性人格障礙者的行為是異常的、衝動的、違法的、不道德的。
   ⑶社會狀況：(a)學習工作無能。(b)人際關係狀況：反社會性人格障礙者與別人的關係，往往是由於反社會性人格障礙者的一些不盡人情和不負責的行為而終止。(c)缺乏責任心：缺乏責任心，不能照顧家庭和孩子，婚姻關係不能維持長久。

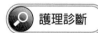

護理診斷

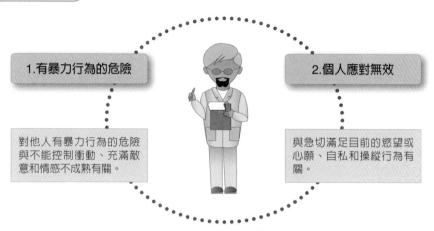

1.有暴力行為的危險

對他人有暴力行為的危險
與不能控制衝動、充滿敵
意和情感不成熟有關。

2.個人應對無效

與急切滿足目前的慾望或
心願、自私和操縱行為有
關。

 護理目標

護理診斷為：「有暴力行為的危險：對他人」的護理目標	1.長期目標： (1)病人能主動避免刺激潛在的攻擊意識和行為； (2)病人的攻擊意識有所轉變，行為也能讓人接受（規定日期）； (3)病人控制衝動的意識有所增強。 2.短期目標： (1)病人能意識到兩種能觸發攻擊行為的情景； (2)病人能用語言表達憤怒和受挫感，而不用進攻行為； (3)病人能主動調節自己的行為以減輕受挫及憤怒的情感（規定日期）。
護理診斷為：「個人應對無效」的護理目標	1.長期目標： (1)病人能遵紀守法； (2)病人能與他人或民眾建立健康的往來。 2.短期目標： (1)在護理人員的協助下，病人會承認自己的操縱行為； (2)病人能用語言表達對操縱行為的認知； (3)病人能找出至少一種以上適當的方法來滿足自己的需求，而不是採取操縱行為。

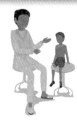

19-4 常見人格障礙病人的護理（三）

3. 護理措施
　　⑴護理人員的感覺與反應：護理人員應始終調整心態，儘管病人的行為是不可
　　　接受的，但護理人員應使病人感到自己始終是在接受和護理他們。
　　⑵針對操縱的護理：針對病人操縱行為的護理措施是建立明確、實際的限制，
　　　來約束他們的異常行為。
　　　　・建立實際可行的限制；
　　　　・使病人認識到限制的必要性，清楚、溫和、堅定地告訴病人不限制的後果；
　　　　・限制應由全體工作人員共同建立，應由全體工作人員始終一致地執行。
　　⑶針對衝動的護理：護理人員要協助病人探討誘發衝動的因素，討論這些行為
　　　給自己及他人帶來的危害及痛苦，或用其他的方式代替衝動。
　　⑷針對攻擊的護理：護理人員首先應與病人一起找出誘發攻擊的因素，即察
　　　覺壞的預兆，鼓勵病人運用語言表達感受，發洩受挫感，而非採用攻擊的行
　　　為。
　　⑸針對分離的護理：護理人員應幫助病人與他人建立互相信任的關係，認識到
　　　交流的意義，提昇交流的技能，因而增強自信心。糾正行為異常也可以採用
　　　如下方法：
　　　　・團體療法：依靠團體的功能引導病人改正異常行為；
　　　　・塑造榜樣：為病人創造學習的榜樣；
　　　　・行為限制：用獎懲的方法糾正病人行為；
　　　　・家庭治療：將家庭作為一個護理單位。

（三）邊緣型人格障礙病人的護理（病例）

　　王某，女，23歲，半夜揚言要自殺，被父母送到當地的一所精神病院。在過去2年
之中，由於嚴重的憂鬱和空虛，一直在一家精神康復診所接受治療。

　　依據王某的治療專家張某稱，在住院前3個月，病人的病情加重。她極度抱怨治療
對她的功能微乎其微，這與當初治療時她的說法截然不同，當初她說只有治療專家張
某可以維繫她的生命。隨著她對治療的抱怨，負面的行為開始明顯地增多。王某開
始晚睡，不去上班。晚上大量飲酒並開始吸毒，同時和夜店遇見的男士頻繁發生性關
係。這段時間，她不再參加日常社交活動，拒絕和朋友的任何聯繫。明顯敵視治療專
家張某，抱怨治療無效並且對張某的態度很無禮。她一直睡眠不足而且經常做惡夢，
深夜惡夢醒來後，她開始給張某打電話，因為張某在醫院沒有接通電話，王某揚言要
自殺，因此被父母送來精神病院。她一進病房就很痛苦。護理人員的接近更加重了她
的焦慮。她性格很孤僻，不與醫務人員及其他的病人接觸。醫務人員接近時，她變得
很刻薄，總是對他們存有戒心和抵觸情緒。在病房住了幾天之後，她的行為變化很
快。她不斷挖苦醫務人員，尤其愛嘲弄夜班的護理人員，原因是夜班護理人員堅持讓
她遵守醫院的規定，在晚上11點之前睡覺。

　　在住院期間，病人顯得仍然很焦慮不安，總是說生活沒意思，曾經兩次違反病房的
紀律，還提出要更換照護她的護理人員。

護理評估

1.健康史	(1)個人成長史：邊緣型人格障礙的形成與孩子早年時受家庭不合理的養育方式有關。 (2)家族遺傳史：家庭成員是否有邊緣型人格障礙或其他精神障礙。 (3)個人生活史：由於長期空虛無聊，邊緣型人格障礙病人的生活習慣是低俗的。
2.生理心理狀況	(1)脆弱性格：性情依賴，不穩定，易衝動，發狂似地企圖避免事實上的或想像中的被人拋棄。 (2)自我形象紊亂：長期在自我形象、職業選擇、交友、別人怎樣看待自己等方面不能確定，搞得心煩意亂。 (3)自我傷害行為：經常出現自我傷害現象，威脅或做出要自殺的姿態，病人身上可發現處於不同恢復階段的傷疤。
3.社會狀況	(1)人際關係狀況：人際關係緊張而不穩定，常會將敵意投向所依賴的人，把親戚、朋友弄得精疲力竭。 (2)工作婚姻無能：經常出現經濟問題及夫妻關係的緊張。 (3)操縱行為：喜好貶低、操縱別人，撒謊或歪曲事實，常會挑起別人之間的對立。

 護理診斷

有暴力行為的危險

與性情不穩定、易衝動及自我認識扭曲有關

焦慮

與內心空虛、自尊低落和過度緊張有關

個人應對無效

與情緒不穩定和防衛機制使用不當有關

自我概念紊亂

與缺乏自信心有關

19-5 常見人格障礙病人的護理（四）

1. 基本概念

　　邊緣型人格障礙（Borderline Personality Disorder）屬於情感脆弱之人格障礙，它以情感脆弱、依賴、性情不穩定、人際關係緊張、承受壓力無能為特徵，女性多於男性。

2. 護理目標

　(1)護理診斷為：「有暴力行為的危險：對自己」的護理目標

　　　a.長期目標：病人能消除任何自我傷害的想法，如果出現自殺想法時，能親自或委託他人去與護理人員聯絡。

　　　b.短期目標：

　　　　①住院期間保證病人的安全；

　　　　②病人將自殺的想法說出來而非採取行動（規定日期），並能夠用談話、寫信、體力活動等方式表達心中的感受。

　(2)護理診斷為：「焦慮」的護理目標

　　　a.長期目標：病人能用一種適宜的方式來發洩、減輕焦慮，病人覺得輕鬆的時候多於焦慮的時候。

　　　b.短期目標：

　　　　①病人能夠描述使他輕鬆的感覺和使他焦慮的感覺，並能識別何時焦慮加重；

　　　　②病人能夠找出減輕焦慮的方式，例如運動、跳舞、唱歌、談話等。

　(3)護理診斷為：「個人應對無效」的護理目標

　　　a.長期目標：

　　　　①病人能用正當的方式解決問題，既不傷害別人，也不傷害自己；

　　　　②病人能說出兩個能與自己談話、給予幫助的人。

　　　b.短期目標：

　　　　①病人能談論自己的受挫感受；

　　　　②病人能夠說出兩種可以接受的應對技巧；

　　　　③病人能夠以合適的方式取代不正當的行為去應付一種局面。

　(4)護理診斷為「自我概念紊亂」的護理目標

　　　a.長期目標：病人能夠正確地評估自己，確認自己的價值，增強自信心及自尊心。

　　　b.短期目標：

　　　　①確認引起低度自尊的行為；

　　　　②病人住院期間能夠肯定地表達自己的意見和優點。

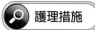 **護理措施**

| 護理人員的感覺與反應 | 1.個人反應：由於病人脆弱依賴，護理人員常覺得對病人負有重大責任，當病人有自殘行為時，護理人員能奮不顧身地把病人救出來，常由於沒能更好的照顧病人感到內疚；
2.團體反應：由於病人善於操縱，常使工作人員在感情上彼此隔閡。因此，護理人員要經常評估自己的感覺和情緒，保持一致，不被操縱。 |

| 建立病護的治療關係 | 與病人建立良好的治療關係，充分地了解病人，並協助病人找出影響人際關係的因素。 |

| 確立限制 | 保護病人及其他病人的安全，安全是第一重要的。當病人提出某種額外要求時，護理人員應平靜地加以限制。 |

| 針對操縱行為的護理 | 當病人企圖操縱護理人員時，護理人員要採用始終一致的管理方式和態度，堅持正確的理念，而不被分裂。 |

| 針對自殘行為的護理 | 當病人有自殘行為發生時，護理人員應積極地搶救，但是不要過分注意傷口情況，而應注意導致自殘的想法和感覺。 |

| 家庭宣導 | 護理人員要指導家庭成員處理好病人的焦慮，而防止焦慮的升級，因為焦慮升級會導致衝動的行為（自殘或傷他人）。 |

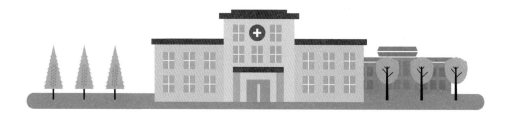

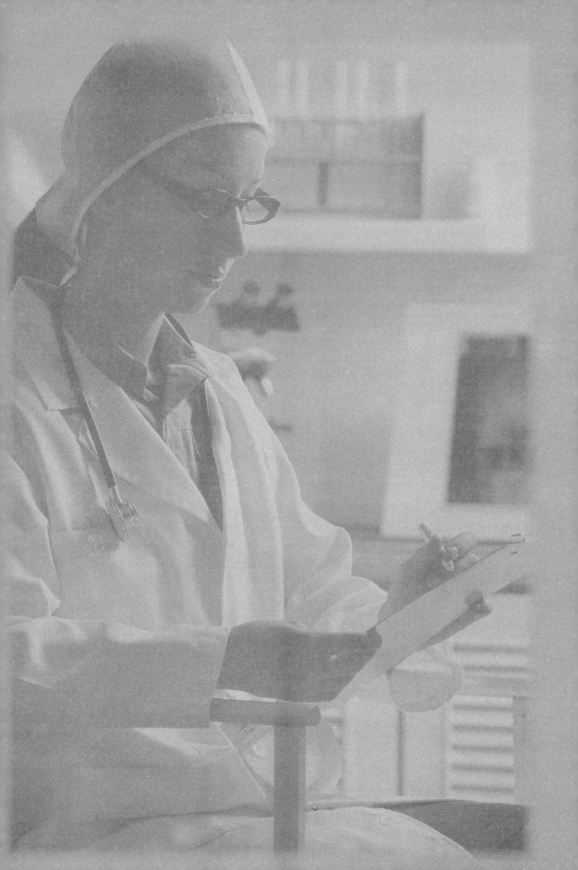

第 20 章
壓力相關的障礙概論

※ 本章學習目的 ※

1. 了解壓力相關障礙的病因

2. 掌握壓力相關障礙的基本概念、臨床類型及其特色

3. 掌握壓力相關障礙的診治原則

創傷之後的壓力症候群（Post Traumatic Stress Disorder, PTSD），是指對創傷等嚴重壓力因素的一種異常的精神反應。它是一種延遲性、持續性的心身疾病。是由於受到異乎尋常的威脅性、災難性心理創傷，導致延遲出現和長期持續的心理障礙。簡而言之：PTSD 是一種創傷後心理失平衡狀態。導致產生 PTSD 的事件，是發生在一個人經歷或目睹威脅生命的事件。這類事件包括戰爭、地震、嚴重災害、嚴重事故、被強暴、受酷刑、被搶劫等。幾乎所有經歷這類事件的人都會感到巨大的痛苦，常引起個人極度恐懼、害怕、無助感，這類事件稱為創傷性事件。許多創傷後的生還者恢復正常生活所需的時間不長，但是一些人卻會因為壓力反應而無法恢復為平常的自己，甚至會隨著時間推移而更加糟糕，這些個人可能會發展成 PTSD。PTSD 患者通常會經歷諸如發惡夢和頭腦中不時的記憶閃回，並有睡眠困難，感覺與人分離和疏遠。這些症狀若足夠嚴重並持續時間夠久，將會顯著地損害個人的日常生活。PTSD 表現有明顯的生理和心理症狀，它的複雜性表現在相關的精神失調併發症，如抑鬱、藥物濫用、記憶和認知問題，以及其他的生理和精神健康問題。這類失調也會伴隨著損害個人在社交及家庭生活中發揮功能的能力，包括職業不穩定性、婚姻問題和離異、家庭失調以及和子女教養的困難。

20-1 壓力相關的障礙概論（一）

(一) 精神壓力的一般反應特色

1. 心理的反應（焦慮、憂鬱）。
2. 身體的反應（交感或副交感）。
3. 心理應付方式（有意識的）和防禦機制（無意識的）：⑴求助、解決問題、適應或面對現實、發洩或傾訴、迴避、接受或推卸責任；過度使用成癮物質、攻擊、自傷或自殺等。⑵壓抑、退行、否認、投射、反相形成、合理化、昇華、置換、認同等。

(二) 急性壓力症候群

1. 臨床特色：強烈的精神壓力事件、精神運動性興奮、精神運動性抑制、其他（意識清晰度下降、注意、定位、片段的精神病性症狀）。
2. 診斷和鑑別診斷：嚴重的精神壓力事件，在壓力之後數分鐘或數小時會發病，主要的兩種臨床表現為興奮或抑制，社會功能會嚴重受損，會持續數小時或一週，不會超過一個月，可以與器質性、心境障礙、癔症相互鑑別。
3. 治療：減輕情緒反應（心理和藥物），學習面對壓力事物，使用有效的應對技能，協助解決相關的問題。
4. 由異乎尋常的威脅性或災難性心理創傷，導致延遲出現和長期持續的精神障礙：⑴反覆出現闖入性的創傷體驗、夢境、或由相似的境遇所誘發；⑵持續地警覺增高（睡眠、激怒、注意力、驚覺）；⑶持續地迴避、避免回想；迴避相似的情景、人和物；減少交往、待人冷淡；興趣減少變窄；對創傷的選擇性遺忘；對未來失去信心。
5. 社會功能受損：會延遲發生（半年以內），已經持續 3 個月（DSM-IV：1M），病程會長達數年（例如依據 921 大地震的調查）。

(三)PTSD 流行病學研究

1. 1987 年研究發現，美國的越南戰爭退伍老兵中，終生患病率男性為 31%，女性為 27%，男性和女性的時點患病率分別為 15.2% 和 8.5%。
2. Madakasia 等人對自然災害之後的 PTSD 做了研究，結果發現不同災害之後的 PTSD 的患病率均超過 30%。
3. 美國 Kessler 的研究證實，社區中有 36.7 ～ 81.3% 的人有過暴露於創傷性事件的經歷，PTSD 的終生患病率男性為 5%，女性為 10.4%，整體為 7.8%。
4. Blanchard 的研究發現，交通事故與 PTSD 密切相關：46% 的交通意外受害者符合急性壓力障礙的診斷條件；20% 的交通意外受害者會有 PTSD 的症狀，但是並沒有達到診斷的標準；11.6% 因為交通意外受害的年輕人（21 到 30 歲）會患上 PTSD。

(四)PTSD 的發生機制

1. 創傷性事件：是 PTSD 的必要條件；事件的性質主要是天災人禍；不少的研究顯式，暴露強度與 PTSD 發病率存在劑量反應的關係。

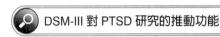

DSM-III 對 PTSD 研究的推動功能

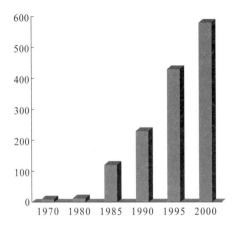

根據 Medline 資料庫的檢索，自 DSM-III 提出 PTSD 的診斷之後，有關 PTSD 的研究文章驟增

壓力症候群

1. 壓力症候群是指人在心理、生理上不能有效應對自身由於各種突如其來的、並給人的心理或生理帶來重大影響的事件，例如戰爭、火災、水災、地震、傳染病流行、重大交通事故等災難發生所導致的各種心理生理反應，壓力症候群也叫做壓力相關障礙，主要包括急性壓力症候群、創傷後壓力症候群、適應障礙三大類

2. 急性壓力症候群是在壓力災難事件發生之後最早出現的，其典型表現包括意識改變、行為改變、情緒改變三個層面

3. 意識的改變出現得最早，主要表現為茫茫然，出現定位障礙，不知自己身在何處，對時間和周圍事物不能清晰感知。比如有些人聽到親人去世的消息後當場昏過去，醒後不知道發生了什麼事情，不認識周圍的親人，不知道身在何處

4. 這種神智不清有時候會持續幾個小時，也有的會持續幾天

5. 行為改變主要表現為行為明顯地減少或增多並帶有盲目性。行為減少表現在不主動與家人說話，家人跟其說話也不予理睬

6. 日常生活不知料理，不知道洗臉梳頭，不知道吃飯睡覺，需要家人提醒或再三督促。整個人的生活陷入混亂的狀態

7. 行為增多者表現為動作雜亂、無目的，甚至衝動毀物。話多，或自言自語，言語內容零亂，沒有邏輯性。情緒的改變主要表現為恐慌、麻木、震驚、茫然、憤怒、恐懼、悲傷、絕望、內疚，對於突如其來的災難感到無所適從、無法應對。這些情緒常常表現得非常強烈，例如在被打之後出現強烈的憤怒和恐懼，喪失親人之後出現極度的悲傷、絕望和內疚。在強烈的不良情緒的影響下，個體有時候會出現一些過激行為，例如在極度悲傷、絕望、內疚的情緒支配下，有些人會採取自殺行為以解除難以接受的痛苦

8. 可能還會伴隨著身體不適，表現為心慌、氣短、胸悶、消化道不適、頭暈、頭痛、入睡困難、做惡夢

補充站

知
識

壓力相關障礙（Stress Related Disorders），舊稱反應性精神障礙或心因性精神障礙，指一組主要有心理、社會（環境）因素引起異常心理反應而導致的精神障礙。

20-2 壓力相關的障礙概（二）

2. 易感的因素：⑴族群：Norris 調查了 1,000 名成人，暴露於創傷性事件的白人多於黑人，年輕人的 PTSD 患病率最高；Garrison 在 Hugo 颶風發生 1 年後調查了 1,264 名 11 ～ 17 歲青少年，PTSD 的患病率在白人女生最高（6.2%），白人男生次之（4.7%），黑人男生和女生分別為 3.8% 和 1.5%。⑵性別：女性的 PTSD 患病率是男性的兩倍。暴露於同一創傷性事件之後，女性的 PTSD 患病率明顯高於男性。地震受災者 3 個月之內 PTSD 發生率男性為 13.5%，女性為 24.7%。⑶受教育程度較低、兒童時期有行為問題、具有神經質傾向、內向性格、有精神障礙或物質濫用的家族史。⑷其他公認的危險因素：以往有創傷暴露史、創傷性事件前後有其他負性生活事件、家境不好、身體健康狀態欠佳。⑸心理素質、生物學素質。

3. 創傷之後的因素：是否具備足夠的安全感、是否脫離創傷的情境、干預措施是否及時、是否有足夠的家庭和社會支援、是否具備有效的因應策略。

（五）PTSD 的生物學機制

1. 生物學機制研究：⑴功能與結構：前額葉、杏仁核、海馬的異常。⑵生化：壓力系統、DA、5-HT、中樞氨基酸等失調。⑶生理：LTP 的研究。

2. 素質與壓力損傷的問題。

（六）心理學的解釋

研究者們對 PTSD 的心理學解釋十分多元化，包括心理動力理論、學習理論和認知理論。在近代臨床醫療中，認知理論的發展是比較有說服力和影響力的。因此，PTSD 的治療主要也偏重於行為治療和認知行為治療。

1. 社會認知理論：⑴社會認知理論的重心放在對創傷資訊的認知加工上面，Horowitz 是社會認知理論的代表者。⑵ Horowitz 認為認知加工的原動力，是要把新資訊整合進入預存的認知模型。經歷創傷之後產生了資訊超負荷。關於創傷經歷的記憶、想法和表象都不能和目前的圖式（Schema）相互融合。心理防禦機制開始發生功能，將超載資訊壓抑到潛意識中去。但人有完形傾向的動力，想把與創傷有關的資訊和預存的模型整合，導致心理防禦機制崩潰，而創傷的資訊重新進入意識層面，形成閃回、惡夢等。

2. Foa 的認知理論

⑴ Foa 認為經歷創傷之後，記憶中形成了一個恐懼網路，這個網路包括下列三種資訊：(a) 創傷時間的刺激資訊；(b) 創傷在認知、行為和生理上的反應資訊；(c) 刺激與反應聯結起來的資訊。

⑵誘發性刺激，譬如與創傷有關的情況和對象，會啟動恐懼網路，使網路資訊進入意識。於是 PTSD 就會有侵入性的記憶症狀。逃避症狀的出現，是力圖壓抑和避免這種網路啟動的結果。如果恐懼網路成功地整合進入已有的記憶結中，則創傷問題和 PTSD 就會迎刃而解。

臨床分類

急性壓力症候群	急性壓力症候群（Acute Stress Disorder）在遭受急劇、嚴重的精神打擊之後數分鐘或數小時發病，主要表現為意識障礙，意識範圍狹隘，定位障礙，言語缺乏條理，對周圍事物感知遲鈍，會出現人格解體，有強烈恐懼，精神運動性興奮或精神運動性抑制。
創傷後壓力症候群	創傷後壓力症候群（Post-Traumatic Stress Disorder, PTSD）又稱為延遲性心因反應，是指在遭受強烈的或災難性精神創傷事件之後，數月至半年內所出現的精神障礙。例如創傷性體驗反覆出現、面臨類似災難境遇會感到痛苦或對創傷性經歷的選擇性遺忘。
適應性障礙	適應性障礙（Adjustment Disorders）是指在易感個性的基礎上，遇到了壓力性生活事件，出現了反應性情緒障礙，適應不良性行為障礙和社會功能受損。通常在遭遇生活事件之後 1 個月內發病，病程一般不超過 6 個月。

 補充站：壓力障礙自我調節

　　為了避免壓力反應症候群的發生，要在心理上做好自我疏導和調節。首先要充分認識到現代社會的高效率必然帶來高競爭和高挑戰性，對於由此產生的某些負面影響要有足夠的心理準備，免得臨時驚慌失措，加重壓力。同時心態要保持正常，樂觀豁達，不為小事斤斤計較，不為逆境心事重重。要善於適應環境變化，保持內心的安寧。另外對自己有個正確的自我期望，生活上也要有工作與休閒，要忙裡偷閒暫時丟掉一切工作和困擾，徹底放鬆身心，使精力和體力得到及時恢復。還有，要保持正常的感情生活。事實表明，家人之間、朋友之間的相互關心和愛護，對於人的心理健康是十分重要的。遇到衝突、挫折和過度的精神壓力時，要善於自我紓解，例如參加娛樂、社交、旅遊活動等，藉此消除負面情緒，保持心理平衡。

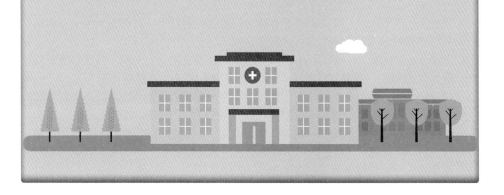

20-3 壓力相關的障礙概（三）

3. 學習理論：PTSD 的學習理論源自 Mowrer 的雙因素理論（Two Factor Theory）。他認爲恐懼是由條件交替學習得來的。經過一般化和二次的交替學習，其他相關的刺激也會觸發恐懼。隨後，會比反應透過操作性條件學習原理得到加強，成爲患者行爲的一個重要表徵。暴露療法和系統脫敏療法就是根據學習理論治療 PTSD。

（七）治療的策略

治療的策略分爲壓力族群的緊急干預與 PTSD 患者的治療（心理治療、藥物治療、治療指南）。

1. 壓力族群的緊急干預：緊急事件壓力晤談（CISD）：(1)架構：CISD 分爲三部分：情感宣洩、治療師的支援和安慰、調動資源。(2)時間：24 至 48 小時之內是最理想的干預時間，在 6 週之後效果甚微。

2. 晤談的種類：(1)現場或臨近現場的晤談：治療師的角色是觀察員／顧問，觀察急性反應的發生、發展過程、花時間與休息者待在一起，允許其宣洩情緒、出現情緒的反應、評估參與者的心理健康狀況，提供鼓勵，並建議哪一個小組或個人需要休息。(2)非正式減壓：通常在緊急事件之後數小時進行，經常無領頭人或精神衛生專業人員，可以由參與的個人自發來進行。(3)正式的 CISD：通常由合格的精神衛生專業人員來加以指導，在事件之後 24～48 小時進行，治療師對群體動力學必須有整體性的了解，也必須對壓力反應症候群有很好的了解，不在第一個 24 小時之內進行，對災難現場的所有人必須強制性地做正式的 CISD。

（八）CISD 的階段

1. 階段 1（導入期）：治療師的自我介紹，描述 CISD 過程中的規則，小心解釋隱私的問題。

2. 階段 2（事實期）：請參與者描述一些有關自己、事件及其在緊急事件中所進行活動的情況，詢問參與者在處理緊急事件的過程中身處何處，所聽、所見、所聞及所做，每個人都要輪到，使得整個事件重現眼前。

3. 階段 3（感受期）：詢問與感受有關的問題發生緊急事件時你有何感受？你現在有何感受？在你過去的生活中，有過類似的感受嗎？

4. 階段 4（症狀期）：參與者描述自己的壓力反應症候群的表現。詢問參與者在緊急事件過程中，體驗了什麼不同尋常的事情。你現在正體驗什麼不同尋常的事情？自從緊急事件發生之後，你的生活發生改變了嗎？請參與者討論其經歷導致其家庭、工作或生活發生了什麼變化？

5. 階段 5（輔導期）：治療師介紹壓力反應症候群，強調這是對緊急事件的正常反應。

6. 階段 6（再入期）：拾遺收尾，回答問題，最後安撫，制訂未來的行動計畫，然後小結，告訴參與者更多的資源資訊。

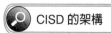 CISD 的架構

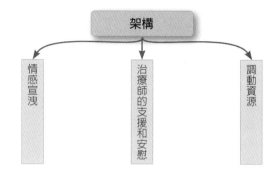

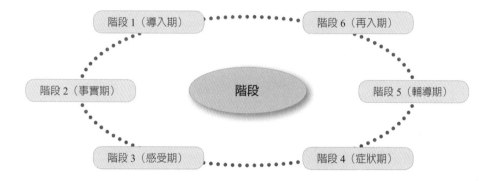

 補充站

知
識

1. 壓力的相關障礙（Stress Related Disorders）：舊稱反應性精神障礙或心因性精神障礙，是指一組主要有心理、社會（環境）因素引起異常心理反應而導致的精神障礙。

2. 壓力障礙症是指人在心理、生理上不能有效應對自身由於各種突如其來的、並予人心理或生理帶來重大影響的事件，例如戰爭、火災、水災、地震、傳染病流行、重大交通事故等災難發生所導致的各種心理、生理反應。對於受災的人群而言，在災難發生以後，透過自己的力量將自己的心理狀態很快地調整到正常幾乎是很難的。人非草木，面對著屍橫遍野，面對著已經突然倒塌了而曾經溫馨的家，面對著災難給我們帶來的生死離別，我們最正常的狀態應該是什麼？不是節哀順變，不是無動於衷，而應該是上述急性壓力反應中所描述的狀態。而這種狀態的出現只能說明我們的情感反應是正常的，而不能說明我們脆弱、不堅強，只要是一個正常的有血有肉的人，就不可能在這種災難面前無動於衷。

20-4 壓力相關的障礙概（四）

（九）CISD 的時程

全程大約需要 3 ～ 5 小時，訪視要在緊急事件之後數週或數月進行。

（十）PTSD 患者的治療

1. 指南一：心理和藥物的選擇。
2. 指南二：併發其他精神障礙。
3. 指南三：心理治療的安排。
4. 指南四：心理治療技術和標靶症狀。
5. 指南五：心理治療技術綜合評估。
6. 指南六：藥物治療和標靶症狀。
7. 指南七：藥物治療的其他問題：對合併其他精神障礙和身體疾病的 PTSD，推薦採用 SSRIs、Nefazodone、Venlafaxine 治療；合併雙相障礙的病人，推薦採用心境穩定劑治療；在不同的年齡層族群中，SSRIs、Nefazodone、Venlafaxine 在效果、安全和接受程度都較好。
8. 指南八：對前面推薦的多種治療無效時。
9. 指南九：對 PTSD 的預防和避免慢性的策略。

（十一）適應性障礙

1. 臨床的特色（表現的形式與個性特色有關）：情緒障礙與品行障礙。
2. 診斷：一個月內的生活事件，患者的適應能力不強，情緒障礙、行為障礙、生理功能障礙，社會功能受損；病程小於 6 個月，大於 1 個月。
3. 治療（消除壓力原、對症治療）

（十二）嚴重身體疾病的心理反應與干預

1. 壓力原：對疾病的恐懼、身體症狀的困擾（疼痛、睡眠障礙、排泄障礙等）、生活方式的改變、依賴性增加、角色的改變、對結局的擔憂。
2. 心理反應的特色
   ⑴即刻反應為心理休克期、心理衝突期、重新適應期。
   ⑵慢性反應為依賴性增加，體感不適增加，焦慮、憂鬱、易激動、害怕孤獨、猜疑心加重、自卑。
3. 影響心理反應的有關因素：
   ⑴疾病的種類與嚴重程度。
   ⑵個性因素。
   ⑶其他的因素（年齡、性別、教育程度等）。
4. 心理干預的方法：病情的告知及技巧，面對現實，給予希望，調整心理應對方式和防禦機制，適量的藥物治療，適應新的生活和制訂新的生活計畫。

PTSD 患者治療指南

指南一：心理治療的安排

	推薦	參考
頻率	每週一次	每週二次
每次的時間	60 分鐘	超過 60 分鐘或 45 分鐘
形式	個人	個人和團體整合或家庭治療
時間安排	第一個月每週，以後每二週	前 3 個月每週或每二週

指南二：心理治療技術和標靶症狀

主要的症狀	推薦的技術	參考的技術
侵入性思想	暴露治療	認知、焦慮管理、心理教育、戲劇治療（兒童）
閃回	暴露治療	焦慮管理、認知、心理教育
害怕、驚恐、迴避	暴露治療、認知、焦慮管理	心理教育、戲劇治療（兒童）
遠離別人、興趣喪失	認知治療	心理教育、暴露治療
易激動	認知、焦慮管理	心理教育、暴露治療
罪惡／羞恥	認知治療	心理教育、戲劇治療（兒童）
警覺性增高	焦慮管理、暴露	認知、心理教育
睡眠問題	焦慮管理	暴露、認知、心理教育
注意力集中困難	焦慮管理	認知、心理教育

指南三：心理治療技術綜合評估

	推薦	參考
最有效	暴露、認知	焦慮管理
起效最快	暴露	焦慮管理、認知、心理教育
適應範圍廣泛	認知、暴露、焦慮管理	心理教育
最安全	焦慮管理、心理教育、認知	戲劇（兒童）、暴露
最被接受	心理教育、認知、焦慮管理	戲劇（兒童）

指南四：對前面推薦的多種治療無效時

	推薦
評估策略	評估物質濫用問題、重新評估精神疾病的通病情況、重新評估 PTSD 的診斷藥物
藥物干預	抗憂鬱劑＋心靜穩定劑／抗憂鬱劑＋抗精神病藥
心理社會干預	心理治療技術＋聚焦性復健訓練／＋家庭治療
住院的指徵	有自殺的危險、有傷害他人的危險

指南五：對 PTSD 的預防和避免慢性策略

	預防 ASD 變成 PTSD	預防 PTSD 慢性
推薦	提供心理教育，釋放不合理的內疚感，正常化對事件的反應，協助情感上的回憶和複述	提供心理教育，將對事件的反應正常化，釋放不合理的內疚感，協助情感上的回憶和複述，認知治療，暴露治療，焦慮管理技術
參考	焦慮管理技術，提供團體危機干預，認知治療	一開始就使用抗憂鬱劑治療

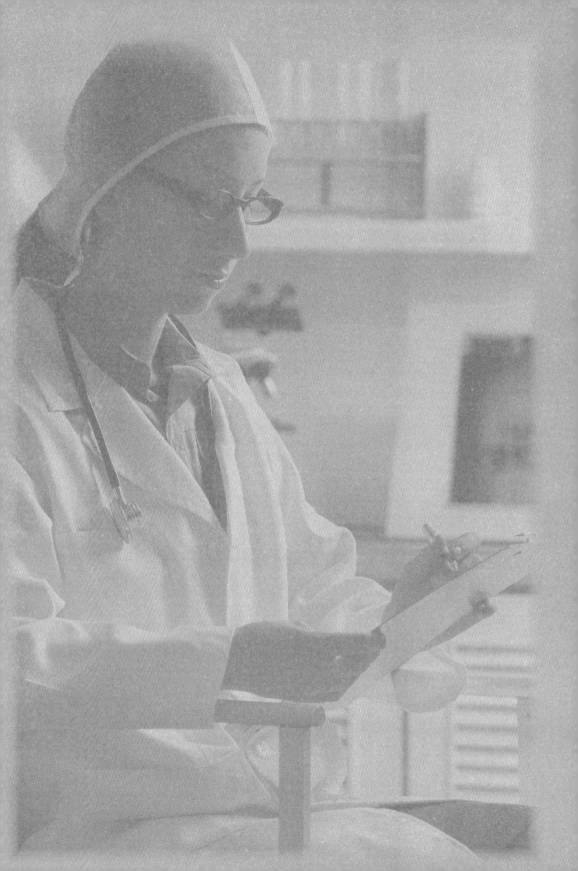

第 21 章
壓力症候群病人的護理管理

※本章學習目的※

1. 了解壓力症候群的概念及特徵

2. 了解壓力症候群的分類及流行病學特點

3. 了解壓力症候群的病因與發病機制

4. 了解壓力症候群的治療方式

5. 了解常見壓力症候群病人的護理：急性病人的護理、創傷後壓力症候群病人的護理、適應障礙病人的護理

21-1 概　論

（一）基本概念

壓力（Stress）此一名詞在物理學上譯為應力。原意是指一個系統在外力的作用下竭盡全力對抗時的超負荷狀態。

1936年加拿大生理學家塞里（Selye）將這個名詞引入到生物學領域，提出了壓力學說。

目前的研究較傾向於將壓力看作是身體與環境之間的不適應狀態。

壓力反應不等於壓力症候群，只有壓力反應超出一定強度或持續時間超過一定限度，並對個人的社會功能和人際關係產生影響時，才會構成壓力症候群。

（二）壓力相關障礙的特徵

1. 一個連續的動態過程：心理壓力可以看作是一個持續的動態過程，其順序包括互相聯結的3個部位：刺激物的形成，刺激物與身體的互動功能，身體的應對效應。

2. 壓力的來源：凡是能夠引起壓力反應的各種刺激物統稱為壓力來源，一般可分為下列幾類：

⑴軀體性壓力來源：是指對身體直接產生刺激作用的某些刺激物，包括各種理化和生物刺激物。

⑵心理性壓力來源：是指來自人們頭腦之中的某些緊張性資訊。

⑶文化性壓力來源：是指因為語言、風俗習慣、生活方式、宗教信仰等改變所造成的刺激或情境。

⑷社會性壓力來源：包括重大的社會與經濟變革、戰爭、自然災害、失業、家庭穩定危機和親人意外事故等。

3. 壓力反應：當個人察覺到壓力來源的威脅之後，就會產生各種心理、生理的變化，這些變化稱為壓力反應。

⑴壓力的心理反應：包括認知反應、情緒反應、行為反應和自我防禦反應。

⑵壓力的生理反應：在壓力的生理反應中，下視丘、腦下垂體和腎上腺系統發揮重要的功能。

4. 壓力的雙重性：壓力與人的健康有密切的關係，既有正面的一面，也有負面的一面。

5. 人類具有主動地適應壓力的能力：例如改善環境，早期預見壓力因素並做好適應的準備，努力改變社會的不良因素，積極而努力地鍛鍊身體，增強對壓力的適應能力等。

（三）壓力症候群的分類

可以將壓力相關障礙主要分為下列三類：1.急性壓力症候群、2.創傷後壓力症候群、3.適應障礙。

（四）治療的原則

1. 急性壓力症候群：及時、就近、簡潔、掌握重點。

2. 創傷後壓力症候群：心理治療合併藥物治療。

3. 適應障礙：以心理治療為主，藥物只用於情緒異常較為明顯的病人。

流行病學的特點

有關急性壓力症候群的流行病學研究很少。僅有的個別研究指出，嚴重交通事故後的發生率大約為13%～14%；暴力傷害後的發生率大約為19%；集體性大屠殺後的倖存者中發生率為33%。

創傷後壓力症候群社區調查居民終生患病率為1%～14%，而高危險族群中（戰後復員軍人，天災人禍中的倖存人群）患病率則高達3%～58%，一般認為女性比男性易於罹患。

 ## 病因與發病機制

社會文化因素	1.嚴重的生活事件 ：包括災難性事件和悲痛性事件，例如嚴重車禍、飛機失事、財產巨大損失、被強暴、被劫持、親人死亡、親人離別、情感破裂等 2.突發的自然災害：例如山洪暴發、強烈地震、嚴重火災等 3.戰爭場面：例如親臨了（或間接聽到、看到）殘酷的戰爭 4.日常生活中的困擾：大多為生活中的一些不愉快事件
遺傳因素	文獻報告單卵雙生者壓力障礙的同病率為29.5%，明顯高於雙卵雙生者的發病率，高出2.2%，顯示遺傳因素在本病的發生中發揮相當程度的功能
易感的素質	病人在以往有壓力障礙的病史。病前人格不夠健全，例如敏感多疑、憂鬱、情緒不穩定、衝動任性等

 ## 治療的措施

急性壓力症候群	1.心理治療：①幫助病人儘快離開壓力環境，避免進一步的刺激；②建立良好的病護治療關係；③幫助病人建立自我及有力的心理壓力應對方式；④指導病人家屬給予正面、全面的社會支持，以緩和病人的創傷性反應 2.藥物治療：藥物主要用於對症治療，但是在急性期也是採取的措施之一。例如以焦慮、憂鬱症狀為主的病人，可以使用地西泮、氟西汀、阿普唑侖等；例如表現精神運動性興奮的病人，可以選用少量抗精神病藥物及安眠藥，例如氯丙嗪、氟哌啶醇、奮乃靜、地西泮等
創傷後壓力症候群	1.心理治療：對於創傷後壓力障礙的病人，初期主要採取危機干預的原則和技術，側重提供支持，幫助病人提高心理應對技能，表達和宣洩相關的情感。慢性病人爭取最大的社會、心理支援 2.藥物治療：抗憂鬱藥物是治療各個時期創傷後壓力障礙最常見的選擇。其他藥物則包括抗焦慮藥物、鎮靜劑等。 3.心理治療合併藥物治療：心理治療整合藥物治療的方法比兩種方法單一使用的效果更佳
適應障礙	1.適應障礙的治療重點應該是心理治療為主，藥物只用於情緒異常較為明顯的病人 2.藥物治療則可以根據實際的情況採用抗焦慮藥物和抗憂鬱藥物等。以低劑量、短療程為宜。在藥物治療的同時，不能放棄心理治療

21-2 常見壓力障礙病人的護理（一）

　　常見壓力相關障礙病人的護理分為急性壓力障礙病人的護理、創傷後壓力障礙病人的護理、適應障礙病人的護理。

（一）急性壓力症候群病人的護理

1. 病例

　　趙某，女，50歲，中學教師，大學畢業。在3天前，趙某的兒子與女朋友駕車旅遊時，遭遇車禍死亡，當晚病人獲知噩耗之後，趕往派出所。在其子及未婚媳婦屍體旁，病人當即暈厥，數分鐘後醒來，出現言語不連貫，意識清晰度下降，拒絕承認屍體是自己的孩子。反覆唸道：「我兒子和媳婦到外面去玩了，她們去旅行結婚了，很快就會回來的」，「他們不會死的，他們是和媽媽開玩笑，想嚇唬媽媽的。」服用鎮靜劑後，方安靜下來。第二天醒來後，出現情緒波動明顯，時常嚎啕大哭，反覆責備自己：「那天我要是不讓他們出去，把他們留在身邊就好了」。對別人的勸解很反感，容易被激怒，情緒波動非常明顯。

　　住院之後表現情緒激動，坐立不安，不配合，不願意多說話，定向力障礙，檢查不合作，難以與其正常交談。

　　趙某自幼性格內向、膽小，在10歲時母親因為車禍而意外死亡，從此性格更為內向，不願與外人交往，學習、工作認真，做事力求完美，能力較強，是優秀教師。

　　急性壓力症候群（Acute Stress Disorder）是指以急劇、嚴重的精神打擊作為直接原因，在受到刺激之後立刻（1小時之內）發病，表現有強烈恐懼體驗的精神運動性興奮，行為有一定的盲目性，病人興奮、激動、叫喊、過度亂動、情感爆發、言語增多；或者為精神運動性抑制，甚至僵硬，例如情感遲鈍、退縮、緘默少語、長時間呆坐或臥床，對痛覺刺激敏感性降低等。

2. 護理評估

　　⑴健康史：(a)個人成長史：①病人既往是否有過重大精神刺激，恢復得如何；②是否屬於易感素質的族群。(b)家族遺傳史：病人是否有遺傳因素。(c)個人生活史：評估病人的職業，平時生活緊張者易於發生此病。(d)此次發病的情況：找出此次發病的壓力來源，評估壓力發生的嚴重程度及持續的時間。

　　⑵生理心理狀況：(a)身體的狀況：病人是否有營養、食慾、大小便及睡眠異常。(b)行為障礙：①精神運動興奮表現：例如病人興奮；②精神運動抑制表現；③是否有自殺的傾向。(c)意識狀況：評估病人是否有意識障礙。

　　⑶社會狀況：(a)社交狀況：評估病人是否有社交能力低落。(2)家庭狀況：評估病人的家庭關係是否正常等。

　　⑷輔助性檢查：必要的心電圖、腦電圖、生命徵象等檢查。

　　護理評估：在執行護理措施之後，評估每一個護理目標是否實現。對部分實現或未實現的原因加以探討，找出問題的所在，重新修訂護理計畫或護理措施。

護理診斷

有暴力行為的危險	對自己或對他人，與行為障礙有關。
突發性意識模糊	與急性心因性反應有關。
語言溝通障礙	與意識障礙和壓力情緒反應有關。

護理目標

護理診斷為「有暴力行為的危險：對自己或對他人」的護理目標	1. 長期目標：病人能現實地面對壓力事件，不發生傷害自己和他人的行為。 2. 短期目標：①病人住院期間，皮膚無擦傷、刮傷；②在醫護人員的照顧下，病人不對他人發生身體傷害。
護理診斷為「突發性意識模糊」的護理目標	1. 長期目標：病人能認識哪些是觸發創傷性體驗的情景，定向力恢復正常。 2. 短期目標：在定向力障礙及突發性意識模糊發作期間，在護理人員的幫助下，病人的安全得到保障。
護理診斷為「語言溝通障礙」的護理目標	1. 長期目標：病人能與他人有效溝通。 2. 短期目標：病人語言溝通障礙得到適度控制，能做一般性的語言溝通。

護理措施

護士的感覺與反應	有的病人興奮、激動、情感爆發、言語增多，而有的病人則情感遲鈍、緘默少語、長時間呆坐或臥床，護士感到接觸病人有相當程度的困難。
安全護理	對興奮狀態的病人應將其安置在安靜隔離房間內。加強不安全因素和危險物品的管理。發現自殺、自傷或衝動行為的先兆，防患於未然，保護病人的安全。
基礎護理	1. 做好病人的基礎護理，防止皮膚破損，控制感染。 2. 及時補充足夠的營養和水分，維持水及電解值平衡。 3. 及時觀察病人的病情變化和生命體征，對症護理。保證病人足夠的睡眠休息時間。
心理護理	1. 溝通技巧：尊重關心病人，用清晰簡短的語言與病人溝通交流，態度和藹，並與病人保持適當的目光接觸，耐心傾聽，適當運用非語言溝通方式，著重於目前的問題，給予簡明的諮詢。 2. 鼓勵病人表達情緒體驗：對病人的情緒反應要採取接納的態度，不應加以限制。
健康教育	待病人症狀好轉後，在可能的情況下安排病人參加多種娛樂和體育活動。

21-3 常見壓力症候群病人的護理（二）

（二）創傷後壓力症候群病人的護理

1. 病例

劉某，女，40歲，小學教師，大專畢業。在5年前，丈夫出差時，突遇車禍去世。在出差前，病人曾與丈夫為一件小事而「鬥嘴」，丈夫一氣之下說出「我走了，再也不回來了」的氣話。

丈夫過世之後，病人悲痛欲絕，常常自責，認為是自己和丈夫吵架，導致丈夫再也無法回到這個家了。常常自言自語：「我要和他說清楚，我是愛他的，我只是和他慪氣，不是真正的不要他回家」。自此以後，無法繼續上班，也不能繼續擔任教學任務，一直在家「休養」。

在5年的時間之中，病人很少外出，生活非常被動。對自己的孩子也無法好好地照顧，只能在母親的督促下，被動地做一些家務。常常呆坐一邊，自言自語，不斷地回顧當時夫妻吵架的情景，卻很少回憶丈夫去世時的場景。在此期間，病人不願意和任何人接觸，即使是原來非常要好的同事，也不主動聯繫，更不和他們一起外出活動。

本次是以「睡眠障礙」來住院治療的。在住院時病人意識清晰，對答切題，語調低沉，語速很慢，面部表情冷漠。病人自述：每天晚上無法入睡，因為自從丈夫去世以後，幾乎每天晚上做噩夢，夢見丈夫和自己吵架的情景，經常驚醒，所以害怕睡覺。談及與丈夫吵架的情況時，病人情緒激動，反覆強調自己不是故意不要丈夫回家的，自述：「我要和他說清楚，我是喜歡他的，我沒有存心不讓他回家」。談及如何才能和丈夫說清楚時，病人承認自己曾經有過自殺的念頭，認為只有這樣才能和丈夫溝通。問及其自言自語的情況時，病人說：「我總覺得要和丈夫說清楚，我總覺得丈夫能夠和我對話的，所以我自言自語，但我知道他現在是聽不見的。」至於工作和孩子的培養問題，病人認為這些已經不重要了，從來就沒有考慮過。自丈夫去世後，劉某已經和絕大多數朋友沒有任何交往了，也從來不外出，甚至自己的衣物也是家人幫助買的。

創傷後壓力症候群（Posttraumatic Stress Disorder）是由異乎尋常的威脅性或災難性心理創傷，導致延遲出現和長期持續的精神障礙。多數病人在創傷事件之後的數天至半年內發病，一般在1年內會恢復正常，少數病人會持續多年，甚至終生不癒。

　(1)創傷之後壓力障礙病人反覆發生創傷性體驗重現、夢境。

　(2)持續的警覺性增高，表現為極易興奮、受驚、焦慮不安、過分警覺、注意力不集中、睡眠障礙等。

　(3)病人持續地回避接觸與創傷情景有關的人、物和環境。對創傷性經歷的選擇性遺忘。

　(4)在創傷性事件之後，許多病人還會存在著「情感麻痺」的現象。

護理評估

健康史	1.個人成長史：(1)是否存在病前人格不夠健全等；(2)易感素質。 2.以往史：評估病人在以往是否有壓力障礙的病史。 3.家族遺傳史：病人有無遺傳因素。此次發病情況：(1)找出此次發病的壓力源；(2)評估病人對創傷事件情境的描述；(3)同時了解創傷病人是否存在精神問題以及是如何處理的
生理心理狀況	1.身體的狀況：病人是否有難於入睡或易驚醒、心跳加快、出汗等症狀 2.認知的狀況：使病人最痛苦的是與創傷事件相關的尷尬感覺、噩夢和浮現，以及恐怖、長期的焦慮和廣泛的多疑感。有些病人認為過去的創傷經歷將會繼續給她/他帶來一些將要發生的災難
社會狀況	1.社交狀況：因為病人為了避免焦慮，常常會逃避人際關係 2.家庭狀況

 護理診斷

有暴力行為的危險	對他人，與壓力情緒反應有關
睡眠形態紊亂	與易於驚醒及壓力情緒反應有關
憂鬱症	與壓力情緒反應有關
社交障礙	與壓力反應及社會功能退縮有關
自我形象紊亂	與負面的自我信念有關

護理目標

護理診斷為「有暴力行為的危險：對他人」的護理目標	長期目標：病人不會發生傷人事件 短期目標：病人以協議的形式保證能用適宜的方式發洩受挫感，而非採取行動
護理診斷為「睡眠形態紊亂」的護理目標	長期目標：病人睡眠基本上恢復正常 短期目標：病人易驚醒及失眠症狀得到有效控制，睡眠品質有所提高
護理診斷為「憂鬱」的護理目標	長期目標：病人情緒障礙症狀得到有效控制，不發生自殺、自傷行為 短期目標：病人心理上的舒適感增加，在出現自殺念頭時能主動向醫護人員尋求幫助
護理診斷為「社交障礙」的護理目標	長期目標：病人能恰當表示個人需要，能完成個人生活自理，恢復正常的人際關係，行為方式得以改善 短期目標：病人在治療措施干預下，社會功能退縮有所緩解，能從事日常的社會交往，人際關係和行為方式得到改善
護理診斷為「自我形象紊亂」的護理目標	長期目標：病人的自我價值感增加，有正性的自我認識，能恰當的自我評價 短期目標：病人能承認創傷事件是不可預測的，因而解除自我責怪的感覺

21-4 常見壓力症候群病人的護理（三）

2. 護理措施

⑴護理人員的感覺與反應：當接觸病人時，給人一種木然、冷漠的感覺，病人與人接觸不親切，護理人員感到很難與病人做進一步的情感交流。

⑵安全護理

・提供安靜舒適的環境，減少外界刺激。

・對憂鬱病人的護理：對有憂鬱情緒的病人，護理人員必須密切觀察病情，應將有自殺企圖的病人安排在便於觀察的病室內，不能單獨居住，其活動應控制在工作人員視線範圍內，必要時設專人護理。

⑶生活護理

・保證病人定時足量進食和飲水。

・協助病人完成個人照料：護理人員應耐心督促或協助病人搞好個人衛生，例如按時洗臉、洗腳、定期沐浴、理髮、更衣、整理被褥等。應儘量引導病人自己完成，以免形成依賴。保證病人的休息和睡眠。

⑷心理護理

・建立良好的病護關係：在人格上尊重病人，在生活上關心病人，不探尋病人的隱私。

・鼓勵病人回憶自己心理創傷所致壓力障礙發作時的感受和應對方式：指導病人對焦慮情緒及其生理症狀採取接納的態度，不必加以排斥。幫助病人尋找焦慮情緒產生的原因，以減輕病人的壓力反應程度。

・糾正錯誤的認知：每天定時接觸病人，經常與病人溝通，協助病人改變不正確的認知、思想，以減輕其內疚、自責心理。

⑸健康教育

・指導病人家屬給予社會支持：護理人員對其家人要提供大量的關於創傷之後壓力障礙的資訊。如果家人能夠理解創傷後壓力障礙，他們便能很快地加入到對病人的護理和支持中。

・鼓勵病人能主動參加團體活動：幫助病人在團體活動中與病友友好交往，引導病人關注周圍及外界的事情，使其逐漸獲得自尊、自信，恢復其社會功能。

3. 護理評估

評估每一個護理目標是否實現。對部分未實現的原因加以探討，找出問題的所在，重新修訂護理計畫或護理措施。

護理評估

適應障礙
（Adjustment Disorder）

適應障礙（Adjustment Disorder）是指因長期存在壓力來源或困難處境，加上病人有相當程度的人格缺陷，產生以煩惱、憂鬱等情感障礙為主，同時有適應不良的行為障礙或生理功能障礙，並使社會功能受損

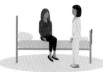

適應不良的行為障礙

適應不良的行為障礙有退縮、不注意衛生、生活毫無規律等

生理功能障礙

1.生理功能障礙例如睡眠不好、食慾不振等

2.通常在遭遇生活事件之後1個月內發病，在壓力因素消失之後，症狀一般持續不會超過6個月

支援性心理療法護理人員可以運用

1.接受病人的情感釋放，減輕病人的焦慮不安，增加病人的安全感

2.協助病人更清楚地了解自己對壓力事件的認識評估，並協助病人改變不利於適應的認知觀念，進而使病人學會壓力處理的各種有效的方式和技能，並在實際生活中加以運用

心理治療是適應障礙的主要治療方式

對焦慮、憂鬱較為嚴重的病人可以將藥物治療當作為輔助的方式，適當地篩選抗焦慮藥和抗憂鬱藥

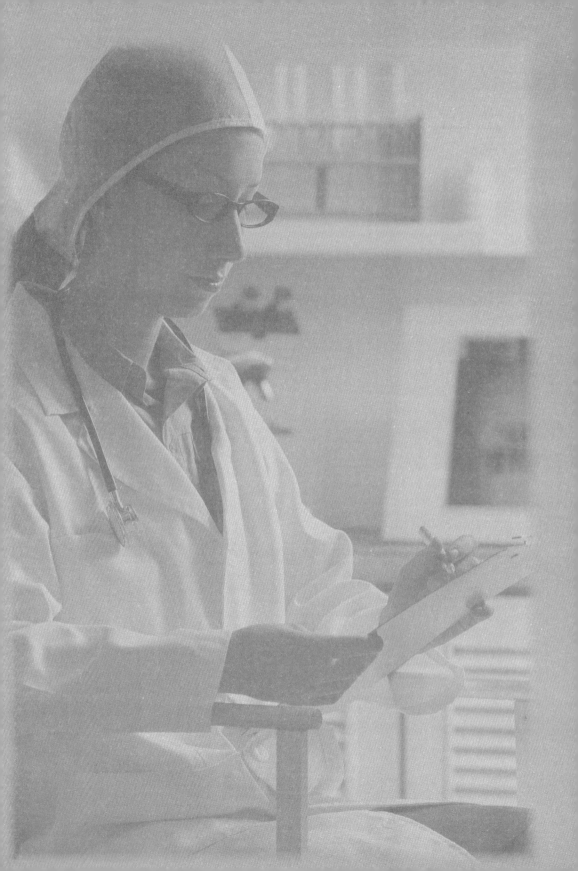

第 22 章
情感性精神障礙病人的護理

※本章學習目的※

1. 了解情感性精神障礙病人護理的概念及特徵

2. 了解情感性精神障礙病人的分類及流行病學特點

3. 了解情感性精神障礙病人的病因與發病機制

4. 了解情感性精神障礙病人的治療

5. 了解躁症發作病人的護理

6. 了解憂鬱症發作病人的護理

7. 了解其他類型情感障礙病人的臨床特徵及護理

22-1 概　論

（一）基本概念

　　情感性精神障礙（Affective Disorders）又稱爲心境障礙（Mood Disorder），是以顯著而持久的情感或心境改變爲主要特徵的一組功能性疾病。臨床上主要表現爲情感高漲或低落，伴隨相應的認知和行爲改變，會有精神病性症狀，例如幻覺、妄想。

（二）情感性精神障礙的特徵

1. 功能性疾病。
2. 高漲和低落會交替發生。
3. 大多伴隨認知和行爲改變：例如躁症狂病人往往自我評價過高；憂鬱病人往往自我評價過低。
4. 有週期性發作的特點：躁症發作大多在春末夏初，憂鬱症好發季節大多爲秋冬。
5. 一般預後較好，不會留有人格缺陷。

（三）情感性精神障礙的分類

　　可以將情感性精神障礙主要分類爲：雙相障礙、躁症發作、憂鬱發作、持續性心境障礙、其他或待分類的心境障礙。

（四）流行病學特點

　　根據1982年全球所開展的精神疾病的流行病學調查，情感性精神障礙終生患病率爲0.07696%，憂鬱性神經症的患病率爲0.311%，而農村（0.412%）高於城市（0.209%）。女性的患病率高於男性，大約爲三比二之比，其憂鬱症的患病率幾乎是男性的2倍。

（五）病因與發病機制

1. 遺傳因素
　⑴家譜研究：情感性精神障礙病人中，有家族史者爲30%～41%。血緣關係越近，則患病率越高。
　⑵雙生子研究：國外研究發現單卵雙生的同病率爲56.7%，而雙卵雙生爲12.9%，但是遺傳的方式尙不清楚。

2. 生化因素：大量的研究結果證實，中樞神經系統正腎上腺素和5-羥色胺遞質代謝紊亂與情感性精神障礙的發生密切相關。

3. 心理社會因素：心理社會因素在情感性精神障礙（尤其是在憂鬱症）的發病中作用尤爲突顯出來，92%的憂鬱症病人發病前有促發的生活事件。

（六）治療

1. 治療的原則：雙相障礙應遵循長期治療的原則。抗憂鬱藥物是目前治療各種憂鬱障礙的主要藥物，在藥物治療的同時常需合併心理治療。

2. 治療的措施：藥物治療、改良電子痙攣治療、心理治療

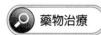 藥物治療

躁狂發作

1.碳酸鋰：是治療躁症發作的首選藥物，既可以用於躁症的急性發作，也可以用於緩解期的維持治療，總有效率80%

2.抗癲癇藥：主要有醯胺咪嗪（卡馬西平）、用於治療躁症發作或雙相障礙維持治療。一般不會超過6個月

憂鬱發作

1.主張單一地用藥，盡可能選用最小有效量，如療效不佳時，應逐漸增加劑量至有效治療量。幾乎所有抗憂鬱藥需治療2～3週才開始有效，若用藥6～8週無效時，應考慮換藥

2.在急性症狀控制之後，需要維持性治療以預防再發。常用的抗憂鬱藥物有①選擇性5一羥色胺再攝取抑制劑：例如氟西汀等；②正腎上腺素和5一羥色胺雙重攝取抑制劑：如萬拉法辛；③三環類及四環類抗憂鬱藥：阿米替林及多慮平等

 改良電子痙攣治療

躁症發作 改良電子痙攣治療對急性重症躁症發作極度興奮躁動和對鋰鹽治療無效或不能耐受的病人，有相當程度的治療效果

憂鬱症發作 對於有嚴重負面自殺言行或憂鬱性僵硬的病人會有憂鬱症發作的症狀

  補充站：心理治療

對於有明顯心理社會因素作用的憂鬱症病人，在藥物治療的同時常常需要合併心理治療。運用傾聽、指導、鼓勵和安慰等協助病人正確地認識自身的疾病，主動配合治療。

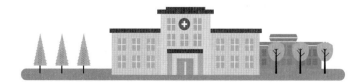

22-2 常見情感性精神障礙病人的護理（一）

　　常見情感性精神障礙病人的護理分爲躁症發作病人的護理、憂鬱發作病人的護理、其他類型情感障礙病人的臨床特徵及護理。

（一）躁症發作病人的護理

　　躁症發作（Manic Episode）的典型症狀是心境高漲、思想奔放、活動增多，即典型的「三高症狀」。

1. 護理評估：

　⑴健康史：(a)個人成長史：病人生長過程中是否有負性生活事件對心境的影響。(b)家族遺傳史：評估病人及家庭成員是否曾有過心境障礙的病史。(c)個人生活史：評估病人是否有生活忙碌、花錢無度、愛打扮，甚至濫用物質或性慾亢進等情況。

　⑵生理心理狀況：(a)身體的狀況：心率加快，而且有交感神經亢進的症狀。病人食慾增加，性欲亢進，睡眠需要減少。(b)情感障礙：病人情感活動明顯增強。病人情感高漲是爲了避免內心的痛苦，而企圖透過疲勞的活動和興奮調節自己的一種防禦機制。(c)思想障礙：病人聯想過程明顯加快。(d)行爲障礙：病人精力旺盛，活動明顯增多。

　⑶社會狀況：病人社交活動明顯增多，愛管閒事，常常隨心所欲，不考慮後果。

　⑷輔助性檢查：30%左右的心境障礙病人有腦電圖（EEG）異常。

2. 護理診斷

　⑴有暴力行爲的危險：對自己或他人，與精神運動性興奮有關。

　⑵不合作：與自知力缺乏有關。

　⑶營養失調：低於身體的需求量，與精神運動性興奮及體力過度消耗有關。

　⑷睡眠形態紊亂：與精神運動性興奮有關。

　⑸個人應對無效：與思想流程改變有關。

　⑹社會功能障礙：與思維過程改變有關。

3. 護理目標

　(1)護理診斷爲「有潛在暴力行爲的危險：對自己或他人」的護理目標：(a)長期目標：病人學會控制和疏導自己的高漲或焦慮心境，不發生因行爲不當造成的身體或物品損害。(b)短期目標：①在病人住院期間，皮膚並無擦傷、刮傷；②在治療和護理之後，病人表現出對他人無潛在威脅。(2)護理診斷爲「不合作」的護理目標：(a)長期目標：病人能認識和分析自己的病態行爲，恰當表達個人的需要，有適宜的應對方式。(b)短期目標：病人能認識自己的魯莽、激動行爲是病態的，並配合治療。(3)護理診斷爲「營養失調：低於身體需要量」的護理目標：(a)長期目標：病人飲食恢復正常。(b)短期目標：病人能夠邊活動邊吃隨身攜帶的食物，並在護士的督促下逐步恢復正常飲食。(4)護理診斷爲「睡眠形態紊亂」的護理目標：(a)長期目標：病人睡眠基本恢復正常。(b)短期目標：經過治療和護理之後，病人每天睡眠達6小時以上。(5)護理診斷爲「個人應對無效」的護理目標：(a)長期目標：病人能自理個人衛生及衣食起居。(b)短期目標：病人在住院期間，能恰當著裝，符合其年齡和性別，能基本自理個人衛生和起居。(6)護理診斷爲「社會功能障礙」的護理目標：(a)長期目標：病人恢復正常的社會功能。(b)短期目標：病人在護士的指導下，學會用適當的方式發洩憤怒，人際關係和行爲方式得到改善。

🔍 護理措施

| 護理人員的感覺與反應 | 1.病人可能會使護理人員產生一些緊張。躁症病人可能會相當滑稽和可笑，護理人員必須避免牽涉進去，要保持中立態度，並且採取措施阻止病人更進一步的躁狂欣喜
2.護理人員的堅定一致性是非常必要的，對病人採取持續性的限制是處理躁症病人的主要辦法 |

| 針對暴力行為的護理 | 所以護理人員要為病人提供安全、安靜的病房環境，清除所有危險物品；不採取強制性的語言和措施，對病人的過度激烈的言行不與之辯論，但是不輕易遷就，要因勢利導，鼓勵病人以接受的方式表達、宣洩激動和憤怒；一旦發生衝動，應實施有效限制語言，當難以制止衝動時，可以隔離或保護約束病人，並及時報告醫生採取進一步措施 |

| 生活護理 | 1.避免刺激性環境：躁症病人與其他精神病住院者不同，需要將他們與活躍的刺激的環境隔開，以便減輕其躁狂興奮
2.做好飲食護理：病人由於整日忙碌不停，體力消耗大，又無暇顧及用餐，所以容易造成營養物質及水分攝入不足
3.保證病人的休息和睡眠
4.加強個人衛生護理
5.引導病人參與她/他喜愛的活動：既增強病人的自尊心，又使病人過剩的精力得以自然地發泄 |

| 心理護理和健康教育 | 1.護理病人時應充滿愛心、耐心。病人常由於缺乏自知力而拒絕服藥，護理人員應在病情允許的情況下對病人做健康教育，告訴其遵醫囑服藥的重要性，督促病人按時服藥，並密切觀察病人用藥治療效果與副作用
2.隨著病情的好轉，逐漸教會病人克服急躁情緒及處理壓力的方法，鼓勵病人在無法控制其行為時能夠積極地尋求醫護人員的幫助 |

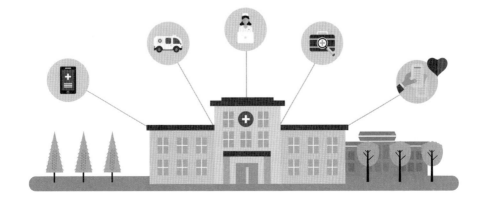

22-3 常見情感性精神障礙病人的護理（二）

（二）憂鬱發作病人的護理（病例）

王某，女，47歲，高中程度，已婚，退休工人。失眠，情緒低落2個月，伴隨想死念頭3天。由丈夫和弟弟陪伴前來就診。

自我陳述：我是在半年前退休的，剛開始還好。後來就覺得無聊，很煩躁。想打電話給丈夫又怕影響他工作，兒子在大學讀研究所也很忙。晚上睡不著，有時只睡1～2個小時。心情越來越差，做事沒精力，對什麼事都沒興趣。每天早上丈夫出門的時候，就開始擔心這一天該怎麼過，他下班後會好些。記性也越來越差，連做菜都會忘記放調味料。我越想越覺得自己沒用，再這樣下去會害了丈夫和兒子的。所以我就想死了算了（哭泣）。

丈夫反映：我妻子初中畢業後就進了工廠，一向工作兢兢業業。半年前退休後在家，剛開始很好，很勤快地做家務。但2個月前我發現她好像有心事，整天悶悶不樂，做事沒有精神，說話反應慢。晚上睡覺時總是翻來複去睡不好，我看她精神不好就勸她去看看醫生。大概一個半月前我帶她去看內科，醫生說她是「更年期綜合症，失眠」，開了些安定劑，吃了藥後睡眠好了些，看上去精神也好了些。但近一個月來我看她越來越瘦，吃飯沒胃口，還說胸口被東西堵住了，吃不下，人也瘦了好幾斤，性生活也明顯減少。每天除了做飯就在床上躺著，也不看電視。這幾天特別厲害，我下班後發現她連飯也不做了，還說活著沒意思。我想可能是她一個人在家太寂寞了，打算陪她出去散散心。今天早上我回來拿忘了帶的東西，發現她正在繫繩子要上吊，說她不想活了，我就帶她來了。王某病前工作認真，做事力求完美，能力強，性格偏內向，人際關係好。在與醫生談話過程中始終低著頭，表情憂傷，有時還哭泣，沒有抱怨別人，但是對自己很自責，如讓丈夫洗碗感到很不應該。在鼓勵下交談仍然被動，回答問題時反應慢。

憂鬱發作（Depressive Episode）的典型症狀是心境低落、思想遲緩、意志活動減退，即「三低症狀」。

1. 護理評估

⑴健康史：(a)個人成長史：病人在生長過程中是否有影響人格形成的因素，如家庭教養不當、重大精神刺激或家庭危機。(b)以往史：病人既往是否患過憂鬱或其他精神疾病。(c)家族遺傳史：病人家族近親中是否有憂鬱症病人。(d)個人生活史：①病人是否處在某些易感生理階段，如老年憂鬱、女性更年期憂鬱以及產後憂鬱等；②病人是否長期生活在不愉快的環境中，或最近是否有重大喪失。

⑵生理心理狀況：(a)身體狀況：病人的生理機能表現為抑制或下降狀態，例如早醒、食慾減退、體重下降、性慾減退、便秘、疼痛、陽萎、閉經、全身乏力等症狀，(b)情緒障礙：病人的情緒是否表現為顯著而持久的情感低落，憂鬱悲觀，甚至痛不欲生，有生不如死的感覺，伴隨自責自罪等。(c)思想障礙：病人是否有反應遲鈍，思想閉塞，主動言語減少，思考問題困難等症狀。(d)意志行為障礙：病人在意志行為方面，是否有行為緩慢，生活被動，疏懶，不想做事，不願與人交往等表現。

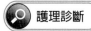 護理診斷

有自殺、自傷的危險	與自責自罪、負面的自我信念有關
營養失調	低於身體的需求量，與食慾減退有關
睡眠型態紊亂	與嚴重的憂鬱症有關
個人應對無效	與負面的自我信念有關
社會功能障礙	與興趣喪失有關
自尊紊亂	與負面的自我信念有關

護理目標

護理診斷為「有自殺、自傷的危險」的護理目標	1.長期目標：①病人自殺、自傷的念頭消失；②病人能說出如果他/她今後有自殺念頭或衝動產生時，能主動去找可靠的人（或地方）尋求幫助；③病人能夠說出（當出院後）至少他/她期待（願意）參加的2種活動 2.短期目標：①病人在醫院期間保證安全；②在醫院內病人將簽不自殺協議書；③病人將與護理人員共同探討衝動和自我傷害將要發生時的想法、感覺和環境；④病人能夠說出（當經歷衝動和自我傷害時）至少2種替代行為
護理診斷為「營養失調：低於身體的需求量」的護理目標	1.長期目標：病人飲食恢復正常 2.短期目標：①病人能主動進食；②保證正常的攝取量
護理診斷為「睡眠型態紊亂」的護理目標	1.長期目標：病人主訴能夠得到充足睡眠，且休息後精神面貌較好 2.短期目標：透過治療和護理之後，病人能夠保證正常的睡眠達到6小時以上
護理診斷為「個人應對無效」的護理目標	1.長期目標：①病人制定（關於自己的）決策的能力增加；②病人能夠準確地解釋周圍發生的事件，並得出針對具體問題的解決方法 2.短期目標：①住院期間，病人能基本自理個人衛生和起居；②在規定日期內，病人將討論1種以上新的處事技術
護理診斷為「社會功能障礙」的護理目標	1.長期目標：①病人恢復正常社交功能；②病人主動參加興趣小組活動 2.短期目標：①病人能夠討論在退縮感時所採取的行為，能夠與護理人員共同參加活動，在每週末能與其他病人共同參加至少兩種活動；②病人將識別出自己與其他人不合作的行為
護理診斷為「自尊紊亂」的護理目標	1.長期目標：病人的自我價值感增加，有正性的自我認識，能恰當的自我評價 2.短期目標：①病人將說出1～3個他/她最喜歡的事情；②病人對自我儀錶裝扮的興趣增加（如個人衛生、服飾和打扮）；③病人能借助個人的信仰找出自己的優點和生活的意義

22-4 常見情感性精神障礙病人的護理（三）

1. 護理評估（續）

　　(3)社會狀況：(a)社交狀況：病人不願與他人交往，疏遠親友，閉門獨處，社會
　　功能障礙。(b)工作效率低：病人對學習、工作無興趣，無能力感，工作效率
　　低落。

　　(4)輔助性檢查：必要的腦電圖、心電圖和血液、尿液、大便常規檢查，婦女停
　　經期要做雌激素程度測定。

2. 護理措施

　　(1)護理人員的感覺與反應

　　無論護理人員怎樣鼓勵病人，病人仍不能振奮精神或總想自殺，會使護理人員產生
焦慮。一方面，要評估自己的感覺和體驗，努力從焦慮中解脫出來；另一方面，要不
斷提昇個人修養和業務技能，樹立無私的愛心，增強克服挫折的信心。

　　(2)針對自殺、自傷行為的護理

　　　a.護理人員必須密切地觀察病情，應將有自殺企圖的病人安排在便於觀察的病
　　　室內，不能單獨居住，病人的活動應控制在護理人員視線範圍內，並認真地
　　　交接。

　　　b.護理人員要與病人簽訂不自殺的協議書，並與其建立密切的病護治療關係。
　　　注意與自殺病人的溝通，特別注意病人語言或非語言的暗示。尤其要對早醒
　　　的病人嚴密監護，防其自殺。

　　　c.一旦發生自殺、自傷等意外，應立即隔離病人，與醫生合作實施有效搶救措
　　　施。

　　(3)生活護理

　　　a.提供安全的環境：病房光線應充足、明亮，減少噪音的干擾，物品應簡潔，
　　　清除所有的危險品，以免病人將其作為自殺工具。

　　　b.保證病人定時足量進食和飲水。

　　　c.保證病人的休息和睡眠。

　　　d.協助病人完成個人照料。

　　　e.鼓勵病人參加團體活動。

　　(4)做好用藥護理

　　護理人員要對病人做健康教育，告訴其遵循醫囑服藥的重要性，督促病人按時服
藥，嚴防囤積藥物用以自殺，並密切觀察病人用藥療效與副作用。

　　(5)心理護理和健康教育

　　每天用5～10分鐘與病人交談，減輕病人的焦慮感。談話要使用簡單易懂的詞語，
給病人以考慮的時間。

　　耐心地聽取病人的自殺計畫，分擔病人的痛苦，傾聽他／她的訴說。鼓勵病人發洩
憤怒。協助病人理性地看待自己，糾正負面認知和負面的自我評價。教會病人運用正
確的應對方式來處理壓力，對病人合乎現實的期望值應給予正面的增強。

雙相障礙與持續性心境障礙

雙相障礙

1. 雙相障礙（Bipolar Disorder）的臨床特點是反覆（至少兩次）出現心境和活動程度明顯紊亂的發作，有時會表現為心境高漲、精力充沛和活動增多（躁症或輕度躁症），有時會表現為心境低落、精力減退和活動減少（憂鬱）。

2. 在發作期間通常以完全緩解為特徵。

3. 與其他情感性精神障礙相比，本病在男女性別中的發病率較為接近。

4. 對於雙相障礙病人的護理，要看病人本次發病處於何種狀態，若為躁狂發作，則按照上述躁狂發作病人的護理程序來執行，若為憂鬱發作，則按照上述憂鬱病人的護理程序來執行。

持續性心境障礙

1. 持續性心境障礙（Persistent Mood Disorder）的表現為持續性，並常會有起伏的心境障礙，每次發作極少嚴重到足以描述為輕度躁症，甚至不足以達到輕度憂鬱。

2. 他們一次持續數年，有時甚至佔據個人一生中的大部分時間，因而造成相當程度的主觀痛苦和功能殘缺。

3. 主要包括環性心境障礙（反覆出現心境高漲或低落）及惡劣心境（持續出現心境低落）兩種類型。

4. 此類病人的工作、學習和社會功能並無明顯的受損，常會有自知力，主動要求治療。

5. 對於此類病人應以心理治療為主，加強心理護理，在必要時可以配合相關的藥物治療。

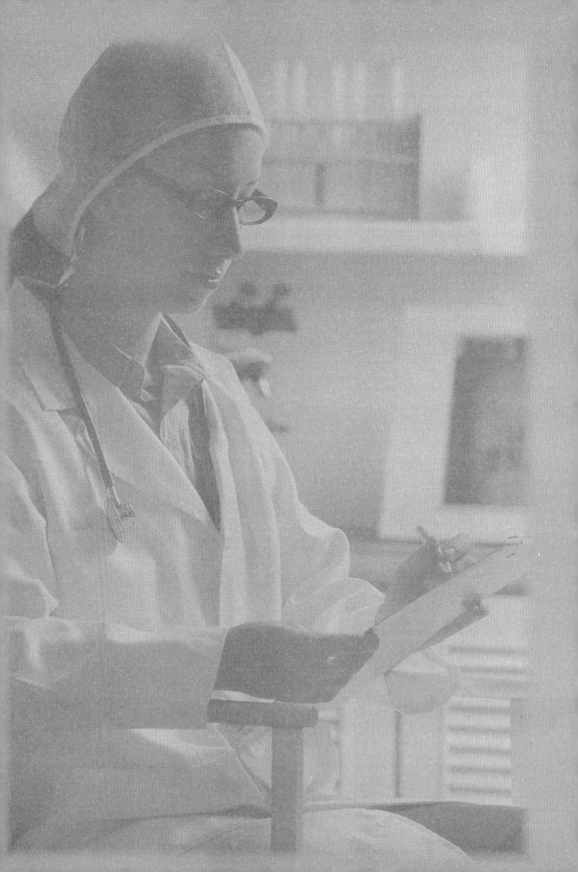

第 23 章
精神分裂症病人

※本章學習目的※

1. 了解精神分裂症病人的概念及特徵

2. 了解精神分裂症病人的分類及流行病學特點

3. 了解精神分裂症病人的病因與發病機制

4. 了解精神分裂症病人的治療方式

5. 常見精神分裂症病人的護理分為偏執型精神分裂症病人的護理、緊張型精神分裂症病人的護理、青春型精神分裂症病人的護理、單純型精神分裂症病人的護理、未分化型精神分裂症病人的護理

23-1 概　論

（一）基本概念

精神分裂症（Schizophrenia）是一組以思想、情感及行為的分裂為主要臨床表現，以精神活動與周圍環境不協調為主要特徵的常見精神病。臨床表現大多以幻覺、妄想為突出的表現。

（二）精神分裂症的臨床特徵

精神分裂症的臨床特徵分為特徵性症狀、非特異性症狀、身體症狀。

（三）精神分裂症的特徵性症狀

1. **思想聯想障礙（Association Disturbance）**：是指思想的連貫性、邏輯性和目的性的障礙。
2. **情感障礙（Affect Disturbance）**：病人的情感反應與周圍環境不協調，對周圍的人或事物缺乏應有的情感體驗。
3. **意志行為障礙（Ambivalence）**：病人生活毫無動力，對什麼事都缺乏興趣，社會交往日益減少，行為抑制或退縮。
4. **內向性（Autism）**：又稱為孤獨症，是指病人沉溺於個人的內心世界之中，與周圍的環境失去聯絡，體驗個人的內部幻想世界。

以上四種症狀通常稱為精神分裂的4A症狀（即每一個症狀以字母A開頭）。

（四）認知功能障礙（Perception）

病人最突出和常見的症狀是幻覺。

（五）妄想症（Delusion）：

妄想症是精神分裂症中常見的症狀，大多以原發性妄想為主，這些妄想往往荒謬離奇，內容有時自相矛盾，有時是2個或多個內容毫無關係的妄想。最常見的妄想是被害妄想與關係妄想。

（六）精神分裂症的非特異性症狀

在精神分裂症的臨床表現中其特異性不是很高，所以稱之為非特異性症狀。例如病人使用腳尖來走路，學狗叫，擠眉弄眼，做鬼臉（幼稚而愚蠢的動作）。

（七）身體的症狀

精神分裂症除了上述的精神症狀之外，還有身體方面的障礙。這些身體方面的障礙主要有：頭暈，頭痛、四肢冰冷、抽搐、麻木、出汗、心悸、瞳孔放大等。

（八）流行病學的特點

精神分裂症是精神病中患病率最高的一種，全球成年人口中的終生患病率在1%左右。

（九）治療的原則

1.精神分裂症藥物治療有關鍵性的功能：用藥要系統化且標準化，強調早期、足量、整體療程的治療。2.心理治療和社會復健訓練是精神分裂症治療中一個非常重要和不可或缺的一部分。3.維持治療對減少和預防病人再發及衰退具有正面的功能。4.在原則上單一用藥。

分類及流行病學的特點：精神分裂症病人的分類表

CCMD-3	DSM- IV
偏執型分裂症 青春型分裂症 緊張型分裂症 單純型分裂症 未定型分裂症 其他的類型或待分類的分裂症	偏執型精神分裂症 未定型精神分裂症 緊張型精神分裂症 未分化型精神分裂症 殘留型精神分裂症

🔍 病因與發病機制

遺傳因素	相關的調查發現本病病人近親中的患病率比一般的族群高10倍左右，而且血緣關係愈近，則發病率愈高。
神經生化異常的假說	1.多巴胺（DA）假說：此假說認為精神分裂症為病人中樞DA功能亢進所導致。 2.5-羥色胺（5-HT）假說：認為精神分裂症病人腦內5-HT程度明顯低於一般人群。 3.氨基酸類神經遞質假說：中樞穀氨酸功能不足可能是精神分裂症的病因之一。
神經病理學及大腦結構的異常	CT、MRI、PET（正電子發射斷層成像）等現代醫學檢測方式，發現30%～40%病人有腦室擴大和溝迴的增寬，顯示存在腦組織萎縮或其他腦結構異常的可能性。
心理社會因素	臨床發現大多數精神分裂症病人的病前性格表現為內向、孤僻、敏感多疑。很多病人在病前6個月可以追溯到相關的生活事件。

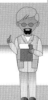

🔍 治療措施

藥物治療	1.典型藥物：又稱為神經阻滯劑，透過阻斷D2受體發揮抗幻覺妄想的功能。 2.非典型藥物：是近年來問世的新型抗精神病藥物，透過阻斷5-HT與D2受體發揮功能。
胰島素休克療法	
電子休克治療	當精神分裂症病人出現嚴重的興奮躁動，傷人毀物，衝動難以控制，或嚴重的自殺企圖時。
心理治療	心理治療是治療精神分裂症重要的一部分。
康復治療	對精神分裂症的治療必須從醫院延伸到社區，對臨床痊癒的病人，要加強在出院之前執行各項康復性治療活動。

23-2 常見精神分裂症病人的護理（一）

　　常見精神分裂症病人的護理分爲偏執型精神分裂症病人的護理、緊張型精神分裂症病人的護理、青春型精神分裂症病人的護理、單純型精神分裂症病人的護理、未分化型精神分裂症病人的護理

（一）偏執型精神分裂症病人的護理（病例）

　　王某，女，26歲，未婚。在住院之前病人在當地縣政府工作。在家排行老大，其家教甚嚴，做事總是循規蹈矩，往往要父母把事情交待清楚才敢去做，做事時非常認眞，不能有半點出錯，否則重新再來。病人爲人老實，不善言辭，家中來了客人或單獨與他人交談時誠惶誠恐，聲音低沉，表情羞怯。曾有人多次介紹男朋友，大多因爲她要求太高，或別人認爲她太老實無法溝通而告吹。病人從事檔案管理工作，每天按時上下班，很少與人交往，沒有感情深厚的同事和朋友。平時在單位或家中很少有笑容，唯一的愛好是看電視。半年前因其母病故，又加失戀，精神開始萎靡不振，表情呆滯，常常失眠。

　　在住院前二個月，病人覺得街坊鄰居常常議論自己，內容多涉及自己的隱私，跟家人說「我想的事她們都知道了」。並懷疑有人在自己房間進行錄音和錄影，認爲「自己」被「另一個人」控制了，她的哭和笑都受「另一個人」支配，是「他」強加於自己的，但是說不出「另一個人」到底是誰。在住院檢查時病人意識清楚，不合群，獨來獨往，不主動找人說話，情緒不穩，在病房中來回走動，不安心住院，否認有病。有時自言自語，有時側耳傾聽，如問她聽到了什麼，她回答：「混世魔王說馬上要來帶我去見閻王爺」。以往身體健康，未訴有身體疾病，其舅舅有精神分裂症病史。

1.偏執型（Paranoid Type）

　　偏執型精神分裂症是精神分裂症中最常見的一個子型，其臨床特徵表現爲長期保留和相對穩定的幻覺及妄想。

2.護理評估

　　⑴健康史：(a)個人成長史：是否存在重大負面的生活事件。(b)以往史：是否有精神分裂症的以往史，再發的次數及經過。(c)家族遺傳史：病人兩系三代以內是否有精神病性家族史。(d)此次發病的情況：此次發病有無誘因。

　　⑵生理心理狀況；(a)身體的症狀：有無身體功能及器質性損害。(b)幻覺：病人常會有幻覺存在，尤其是幻聽。(c)妄想：病人常會有妄想產生，常見的妄想有：系統性被害妄想，影響妄想，被控制感，思想插入，誇大妄想，嫉妒妄想，自罪妄想等。(d)行爲紊亂：有無出現衝動行爲，例如傷人、毀物、自殺企圖及行爲。

　　⑶社會狀況

　　(a)人際關係狀況：病人的人際關係能力有無下降。

　　(b)家庭狀況：社會支援系統中家庭成員態度是否改變，其他家庭成員能否提供支援與了解。

護理診斷

思想流程的改變	與思想內容、思想型式的障礙有關
知覺改變	與幻覺、嚴重的焦慮感和過分的精神壓力有關
睡眠型態紊亂	與幻覺、妄想、環境等因素有關

 護理診斷

護理診斷為「思想流程改變」的護理目標	1.長期目標：①病人能夠識別妄想，並能運用消除病理性思想增加有效地因應妄想的方法；②病人與醫護人員、社會成員建立良好的人際關係 2.短時目標：①病人承認思想及行為上的改變；②病人可以維持對現實的判斷能力
護理診斷為「知覺改變」的護理目標	1.長期目標：病人幻覺消失，承認客觀的事實並能夠識別自己與環境的關係 2.短期目標：病人對幻覺產生懷疑，開始接受現實
護理診斷為「睡眠型態紊亂」的護理目標	1.長期目標：病人養成良好的睡眠習慣，每天保證具有充足的睡眠 2.短期目標：病人睡眠得到改善，病人可以說出幾種應對失眠的方法

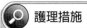 護理措施

護理診斷為「思想流程改變」的護理措施	1.護理人員的感覺和反應：病人在病態信念的支配下產生大量妄想，否認自己有病，護理人員在接觸病人時常感到很被動和困難，有的病人不服從管理，甚至會有暴力行為的危險 2.建立良好的病護治療關係：取得病人的信任，以便詳細了解病人的妄想內容，避免過分熱情的接近，以非指責性、相容的方式接近病人 3.使用治療性溝通：要否定妄想的實際狀況存在，但是不要與病人就妄想的內容來爭吵，也不要與其他病人及護理人員耳語，以免病人產生反感和疑心，防止妄想更為牢固和一般化 4.誘導病人自主進食：對有被害妄想的病人，認為食物有毒而不敢進餐時，儘量安排與其他病人一起進餐，並自由選擇碗筷，或讓其他病人或護理人員先吃一口，再讓病人吃
護理診斷為「知覺改變」的護理措施	1.接受和了解病人產生幻覺的語言和行為：禁止對病人的幻覺進行批判或嘲笑，不與病人爭論幻覺的內容 2.否定病人幻覺的存在：例如將病人幻聽到的聲音稱為所謂的「聲音」，誘導病人懷疑其幻覺的現實性，使其對幻覺動搖 3.鼓勵病人參加團體活動：透過增加與其他人交流等方法，來協助病人減少幻覺 4.當病人對他人不信任時，獨處是最好的方式：為了減少病人幻覺和妄想的時間，可以讓病人做一些注意力集中的活動，例如下棋、打牌、填字謎遊戲等
護理診斷為「睡眠型態紊亂」的護理措施	1.設計適度的休息和睡眠時間表 2.協助病人學會提昇睡眠品質的技巧：例如營造安靜、舒適、光線柔和的環境，不要從事令人興奮的活動（如看令人激動興奮的電視、激烈的討論、喝濃茶、咖啡等），常聽柔和的輕音樂，養成規律的睡眠習慣，睡前喝一杯熱牛奶等 3.給予安眠劑來幫助病人改善睡眠

23-3 常見精神分裂症病人的護理（二）

（二）緊張型精神分裂症病人的護理（病例）

　　詹某，女，24歲，未婚，上班族。病人自幼性格內向，不愛與他人交往，時常一人可以單獨玩一上午或一下午。當有人與之爭吵時，病人常常會大發脾氣，大打出手，不計後果。曾有一次爲了一點小矛盾，病人將一同學打成骨折。其父性格也頗怪異，不善交際，我行我素，容易衝動，稍有不滿，即會訴之武力。病人高中畢業之後即來到一家工廠上班，從事搬運的工作，比較吃苦，肯賣力，但是一旦與他人發生糾紛就會大動干戈，衝動不可遏制，逐漸沒有人敢與之接近，即使是其父母也要讓他三分。

　　在住院前2個月病人變得動作減少，常把衣服的扣子解開又扣上，反覆多次，同時變得更加寡言少語，表情冷漠，偶爾會低聲訴說頭昏。在住院前一個月病人出現不吃、不喝、不語、不動，幾天之後突然會出現興奮躁動，無故會摔擺在物架上的東西，把前來攔阻的父母打傷，又把家中的衣服及被單撕破，以頭撞牆，需3～4個人方能控制得住。在住院時病人整天臥於床上，不吃、不動，呆望天花板，問話不答，二便不解。

1. **緊張型（Catatonic Type）**：表現爲明顯的精神運動性紊亂，呈緊張性昏迷（Stupor）與緊張性興奮（Excitement）交替地出現，還會出現自動性順從與違逆、刻板動作等症狀，典型病人表現爲緊張症候群。

2. **護理評估**

    ⑴健康史

    　　a.個人成長史：有無經歷重大生活挫折。

    　　b.以往史：①以往有無身體器質性病變，是否有腦器質性疾病例如癲癇、腦栓塞等疾病；②以往有無緊張性昏迷、緊張性興奮發生。

    　　c.家族遺傳史：兩系三代以內是否存在精神病性家族史。

    　　d.此次發病情況：包括此次發病的時間、有無誘因、發病的主要經過、處理的流程、住院的方式等

    ⑵生理心理狀況

    　　a.昏迷：①此次昏迷發生的主要症狀、時間、過程、發病的緩急；②病人的肌張力經常增高；③常伴隨不言、不語、不吃不喝、不解二便、對周圍刺激毫無反應等症狀。

    　　b.緊張性興奮：①病人有無出現刻板動作或突然發生的精神運動性興奮。

    ⑶社會狀況

    　　a.家庭成員對病人的態度有無改變：包括其主要家庭成員對病人是否接受等。

    　　b.其他社會支援系統對病人的態度：如同學、同事、朋友、親戚對病人的態度有無改變。

    　　c.工作的情況：病人能否從事一些力所能及的工作或承擔相當程度的家事。

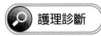 護理診斷

有暴力行為的危險	對自己或他人：與突然發作的緊張性興奮有關
昏迷	與病人對環境的變化毫無反應有關
營養失調	低於身體的需求量：與昏迷、違逆、刻板動作有關

 護理目標

護理診斷為「有暴力行為的危險：對自己或他人」的護理目標

長期目標：1.病人不對自己和他人透過暴力或攻擊行為來解決心理衝突或焦慮
2.病人在昏迷解除之後，生活自理能力與社會功能恢復較好

短期目標：1.病人配合護理並以肯定的方式滿足自己的需求，生命徵象穩定
2.病人透過放鬆、娛樂等非暴力行為來自我控制，而不傷害自己及他人

護理診斷為「昏迷」的護理目標

長期目標：1.病人對周圍環境有正確的反應
2.病人身體結構和功能維持正常，不發生皮膚損傷，例如外傷、褥瘡，能夠控制大小便，不發生感染等
3.病人在昏迷解除之後，生活自立能力與社會功能恢復較好。

短期目標：1.病人每天有充足的營養攝取
2.病人可以與周圍的人進行簡單的溝通
3.病人可以參加一些力所能及的活動

護理診斷為「營養失調：低於身體需求量」的護理目標

長期目標：1.病人可以自覺主動地進食，維持充足、必需的營養攝取
2.改變不良行為和生活方式使得體重維持在正常水準

短期目標：1.病人透過護理人員的餵食或輸液保證每天有足夠的營養攝取
2.病人透過強制性休息，避免緊張性興奮過分消耗體力

23-4 常見精神分裂症病人的護理（三）

（二）緊張型精神分裂症病人的護理（續）

3. 護理措施

⑴護理診斷為「有暴力行為的危險：對自己或他人」的護理措施

a.護理人員的感覺與反應：護理人員要意識到護理此類病人時自己出現的焦慮、恐懼，護理人員要及時地調整自己的心理狀態。

b.提供一個安全、安靜的環境：一定要將病人周圍危險物品移開，並告訴病人「你是安全的」。

c.鼓勵病人宣洩：例如讓病人單獨在隔離室大聲喊叫、哭泣等，對於減輕其焦慮和恐懼有相當程度的協助功能。

d.給予必要的限制或約束：病人一旦出現衝動及暴力行為，護理人員要保持冷靜、沉著，行動敏捷，在必要時讓患者信任的護理人員予以口頭的限制，並配合藥物控制，嚴重者則要給予保護性的約束。

e.警惕病人出現衝動行為之前的徵象：例如出現精神運動性興奮，情緒緊張，妄想思想增多，尤其是出現威脅性的言語、緊張的眼神、恐怖性的幻覺等。

⑵護理診斷為「昏迷」的護理措施

a.護理人員的感覺與反應：昏迷狀態的病人接觸被動，對周圍缺少反應，表情麻木，可以數小時、數天、數週甚至數月不說話。但是病人清楚地知道發生在他／她周圍的事情。

b.護理人員要有規律地、間隔地與病人接觸：雖然病人不開口說話，但是不要求病人回答問題。護理人員要間隔地、安靜地陪伴病人，如果要離開時，要特別注意說明還要回來。

c.監控病人食物和水的攝取與排出量。

d.在病人能力允許的範圍內增加病人的活動：例如為減少病人的孤獨，護理人員可以與病人做一些簡單、實際的活動，為病人提供接觸現實的機會，以增強病人適應環境的能力和現實滿足感。

(3)護理診斷為「營養失調：低於身體需求量」的護理措施

a.進食護理：昏迷狀態的病人宜在進食之前10分鐘肌注地西泮10mg，在昏迷緩解的短暫時間中，幫助病人進食或餵食。

b.確保體內足夠的能量：給病人提供高熱量的液體及易於攜帶的食品，保證病人有足夠的能量攝取。

（三）青春型精神分裂症病人的護理

1. 青春型（Hebephrenic Type）：常起始於青春期或成年早期（18～25歲），故稱之為「青春型」。該型發病較急，病情進展較快，大多在2週內達到高峰。臨床特徵為情感改變、思想障礙、行為幼稚愚蠢。

青春型精神分裂症病人的護理評估

健康史	1.個人成長史：病人生活經歷中有無重大挫折發生 2.以往史：以往有無身體器質性病變；首次發病的起始年齡、治療次數、經過、療效等 3.家族遺傳史：兩系三代以內有無陽性精神病家族史 4.此次發病情況：病人此次發病有無誘因，是否以情感不穩、喜怒無常、胡言亂語、行為幼稚愚蠢為主要表現
生理心理狀況	1.身體狀況：病人的衣服是否整潔，身體有無異味，頭髮是否梳理，指甲是否修剪，衣著是否合乎時令 2.思想障礙：有無出現胡言亂語，思想散漫或思想破裂 3.情感障礙：常有情緒不穩定，喜怒無常，出現傻笑 4.意志行為障礙：①病人常有怪異動作和行為；②有無意向倒錯和性意向障礙；③有無自傷及傷人的行為；④病人常有突然的衝動性傷人毀物的行為發生
社會狀況	1.生活工作狀況：病人的社交、溝通能力常受影響，不能正常生活、工作、學習和交往 2.家庭狀況：病人的感受，家庭、社會成員是否對病人表示接受，病人是否感受羞辱、無助等

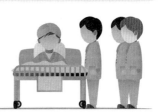

 補充站：青春型精神分裂症病人的護理 （病例）

　　劉某，男，20歲，大學生。病人於發病前10天準備考試，感覺疲勞，出現失眠，不願講話，家人及同學與之講話則置若罔聞，隨後出現話多，唱歌，徹夜不眠，學狗叫，不停地胡言亂語，一會兒說自己是孫悟空，一會兒說自己是紅蜘蛛，說話不連貫，而且說話時尖聲怪氣，不知所云。病人有時無目的往外跑，在大街上撿髒東西吃，家人勸阻則打家人。

　　該病人由家人「誘騙」來精神科門診求治。住院檢查：病人神志清楚，衣服反穿，不修邊幅，蓬頭垢面，哭笑無常，情感倒錯，哈哈大笑地說「我姐病重了」。行為紊亂，見到護理人員就傻笑，有時對著天空指指點點，有時則席座於地上，口中念念有詞，有時則赤著上身來回走動。病人拒絕治療，對護理人員的吩咐不予理會，無自知力。其母主訴病人從小嬌生慣養，以自我為中心，稍有不如意又哭又鬧。學習成績較好，但是清高孤傲，與老師及同學關係頗為緊張。考上大學後，該病人又自薦當了班長，因為經常做出一些錯誤的決定被撤職，後來看上同班一位女生，想與之談戀愛遭拒絕，病人從此性格變得更加離群和孤獨。

23-5 常見精神分裂症病人的護理（四）

（三）青春型精神分裂症病人的護理（續）

2. 護理診斷

⑴有暴力行為的危險：對自己或對他人，與自知能力缺陷、興奮躁動有關。

⑵自理能力缺陷：與怪異行為、意向倒錯有關。

⑶社會功能障礙：與行為退化、社會功能下降有關。

3. 護理目標

⑴護理診斷為「有暴力行為的危險：對自己或他人」的護理目標

　a.長期目標：病人不對自己和他人運用暴力或攻擊行為來解決心理衝突或焦慮。

　b.短期目標：①病人可以配合護理並以肯定的方式滿足自己的需求，生命的徵象穩定；②病人能夠透過放鬆、娛樂等非暴力行為來做自我控制，而不傷害自己及他人。

⑵護理診斷為「自理能力缺陷」的護理目標

　a.長期目標：病人能夠最大程度地獨立完成日常生活的自理，生活有規律。

　b.短期目標：①病人透過協助可以做好個人衛生；②病人可以養成正常的生活行為，例如穿衣、使用餐具、飯前洗手等。

⑶護理診斷為「社會功能障礙」的護理目標

　a.長期目標：病人在不對自己及他人構成威脅的情況下，與他人適當地、友好地、開放地表達情感，並主動與他人建立關係，願意參加集體活動。

　b.短期目標：①病人可以完成一些簡單的日常活動；②病人願意參加由護理人員組織的團體性活動

4. 護理措施

⑴護理診斷為「有暴力行為的危險：對自己或他人」的護理措施（參見本章「緊張型精神分裂症」病人的護理措施）。

⑵護理診斷為「生活自理能力下降」的護理措施

　a.制訂合理的作息計畫：督促病人完成基本日常生活的自理。

　b.指導並幫助病人做好個人的衛生。

　c.培養病人獨立的能力。

⑶護理診斷為「社會功能障礙」的護理措施

　a.與病人建立病護治療的關係：①護理人員與病人建立經常性、短暫的關係；②以正面而無條件的態度接納病人，使用簡短的語言與病人交談。

　b.鼓勵病人參加團體活動。

　c.協助病人學會一些被社會認可的交往技巧：例如角色扮演、在安全的環境中自我介紹等。

（四）單純型精神分裂症病人的護理

精神分裂症大多發生於青少年期，隱匿發病，持續緩慢發展，臨床特徵以日益加重的情感冷漠、思想貧乏、社會退縮、生活懶散、喪失興趣為主要的表現。

單純型精神分裂症病人的護理評估

健康史	1.個人成長史：病人自幼常有內向、孤獨、敏感多疑、膽怯懦弱的性格特徵 2.以往史：①首次發病常有易疲勞、失眠、工作效率下降等「類神經衰弱」的症狀；②有無被誤診或多年未發現導致精神衰退 3.家族遺傳史：兩系三代以內是否有陽性精神病性家族史 4.此次發病情況：①此次發病的誘因是否因為停藥或減藥所引起；②病人主要的症狀、生活自理能力、社會功能損害的情況
生理心理狀況	1.身體狀況：病人有無身體器質性病變；有無藥物不良反應 2.思想障礙：①病人常會出現思想貧乏，不願與人交談；②有無妄想，是何種妄想 3.情感障礙：病人常會有情感冷漠，對周圍的環境毫無反應 4.意志減退：病人不願意參加活動，生活懶散，自理能力較差
社會狀況	1.人際關係狀況：①病人能否正確向周圍人表達自己的需要與意願，並能主動尋求幫助；②病人是否有孤獨、對周圍一切事物均失去興趣等社會退縮行為；③病人是否能參加社區或小組心理治療，是否能從事一些力所能及的工作 2.家庭狀況：①家庭成員對病人的態度是否改變；②家庭是否能給病人提供感情、資金、時間和物質等方面的協助

 單純型精神分裂症病人的護理診斷

意志減退或缺乏	與興趣喪失、活動減少、生活懶散等有關

社會功能障礙	與日益加重的孤僻、社交活動貧乏有關

不合作	與自知能力缺乏或對藥物不良反應產生恐懼、違拗有關

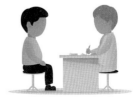

23-6 常見精神分裂症病人的護理（五）

（四）單純型精神分裂症病人的護理（續）

1. 病例

柯某，女，27歲，上班族，第二次住院。病人在病前性格孤僻少語，很少與人來往，沒有朋友，讀書比較認眞但是成績總是平平，在家中與其父母交談很少。在她七歲時，其父母因出差將其寄養於其外婆家一年，她從不提出想其父母或要求回家，與兄妹之間也基本上不溝通，即使遇到困難也不主動要求幫助，也不會去主動幫助別人。專科畢業之後分配到一家化工廠，從事倉庫管理員的工作，安分守己，基本能勝任份內工作，對工作和別人沒什麼要求，做事不靈活。

3年前，有一次聽說可能部分員工的工作要有所變動，病人感到非常不適應，提前很長時間就開始緊張、擔心，說「出什麼亂子就完了」，遂不敢去上班，去當地一家醫院內科門診診斷爲「神經衰弱」，給予「刺五加」、「穀維素」等治療效果不佳，再到精神門診求治，診斷爲精神分裂症單純型，給予「奮乃靜」治療達臨床痊癒後出院。

在住院之前2年，病人因爲停藥出現失眠，精神不振，主訴頭痛，工作效率下降並經常出錯，爲此部門主管多次罵她，但是她並未改進，漫不經心。隨之更加孤僻，不願出門，也不願見人，經常翹班，家人勸說無用，終日待在家中，與家人很少交談，不願與家人一起進餐。生活不願意料理，不洗臉，不理髮，不換衣服，拒絕就醫。強迫住院後，病人經常臥於床上，對周圍一切事情漠不關心，不參與病房活動，護理人員在護理中發現該病人的神智清楚，交談困難，多問少答，回答簡單，表情呆板。在住院一週之後，病人仍然不能適應病房的生活，有時藏匿藥物，生活懶散，需要督促才可以完成生活自理，否認有病，對是否出院無所謂，對前途也不關心，不想上班，不想結婚。未查出明顯的幻覺、妄想。其外祖母有精神病史。

2. 護理目標

⑴護理診斷爲「意志減退或缺乏」的護理目標

　　a.長期目標：病人的日常生活能自理，而且可以最大程度地發揮適應的功能。

　　b.短期目標：①病人在護理人員的指導和督促下完成日常生活的自理，從事一些簡單的工作；②病人經過護理人員的督促學會一些基本的溝通技能，使用一些可以獲得幫助的資源。

⑵護理診斷爲「社會功能障礙」的護理目標

　　參見本章青春型精神分裂症病人的護理目標。

⑶護理診斷爲「不合作」的護理目標

　　a.長期目標：①病人願意配合治療和護理，主動服藥；②病人能夠描述不配合治療的不良後果。

　　b.短期目標：①病人在護理人員的幫助下說出內心的想法和感受；②病人在護理人員的督促下配合治療和護理，不發生藏藥、拒絕接受治療的情況。

單純型精神分裂症病人的護理措施

護理診斷為「意志減退或缺乏」的護理措施

協助病人制定和實施一個適當的作息制度,並督促病人執行

鼓勵病人參與休閒治療和體育活動

指導病人做必要的康復訓練:①教病人如何稱呼別人;②當出現異常感覺或心理障礙的徵兆時,指導病人提前做出反應;③採取模擬人際環境,或治療小組做人際溝通能力和生活能力的訓練;④安排病人做一些力所能及的工作

護理診斷為「社會功能障礙」的護理措施

參見本章青春型精神分裂症中社會功能障礙病人的護理措施

護理診斷為「不合作」的護理措施

護理人員要主動地關心、體貼、照顧病人

加強服藥的護理:對有藏藥行為的病人,護理人員要嚴格執行操作規程,做到發藥到手、看服到口,確保藥物服下

密切觀察患者服藥後的治療效果和不良反應:一旦出現藥物副作用要及時地與醫生聯絡並果斷處理。其處理的方法參見精神疾病的治療及護理

未分化型精神分裂症

1. 未分化型精神分裂症(Undifferentiated type schizophrenia)的主要臨床特徵是由突顯出來的幻覺、妄想、思想不連貫和行為紊亂所組成。

2. 該型不符合其他精神分裂症某一類型的診斷標準,但是同時滿足二種或兩種以上類型的診斷標準。護理評估除了評估上述精神症狀之外,還要評估病人身體功能,排除由身體器質性疾病所引起的精神障礙。

3. 護理措施主要針對病人出現的陰性症狀和陽性症狀的護理,其重點是對陰性症狀的護理,因為陰性症狀比陽性症狀更為持久和牢固,心理護理和康復訓練是提昇療效、預防再發的重要方式。

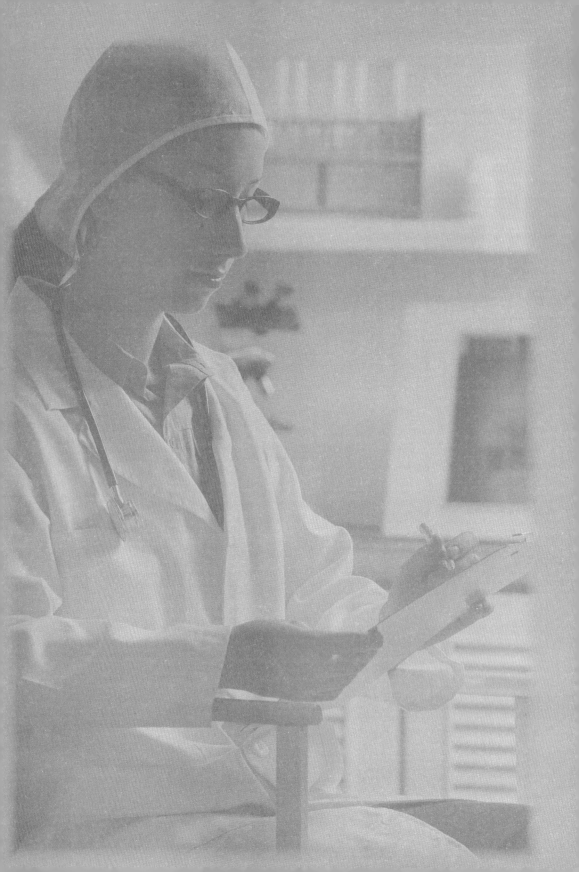

國家圖書館出版品預行編目資料

圖解精神科護理學／方宜珊，黃國石著. －－
初版.－－臺北市：五南，2016.05
　面；　公分
　ISBN 978-957-11-8573-6（平裝）
　1.精神科護理
419.85　　　　　　　　　　105004792

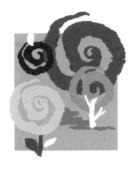

5KA6

圖解精神科護理學

作　　　者 ─ 方宜珊（4.5）、黃國石

發 行 人 ─ 楊榮川

總 編 輯 ─ 王翠華

主　　編 ─ 王俐文

責任編輯 ─ 金明芬

封面設計 ─ 劉好音

出 版 者 ─ 五南圖書出版股份有限公司

地　　　址：106臺北市大安區和平東路二段339號4樓

電　　　話：(02)2705-5066　　傳　　真：(02)2706-6100

網　　　址：http://www.wunan.com.tw

電子郵件：wunan@wunan.com.tw

劃撥帳號：01068953

戶　　　名：五南圖書出版股份有限公司

法律顧問：林勝安律師事務所　林勝安律師

出版日期：2016年5月初版一刷

定　　　價：新臺幣350元

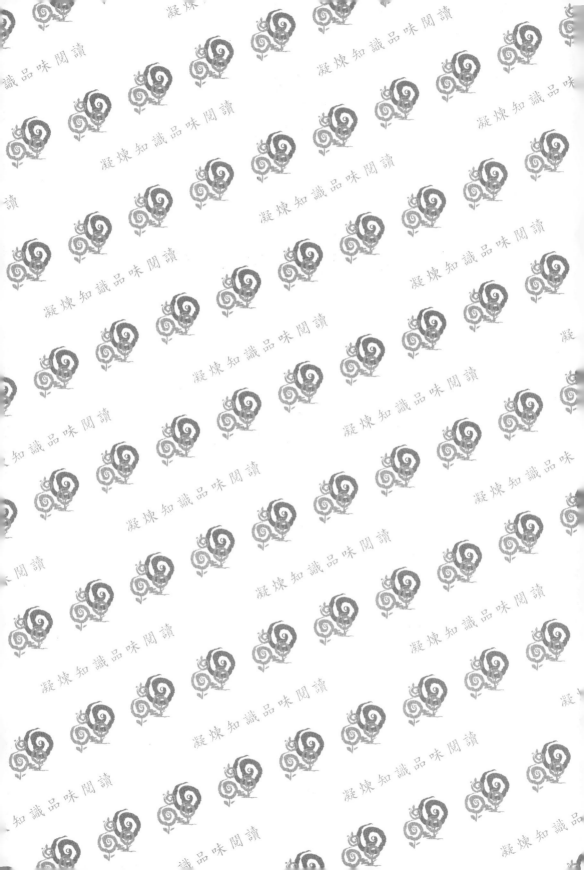